内蒙古蒙药制剂规范

2021年版（第三册）

内蒙古自治区药品监督管理局 编

内蒙古科学技术出版社

图书在版编目（CIP）数据

内蒙古蒙药制剂规范：2021年版. 第三册 / 内蒙古
自治区药品监督管理局编. — 赤峰：内蒙古科学技术出
版社，2021.11
　　ISBN 978-7-5380-3361-8

　　Ⅰ. ①内… Ⅱ. ①内… Ⅲ. ①蒙医—中药制剂学—规
范 Ⅳ. ①R291.2-65

　　中国版本图书馆CIP数据核字（2021）第225973号

内蒙古蒙药制剂规范　2021年版（第三册）

编　　者：内蒙古自治区药品监督管理局
主　　编：宝　山
执行主编：那松巴乙拉
责任编辑：许占武
封面设计：永　胜
出版发行：内蒙古科学技术出版社
地　　址：赤峰市红山区哈达街南一段4号
网　　址：www.nm-kj.cn
邮购电话：0476-5888970
排　　版：赤峰市阿金奈图文制作有限责任公司
印　　刷：内蒙古爱信达教育印务有限责任公司
字　　数：497千
开　　本：880mm×1230mm　1/16
印　　张：21.75
版　　次：2021年11月第1版
印　　次：2021年11月第1次印刷
书　　号：ISBN 978-7-5380-3361-8
定　　价：280.00元

如出现印装质量问题，请与我社联系。电话：0476-5888926　5888917

2021年版《内蒙古蒙药制剂规范》
（第三册）编制委员会

前　言

蒙医药是中医药的重要组成部分，是内蒙古自治区重要的非物质文化遗产。蒙医药在长期的医疗实践中，逐渐形成的具有完整理论体系、独特治疗方法和显著临床疗效的传统医药学，为各族群众的身体健康和生命安全作出了重要贡献。

为促进我区中医药（蒙医药）传承创新发展，健全完善中药（蒙药）地方标准体系，提升医疗机构蒙药制剂质量水平，保障各族群众用药安全有效，我局组织全区药品监管、检验、科研教学和蒙医临床单位以及蒙药生产企业的有关专家，依据《中华人民共和国药品管理法》《中华人民共和国中医药法》等相关法律法规，按照有关程序和要求，编制了2021年版《内蒙古蒙药制剂规范》（第三册），作为我区医疗机构蒙药制剂配制、使用、检验和监督管理的重要依据和技术标准。

自治区党委、政府始终高度重视中药（蒙药）质量安全监管及产业发展，相继出台了《中医药（蒙医药）发展战略规划纲要》《振兴蒙医药行动计划》等一系列鼓励和扶持政策措施。自治区发展和改革委员会、财政厅、市场监督管理局大力支持，把蒙医药标准化建设列入重大专项，重点资助。我们组织开展蒙药制剂规范化研究工作，先后发布实施2007年版和2014年版《内蒙古蒙药制剂规范》两部地方标准，充分发挥了蒙医药防病治病的独特优势和作用，也有力推动了我区中医药（蒙医药）事业高质量发展。

本版规范按照《国家药品标准工作手册》有关质量标准研究的技术、正文各论的编写、起草和复核等要求开展研究工作，同时力求严谨求实、创新提升，并与2007年版和2014年版《内蒙古蒙药制剂规范》（第一册、第二册）有效衔接，全书共收载常用蒙药制剂150个品种，将对进一步提升医疗机构蒙药制剂配制质量水平起到重要作用。

在本版规范编制过程中，得到了国家药品监督管理局注册管理司有关领导和国家药典委员会有关专家的有力指导，也得到了自治区内相关部门和单位及有关专家的大力支持。内蒙古自治区国际蒙医医院承担了研究起草编制工作，相关盟市药品检验机构负责标准的复核工作，有关蒙医医疗机构及专家提供验方，并提供样品，在此一并表示衷心感谢。

由于工作水平和经验所限，在规范编制中难免存在不足及不尽完善之处，希望各有关单位和广大医药工作者提出宝贵意见，以便于今后进一步修改完善和提高。

内蒙古自治区药品监督管理局

2021年5月

目　录

凡　例

　　《内蒙古蒙药制剂规范》2021年版（第三册）是内蒙古地区监督管理蒙医医疗机构蒙药制剂质量的法定技术标准。

　　"凡例"是解释和正确使用《内蒙古蒙药制剂规范》2021年版（第三册）进行质量检定的基本原则，并把与正文中的共性术语加以规定，避免在正文中重复说明。"凡例"中的有关规定具有法定的约束力。

　　《内蒙古蒙药制剂规范》2021年版（第三册）正文中采用"除另有规定外"这一用语，表示存在与药典通则或本规范附录规定不一致的情况，在正文各论中另作规定，并按此规定执行；所有注明"通则×××"均指《中华人民共和国药典》（以下简称《中国药典》）2020年版四部相应的内容。

名称及编排

　　一、正文品种中文名称按剂型、笔画数顺序排列，同笔画数的字按起笔笔形—丨丿乛顺序排列；本附录包括蒙药制剂通则、蒙药材炮制术语注释、微生物限度检查法、病名注释。

　　二、每一品种项下根据品种和剂型不同，按顺序可分别列有：(1)中文名称、汉语拼音名与蒙古文名；(2)处方；(3)制法；(4)性状；(5)鉴别；(6)检查；(7)浸出物；(8)含量测定；(9)功能与主治；(10)用法与用量；(11)注意事项；(12)规格；(13)贮藏。

项目与要求

　　三、制剂中的干燥系指烘干，不宜高温烘干的用"干燥"。

　　四、"性状"项下记载药品的外观、臭、味等。性状是对药品的色泽、观、臭、味的感官描述。

　　五、有关溶解的名词术语

　　　　极易溶解　　　　系指溶质1g(ml)能在溶剂不到1ml中溶解；

　　　　易溶　　　　　　系指溶质1g(ml)能在溶剂1~不到10ml中溶解；

　　　　溶解　　　　　　系指溶质1g(ml)能在溶剂10~不到30ml中溶解；

略溶　　　　　　系指溶质1g（ml）能在溶剂30～不到100ml中溶解；

微溶　　　　　　系指溶质1g（ml）能在溶剂100～不到1000ml中溶解；

极微溶解　　　　系指溶质1g（ml）能在溶剂1000～不到10000ml中溶解；

几乎不溶或不溶　系指溶质1g（ml）在溶剂10000ml中不能完全溶解。

试验法：除另有规定外，称取研成细粉的供试品或量取液体供试品，置于25℃±2℃一定容量的溶剂中，每隔5分钟强力振摇30秒钟；观察30分钟内的溶解情况，如无目视可见的溶质颗粒或液滴时，即视为溶解。

六、"鉴别"项下包括显微鉴别、理化鉴别、薄层鉴别。显微鉴别指经过一定方法制备后在显微镜下观察的特征。

七、"检查"项下规定的各项系指药品生产和贮藏过程中有可能引入并需要控制的物质。

各类制剂，除另有规定外，均应符合《中国药典》各制剂通则项下有关的各项规定，也可见本附录Ⅰ相应内容。

本附录制剂通则中的"单剂量包装"系指按规定一次服用的包装剂量。各品种"用法与用量"项下规定服用范围者，不超过一次服用最高剂量包装者也应按"单剂量包装"检查。

八、若"处方"中药材未注明炮制要求均指生药材，应按本附录蒙药材炮制通则的净制项进行处理；某些毒性较大或必须注明生用者，在制剂处方中的药材名前，加注"生"字，以免误用。

九、制剂的"功能与主治"系指以蒙医学理论和临床用药经验所作出的概括性描述。以此项内容作为临床用药指导。

十、"注意事项"系指主要的禁忌和不良反应。

十一、"贮藏"项下的规定系指对药品贮藏的基本要求，一般以下列名词表示：

避光　系指用不透光的容器包装，例如棕色容器、黑色包装材料包裹的无色透明或半透明容器；

密闭　系指将容器密闭，以防止尘土及异物进入；

密封　系指将容器密封，以防止风化、吸潮、挥发或异物进入；

熔封或严封　系指将容器熔封或用适宜的材料严封，以防止空气与水分的侵入并防止污染；

阴凉处　系指不超过20℃；

凉暗处　系指避光并不超过20℃；

冷处　系指2～10℃；

常温（室温）系指10～30℃；

凡"贮藏"项未规定温度的系指常温。

十二、制剂中使用的药材和辅料，均应符合《中国药典》2020年版和《中华人民共和国卫生部药品标准》蒙药分册、藏药第一册的规定；凡属上述标准中未收载者，应符合国务院药品监督管理部门或省、自治区、直辖市的有关规定。2020年版《中国药典》未收载的辅料,必须制定符合药用要求的标准,并经内蒙古自治区药品监督管理部门批准。

十三、制剂"处方"中的药材,均指净药材,注有炮制要求的药材,除另有规定外,应按照《内蒙古蒙药材炮制规范》2020年版中相应方法炮制;净制和炮制术语注释见本《规范》的附录Ⅱ;"处方"中药量系指净药材或炮制品粉碎后的药量。

检验方法和限度

十四、本《规范》收载的所有品种,均应按规定的方法进行检验,如采用其他方法,应将该方法与本《规范》方法做比较,根据试验结果掌握使用,但在仲裁时仍以本《规范》方法为准。

十五、本《规范》中规定的各种纯度和限度数值以及制剂的重(装)量差异,包括上限和下限两个数值本身及中间数值。规定数值不论是百分数还是绝对数字均多保留一位数字。

运算过程均多保留一位数字,最后根据有效数字的修约原则取舍至合理位数。计算所得的最后数值或测定读数值均按修约规则取舍至规定位数。

十六、制剂中规定的含量限度范围是根据该药味含量的多少、测定方法、生产过程和贮存期间可能产生的偏差或变化而制定的。生产中应按处方量的100%投料。

对照品、对照药材

十七、对照品、对照药材系指用于鉴别、检查、含量测定的标准物质。对照品、对照药材均附有质量、装量等。

计 量

十八、试验用的计量仪器均应符合国务院质量技术监督部门的规定。

十九、采用的计量单位

(1)法定计量单位名称和符号含义如下:

长度	米(m)	分米(dm)
	厘米(cm)	毫米(mm)
	微米(μm)	纳米(nm)
体积	升(L)	毫升(ml)
	微升(μl)	

质（重）量	千克（kg）	克（g）
	毫克（mg）	微克（μg）
压力	兆帕（MPa）	千帕（kPa）
	帕（Pa）	
动力黏度	帕秒（Pa·s）	
运动黏度	平方毫米每秒（mm²/s）	
波数	负一次方厘米（cm⁻¹）	
密度	千克每立方米（kg/m³）	克每立方厘米（g/cm³）

（2）使用的滴定液和试液的浓度，以mol/L（摩尔/升）表示者，其浓度要求精密标定的滴定液用"XXX滴定液（YYYmol/L）"表示；作其他用途不需精密标定其浓度时，用"YYYmol/L XXX溶液"表示，以示区别。

（3）有关温度表示的名词术语：

水浴温度	除另有规定外，均指98～100℃；
热水	系指70～80℃；
微温或温水	系指40～50℃；
室温	系指10～30℃；
冷水	系指2～10℃；
冰浴	系指约0℃以下；
放冷	系指放冷至室温。

（4）百分比用"%"符号表示系指重量的比例；但溶液的百分比，除另有规定外，系指溶液100ml中含有溶质的克数；乙醇的百分比，系指在20℃时容量的比例。此外，根据需要可采用下列符号：

%（g/g）	表示溶液100g中含有溶质若干克；
%（ml/ml）	表示溶液100ml中含有溶质若干毫升；
%（ml/g）	表示溶液100g中含有溶质若干毫升；
%（g/ml）	表示溶液100ml中含有溶质若干克。

（5）缩写"ppm"表示百万分比，系指重量或体积的比例。

（6）缩写"ppb"表示十亿分比，系指重量或体积的比例。

（7）液体的滴，系在20℃时，以1.0ml水为20滴进行换算。

（8）溶液后记录的"（1→10）"等符号，系指固体溶质1.0g或液体溶质1.0ml加溶剂使成10ml的溶液；未指明用何种溶剂时，均系指水溶液；两种或两种以上液体的混合物，品名间用半字线"–"隔开，其后括号内所示的"："符号，系指各液体混合时的容量比例。

（9）所用药筛，选用国家标准的R40/3系列，分等如下：

筛　号	筛孔内径（平均值）	目号
一号筛	$2000\mu m \pm 70\mu m$	10目
二号筛	$850\mu m \pm 29\mu m$	24目
三号筛	$355\mu m \pm 13\mu m$	50目
四号筛	$250\mu m \pm 9.9\mu m$	65目
五号筛	$180\mu m \pm 7.6\mu m$	80目
六号筛	$150\mu m \pm 6.6\mu m$	100目
七号筛	$125\mu m \pm 5.8\mu m$	120目
八号筛	$90\mu m \pm 4.6\mu m$	150目
九号筛	$75\mu m \pm 4.1\mu m$	200目

粉末分等如下：

最粗粉　指能全部通过一号筛，但混有能通过三号筛不超过20%的粉末；

粗　粉　指能全部通过二号筛，但混有能通过四号筛不超过40%的粉末；

中　粉　指能全部通过四号筛，但混有能通过五号筛不超过60%的粉末；

细　粉　指能全部通过五号筛，并含能通过六号筛不少于95%的粉末；

最细粉　指能全部通过六号筛，并含能通过七号筛不少于95%的粉末；

极细粉　指能全部通过八号筛，并含能通过九号筛不少于95%的粉末。

（10）乙醇未指明浓度时，均系指95%（ml/ml）的乙醇。

二十、计算分子量以及换算因子等使用的原子量均按最新国际原子量表推荐的原子量。

精确度

二十一、本《规范》规定取样量的准确度和试验的精密度

（1）试验中供试品与试药等"称重"或"量取"的量，均以阿拉伯数码表示，其精确度可根据数值的有效数位来确定，如称取"0.1g"系指称取量可为0.06～0.14g；称取"2g"，系指称取量可为1.5～2.5g；称取"2.0g"系指称取量可为1.95～2.05g；称取"2.00g"，系指称取量可为1.995～2.005g。

"称定"系指称取重量应准确至所取重量的百分之一，"精密称定"系指称取重量应准确至所取重量的千分之一。"量取"系指可用量筒或按照量取体积的有效数位选用量具，"精密量取"系指量取体积的准确度应符合国家标准中对该体积移液管的精度要求。取用量为"约"若干时，系指取用量不得超过规定量的±10%。

（2）除另有规定外，"恒重"系指供试品连续两次干燥或炽灼后的重量之差在0.3mg以下。干燥至恒重的第二次及以后各次称重均应在规定条件下继续干燥1小时后进行；炽灼至恒重的第二次称

重应在继续炽灼30分钟后进行。

（3）试验中规定"按干燥品（或无水物，或无溶剂）计算"时，除另有规定外，应取未经干燥（或未去水，或未去溶剂）的供试品进行试验，并将计算中的取用量按检查项下测得的干燥失重（或水分，或溶剂）扣除。

（4）"空白试验"系指在不加供试品或以等量溶剂替代供试液的情况下，按同法操作所得的结果；含量测定中的"并将滴定结果用空白试验校正"，系指按供试品所耗滴定液的量（ml）与空白试验中所耗滴定液量（ml）之差进行计算。

（5）除另有规定外，试验的环境温度系指室温；温度高低对试验结果有显著影响者，应以25℃±2℃为准。

试药、试液、指示剂

二十二、试验用的试药，除另有规定外，均照《中国药典》2020年版四部中相应规定，选用不同等级并符合国家标准或国务院有关行政主管部门规定的试剂标准。试液、缓冲液、指示剂、滴定液等均应符合《中国药典》2020年版四部中相应规定并按规定制备。

二十三、试验用水，除另有规定外，均系指纯化水。酸碱度检查所用的水，均系指新沸并放冷至室温的水。

二十四、酸碱性试验时，如未指明用何种指示剂，均系指石蕊试纸。

说明书、包装、标签

二十五、说明书应符合《中华人民共和国药品管理法》及国务院药品监督管理部门对说明书的规定。

二十六、直接接触药品包装的材料和容器应符合国务院药品监督管理部门的有关规定，均应无毒、洁净；与内容药品不发生化学反应、不影响药品的质量。

二十七、药品标签应符合《中华人民共和国药品管理法》及国务院药品监督管理部门对包装标签的规定；包装标签的内容应符合规定，并尽可能多地包含药品信息。

二十八、麻醉药品、精神药品、医疗用毒性药品、放射性药品、外用药品与非处方药品的说明书和包装标签，必须印有规定的标识。

中文品名目次

丸 剂

散　剂

汤 剂

洗　剂

胶囊剂

正文

丸　剂

化瘤丸
Hualiu Wan

【处方】 山沉香100g　　　　血 竭50g　　　　枫香脂30g　　　　制硼砂20g

熊胆粉20g　　　　人工牛黄20g　　　乳 香20g　　　　葶苈子20g

朱砂粉20g　　　　寒制红石膏20g　　煅贝齿20g　　　　炒珍珠20g

没 药15g　　　　盐飞雄黄15g　　　合成冰片10g　　　蟾酥粉4g

人工麝香2g

共十七味，重406g。

【制法】 以上十七味，除人工麝香、人工牛黄、蟾酥粉、熊胆粉、炒珍珠、朱砂粉、盐飞雄黄外，其余血竭等十味，粉碎成细粉，将蟾酥粉、炒珍珠、盐飞雄黄分别研细，与人工麝香、人工牛黄、熊胆粉、朱砂粉和上述细粉配研，过筛，混匀，用水泛丸，干燥，打光，分装，即得。

【性状】 本品为橙黄色至红棕色的水丸；气香，味苦、麻舌。

【鉴别】 （1）取本品粉末，置显微镜下观察：种皮内表皮细胞黄色，多角形或长多角形，壁稍厚（葶苈子）。不规则块片血红色，周围液体显姜黄色，渐变红色（血竭）。不规则碎块无色或淡绿色，半透明，具光泽，有时可见细密波状纹理（炒珍珠）。不规则细小颗粒暗棕红色，有光泽，边缘暗黑色（朱砂粉）。

（2）取本品2g，研细，置10ml量瓶中，加甲醇适量，超声处理5分钟，加甲醇稀释至刻度，摇匀，静置，取上清液作为供试品溶液。另取胆酸对照品、猪去氧胆酸对照品，加甲醇制成每1ml各含1mg的混合溶液，作为对照品溶液。照薄层色谱法（通则0502）试验，吸取上述供试品溶液4μl、对照品溶液2μl，分别点于同一硅胶G薄层板上，以正己烷-乙酸乙酯-醋酸-甲醇（20∶25∶2∶3）上层溶液为展开剂，展开，取出，晾干，喷以10%磷钼酸乙醇溶液，在105℃加热至斑点显色清晰。供试品色谱中，在与对照品色谱相应的位置上，显相同颜色的斑点。

【检查】 除溶散时限规定为应在2小时内全部溶散外，其他应符合丸剂项下有关的各项规定（通则0108）。

【含量测定】 照高效液相色谱法（通则0512）测定。

色谱条件与系统适用性试验 以十八烷基硅烷键合硅胶为填充剂；以乙腈-0.05mol/L磷酸二氢钠溶液（40∶60）为流动相；检测波长为440nm。理论板数按血竭素峰计算应不低于4000。

对照品溶液的制备 取血竭素高氯酸盐对照品5.5mg，精密称定，置50ml棕色量瓶中，加3%磷

处方提供单位：内蒙古自治区国际蒙医医院 杭盖巴特尔经验方　　　　起草单位：内蒙古自治区国际蒙医医院

酸甲醇溶液使溶解，并稀释至刻度，摇匀，再精密量取2ml，置10ml棕色量瓶中，加甲醇至刻度，摇匀，即得（每1ml中含血竭素16μg）（血竭素重量=血竭素高氯酸盐重量/1.377）。

供试品溶液的制备　取本品适量，精密称定，再精密加入三分之一量的硅藻土，研细（过四号筛），取约1.5g，精密称定，置具塞锥形瓶中，精密加入3%磷酸甲醇溶液20ml，密塞，称定重量，超声处理（功率400W，频率40kHz）10分钟，取出，放冷，再称定重量，用3%磷酸甲醇溶液补足减失的重量，摇匀，滤过，精密量取续滤液1ml，置5ml棕色量瓶中，加甲醇稀释至刻度，摇匀，即得。

测定法　分别精密吸取对照品溶液与供试品溶液各10μl，注入液相色谱仪，测定，即得。

本品每1g含血竭以血竭素（$C_{17}H_{14}O_3$）计，不得少于1.0mg。

【**功能与主治**】　清热，解毒，杀黏，止痛，破瘀，散结。用于恶疮，无名肿物，食道及咽部肿物，胃痉挛，肝病，血液病，白喉症。

【**用法与用量**】　口服。一次5~7丸，一日1次，温开水送服。

【**注意事项**】　孕妇忌服，年老体弱者慎用。

【**规格**】　每10丸重2g。

【**贮藏**】　密封，防潮。

处方提供单位：内蒙古自治区国际蒙医医院　杭盖巴特尔经验方　　　　起草单位：内蒙古自治区国际蒙医医院

乌力吉·乌日勒
Wuliji Wurile

【处方】　益母草60g　　　益母草膏100g　　　沙　棘100g　　　赤爬子100g

　　　　　诃　子100g　　　寒制红石膏60g　　红　花60g　　　木　香60g

　　　　　山　奈60g　　　刺柏叶60g　　　　土木香40g　　　燎鹿茸40g

　　　　　小白蒿40g　　　制硼砂20g　　　　丁　香20g　　　冬虫夏草20g

　　　　　人工牛黄12g　　熊胆粉12g　　　　朱砂粉10g

　　　　　共十九味，重974g。

【制法】　以上十九味，除人工牛黄、燎鹿茸、冬虫夏草、熊胆粉、朱砂粉外，其余益母草等十四味，粉碎成细粉，将燎鹿茸、冬虫夏草分别研细，与人工牛黄、熊胆粉、朱砂粉和上述细粉配研，过筛，混匀，用水泛丸，打光，干燥，分装，即得。

【性状】　本品为浅黄色至黄色的水丸；气香，味苦、微酸。

【鉴别】　取本品粉末，置显微镜下观察：薄壁细胞无色，长圆形或长多角形，含扇形菊糖块（土木香）。菊糖团块形状不规则，有时可见微细放射状纹理，加热后溶解（木香）。花粉粒众多，极面观三角形，赤道表面观双凸镜形，具3副合沟（丁香）。花粉粒圆球形或椭圆形，直径约60μm，具3个萌发孔，外壁有齿状突起（红花）。盾状毛由多个单细胞毛毗连而成，末端分离（沙棘）。

【检查】　应符合丸剂项下有关的各项规定（通则0108）。

【含量测定】　照高效液相色谱法（通则0512）测定。

色谱条件与系统适用性试验　以十八烷基硅烷键合硅胶为填充剂；以甲醇-乙腈-0.7%磷酸溶液（用三乙胺调pH值为6.0±0.1）（22∶2∶76）为流动相；检测波长为403nm。理论板数按羟基红花黄色素A峰计算应不低于3000。

对照品溶液的制备　取羟基红花黄色素A对照品适量，精密称定，加25%甲醇制成每1ml含30μg的溶液，即得。

供试品溶液的制备　取本品适量，研细，取约1g，精密称定，置具塞锥形瓶中，精密加入25%甲醇25ml，密塞，称定重量，超声处理（功率250W，频率40kHz）40分钟，取出，放冷，再次称定重量，用25%甲醇补足减失的重量，摇匀，滤过，取续滤液，即得。

测定法　分别精密吸取对照品溶液与供试品溶液各10μl，注入液相色谱仪，测定，即得。

本品每1g含红花以羟基红花黄色素A（$C_{27}H_{32}O_{16}$）计，不得少于0.30mg。

处方提供单位：内蒙古自治区国际蒙医医院　　　　　　　起草单位：内蒙古自治区国际蒙医医院

【功能与主治】　调赫依血相讧,调经。用于妇女赫依血相讧引起的病症,产后热,月经不调,乏力,出汗,身重,浮肿,四肢及肾腰部酸痛,乳肿。

【用法与用量】　口服。一次11~15丸,一日1~2次,温开水送服。

【规格】　每10丸重2g。

【贮藏】　密闭,防潮。

乌莫黑·达布日海-25丸
Wumohei Daburihai-25 Wan

【处方】　草阿魏80g　　　石　榴70g　　　诃子汤泡草乌60g　　石菖蒲60g

山沉香50g　　　丁　香50g　　　干　姜40g　　　　诃　子40g

小茴香40g　　　荜　茇40g　　　胡　椒40g　　　　肉豆蔻40g

木　香40g　　　蒜　炭40g　　　益智仁30g　　　　土木香30g

光明盐30g　　　没　药30g　　　紫草茸30g　　　　枫香脂30g

宽筋藤30g　　　当　归25g　　　川　芎25g　　　　肉　桂12g

铁线莲12g

共二十五味, 重974g。

【制法】　以上二十五味, 粉碎成细粉, 过筛, 混匀, 用水泛丸, 打光, 干燥, 分装, 即得。

【性状】　本品为棕褐色至黑褐色的水丸; 气香, 味辛、微苦。

【鉴别】　(1)取本品粉末, 置显微镜下观察: 种皮细胞红棕色, 长多角形, 壁连珠状增厚(荜茇)。石细胞成群, 呈类圆形、长卵形、长方形或长条形, 孔沟细密而明显(诃子)。石细胞类方形或类圆形, 直径32~88μm, 壁一面菲薄(肉桂)。石细胞无色, 椭圆形或类圆形, 壁厚, 孔沟细密(石榴)。

(2)取本品5g, 研细, 加无水乙醇25ml, 超声处理30分钟, 滤过, 滤液作为供试品溶液。另取胡椒碱对照品, 置棕色量瓶中, 加无水乙醇制成每1ml含2mg的溶液, 作为对照品溶液。照薄层色谱法(通则0502)试验, 吸取上述两种溶液各5μl, 分别点于同一硅胶G薄层板上, 甲苯-乙酸乙酯-丙酮(7:2:1)为展开剂, 展开, 取出, 晾干, 置紫外光灯(365nm)下检视。供试品色谱中, 在与对照品色谱相应的位置上, 显相同的蓝色荧光斑点; 再喷以10%硫酸乙醇溶液, 在105℃加热至斑点显色清晰, 在与对照品色谱相应的位置上, 显相同颜色的斑点。

(3)取本品4g, 研细, 加三氯甲烷10ml, 超声处理30分钟, 滤过, 滤液作为供试品溶液。另取丁香酚对照品, 加乙醚制成每1ml含16μl的溶液, 作为对照品溶液。照薄层色谱法(通则0502)试验, 吸取上述供试品溶液5μl、对照品溶液2μl, 分别点于同一硅胶G薄层板上, 以三氯甲烷-环己烷(5:1)为展开剂, 展开, 取出, 晾干, 喷以1%香草醛硫酸溶液, 在105℃加热至斑点显色清晰。供试品色谱中, 在与对照品色谱相应的位置上, 显相同颜色的斑点。

【检查】　乌头碱限量　取本品25g, 研细, 置锥形瓶中, 加氨试液5ml, 密塞, 放置15分钟, 加

处方提供单位: 内蒙古自治区国际蒙医医院　苏嘎尔经验方　　　　　　起草单位: 内蒙古自治区国际蒙医医院

乙醚50ml，浸泡过夜，滤过，滤渣用乙醚洗涤2次，每次15ml，合并乙醚液，水浴加热浓缩至约10ml，转移至分液漏斗中，用0.05mol/L硫酸溶液提取3次，每次15ml，合并提取液，用氨试液调节pH值至9.0，用三氯甲烷提取3次，每次15ml，合并三氯甲烷液，用水15ml洗涤，弃去水液，三氯甲烷液蒸干，残渣用无水乙醇分次溶解并转移至1ml量瓶中，稀释至刻度，摇匀，作为供试品溶液。另取乌头碱对照品，加无水乙醇制成每1ml含1mg的溶液，作为对照品溶液。照薄层色谱法（通则0502）试验，吸取上述供试品溶液20μl、对照品溶液5μl，分别点于同一硅胶G薄层板上，以正己烷-乙酸乙酯-乙醇（6.4∶3.6∶1）为展开剂，置用浓氨试液预饱和20分钟的展开缸中，展开，取出，晾干，喷以稀碘化铋钾试液。供试品色谱中，在与对照品色谱相应的位置上，出现的斑点应小于（颜色浅于）对照品的斑点或不出现斑点。

【检查】　应符合丸剂项下有关的各项规定（通则0108）。

【浸出物】　照醇溶性浸出物测定法（通则2201）项下的热浸法测定，用乙醇作溶剂，不得少于24.0%。

【含量测定】　照气相色谱法（通则0521）测定。

色谱条件与系统适用性试验　HP-INNOWAX型毛细管柱（柱长30m，内径0.32mm，膜厚0.50μm）；程序升温：初始温度160℃，以每分钟2℃的速率升温至240℃，保持10分钟；进样口温度为240℃；检测器温度为300℃。理论板数按异土木香内酯峰计应不低于5000。

对照品溶液的制备　取异土木香内酯对照品适量，精密称定，加乙酸乙酯制成每1ml含80μg的溶液，即得。

供试品溶液的制备　取本品适量，研细，取约5g，精密称定，置挥发油提取器中，侧管加乙酸乙酯2ml，提取6小时，放冷，分取乙酸乙酯液转移至10ml量瓶中，侧管用乙酸乙酯洗涤，洗液并入量瓶中，用乙酸乙酯稀释至刻度，摇匀，滤过，取续滤液，即得。

测定法　分别精密吸取对照品溶液与供试品溶液各1μl，注入气相色谱仪，测定，即得。

本品每1g含土木香以异土木香内酯（$C_{15}H_{20}O_2$）计，不得少于0.15mg。

【功能与主治】　镇赫依。用于司命赫依病，散于皮、肌、脉和骨骼的外赫依病，侵入五脏六腑的内赫依以及依存于体躯上、中、下的诸赫依症。

【用法与用量】　口服。一次11~15丸，一日1~2次，温开水送服。

【规格】　每10丸重2g。

【贮藏】　密闭，防潮。

处方提供单位：内蒙古自治区国际蒙医医院　苏嘎尔经验方　　　　　　起草单位：内蒙古自治区国际蒙医医院

巴日干-12丸

Barigan-12 Wan

【处方】　黑冰片100g　　　土木香30g　　　肋柱花30g　　　胡黄连30g

　　　　　　诃　子30g　　　川楝子30g　　　栀　子30g　　　红　花30g

　　　　　　石　膏30g　　　甘　松30g　　　牛胆粉20g　　　人工牛黄5g

　　　　　　共十二味，重395g。

【制法】　以上十二味，除人工牛黄外，其余黑冰片等十一味，粉碎成细粉，将人工牛黄与上述细粉配研，过筛，混匀，用水泛丸，打光，干燥，分装，即得。

【性状】　本品为灰黑色至黑色的水丸；气微香，味苦、微涩。

【鉴别】　　（1）取本品粉末，置显微镜下观察：种皮石细胞黄色或淡棕色，多破碎，完整者长多角形、长方形或不规则形，壁厚，有大的圆形纹孔，胞腔棕红色（栀子）。石细胞成群，呈类圆形、长卵形、长方形或长条形，孔沟细密而明显（诃子）。花粉粒类圆形、椭圆形或橄榄形，直径约至60μm，具3个萌发孔，外壁有齿状突起（红花）。花粉粒浅黄色，呈类三角形、圆球形或椭圆形，直径25~46μm，具3个孔沟，表面具条纹或网状雕纹（肋柱花）。

　　（2）取本品2g，研细，置10ml量瓶中，加甲醇适量，超声处理5分钟，加甲醇稀释至刻度，摇匀，静置，取上清液作为供试品溶液。另取胆酸对照品、猪去氧胆酸对照品，加甲醇制成每1ml各含1mg的混合溶液，作为对照品溶液。照薄层色谱法（通则0502）试验，吸取上述供试品溶液5μl、对照品溶液4μl，分别点于同一硅胶G薄层板上，以正己烷-乙酸乙酯-醋酸-甲醇（20:25:2:3）上层溶液为展开剂，展开，取出，晾干，喷以10%磷钼酸乙醇溶液，在105℃加热至斑点显色清晰。供试品色谱中，在与对照品色谱相应的位置上，显相同颜色的斑点。

【检查】　应符合丸剂项下有关的各项规定（通则0108）。

【含量测定】　照高效液相色谱法（通则0512）测定。

　　色谱条件与系统适用性试验　以十八烷基硅烷键合硅胶为填充剂；以甲醇-乙腈-0.7%磷酸溶液（用三乙胺调pH值为6.0±0.1）（20:2:78）为流动相；检测波长为403nm。理论板数按羟基红花黄色素A峰计算应不低于3000。

　　对照品溶液的制备　取羟基红花黄色素A对照品适量，精密称定，加25%甲醇制成每1ml含25μg的溶液，即得。

　　供试品溶液的制备　取本品适量，研细，取约3g，精密称定，置具塞锥形瓶中，精密加入25%甲醇25ml,密塞,称定重量,超声处理(功率250W,频率40kHz)40分钟,取出,放冷,再称定重量,用25%甲醇补足减失的重量,摇匀,滤过,取续滤液,即得。

测定法　分别精密吸取对照品溶液与供试品溶液各10μl,注入液相色谱仪,测定,即得。

本品每1g含红花以羟基红花黄色素A($C_{27}H_{32}O_{16}$)计,不得少于0.30mg。

【**功能与主治**】　清希日,清热,助消化。用于胃希日,肝热,瘟疫,各种刺痛症,瘟疫陷胃,目肤发黄,消化不良。

【**用法与用量**】　口服。一次11~15丸,一日1~2次,温开水送服。

【**规格**】　每10丸重2g。

【**贮藏**】　密闭,防潮。

巴布-7丸

Babu-7 Wan

【处方】 草乌叶250g　　　诃　子250g　　　茜　草100g　　　多叶棘豆100g

没　药100g　　　瞿　麦50g　　　人工麝香1g

共七味，重851g。

【制法】 以上七味，除人工麝香外，其余草乌叶等六味，粉碎成细粉，将人工麝香与上述细粉配研，过筛，混匀，用水泛丸，打光，干燥，分装，即得。

【性状】 本品为黄棕色至棕褐色的水丸；气香，味涩麻、微苦。

【鉴别】 （1）取本品粉末，置显微镜下观察：薄壁细胞中含草酸钙针晶束并含有红棕色颗粒（茜草）。石细胞成群，呈类圆形、长卵形、长方形或长条形，孔沟细密而明显（诃子）。

（2）取本品3g，研细，加甲醇20ml，超声处理30分钟，滤过，滤液浓缩至2ml，作为供试品溶液。另取没食子酸对照品，加甲醇制成每1ml含0.2mg的溶液，作为对照品溶液。照薄层色谱法（通则0502）试验，吸取上述两种溶液各10μl，分别点于同一硅胶G薄层板上，以三氯甲烷-乙酸乙酯-甲酸（6:4:1）为展开剂，展开，取出，晾干，喷以2%三氯化铁乙醇溶液。供试品色谱中，在与对照品色谱相应的位置上，显相同颜色的斑点。

【检查】 溶散时限规定为应在2小时内全部溶散外，其他应符合丸剂项下有关的各项规定（通则0108）。

【含量测定】 照高效液相色谱法测定（通则0512）。

色谱条件与系统适用性试验 以十八烷基硅烷键合硅胶为填充剂；以甲醇-水（85:15）为流动相；柱温为30℃；检测波长为250nm。理论板数按大叶茜草素峰计算应不低于5000。

对照品溶液的制备 取大叶茜草素对照品适量，精密称定，加甲醇制成每1ml含50μg的溶液，即得。

供试品溶液的制备 取本品适量，研细，取约4g，精密称定，置具塞锥形瓶中，精密加入甲醇100ml，密塞，称定重量，摇匀，放置5~8小时，超声处理（功率300W，频率40kHz）30分钟，取出，放冷，再称定重量，用甲醇补足减失的重量，摇匀，滤过，精密量取续滤液50ml，蒸干，残渣加甲醇-25%盐酸（4:1）混合溶液20ml溶解，置水浴中加热水解30分钟，立即冷却，加入三乙胺3ml，混匀，转移至25ml量瓶中，加甲醇至刻度，摇匀，滤过，取续滤液，即得。

测定法 分别精密吸取对照品溶液与供试品溶液各20μl，注入液相色谱仪，测定，即得。

处方提供单位：内蒙古自治区国际蒙医医院　　　　　　　起草单位：内蒙古自治区国际蒙医医院

本品每1g含茜草以大叶茜草素（$C_{17}H_{15}O_4$）计，不得少于0.35mg。

【功能与主治】　杀黏，清热。用于瘟疫，天花，麻疹，肠刺痛，脑刺痛，胸刺痛，喉塞，转筋，痧症，白喉，炭疽症。

【用法与用量】　口服。一次9~13丸，一日1次，温开水送服。

【注意事项】　孕妇禁忌。

【规格】　每10丸重2g。

【贮藏】　密封，防潮。

处方提供单位：内蒙古自治区国际蒙医医院　　　　　　　　　起草单位：内蒙古自治区国际蒙医医院

巴勒其日根-29丸
Baleqirigen-29 Wan

【处方】 藁 本100g　　诃子汤泡草乌50g　　苦 参50g　　铁杆蒿50g

黑冰片30g　　苦地丁30g　　五灵脂30g　　人工牛黄30g

拳 参30g　　麦 冬30g　　没 药30g　　多叶棘豆30g

角茴香30g　　山沉香30g　　檀 香30g　　丁 香30g

制木鳖30g　　草乌花20g　　山豆根20g　　石 膏20g

齿缘草20g　　蓝刺头20g　　细 辛20g　　草乌叶10g

红 花10g　　牦牛心10g　　石菖蒲10g　　药浸硫黄10g

人工麝香2g

共二十九味, 重812g。

【制法】 上述二十九味, 除人工麝香、人工牛黄外, 其余藁本等二十七味, 粉碎成细粉, 将人工麝香、人工牛黄与上述细粉配研, 过筛, 混匀, 用水泛丸, 打光, 干燥, 分装, 即得。

【性状】 本品为灰棕色至棕色的水丸; 气香, 味苦、辛。

【鉴别】 (1)取本品粉末, 置显微镜下观察: 石细胞呈类方形、长方形或梭形, 壁稍厚, 有的胞腔含棕色物或淀粉粒(诃子汤泡草乌)。纤维束无色, 周围薄壁细胞含草酸钙方晶, 形成晶纤维(苦参)。含晶细胞方形或长方形, 壁厚, 木化, 层纹明显, 胞腔含草酸钙方晶(檀香)。草酸钙簇晶, 直径15~65μm(拳参)。

(2)取本品2g, 研细, 加乙醚20ml, 冷浸1小时, 超声处理20分钟, 滤过, 滤液浓缩至1ml, 作为供试品溶液。另取藁本对照药材1g, 同法制成对照药材溶液。照薄层色谱法(通则0502)试验, 吸取上述两种溶液各5μl, 分别点于同一硅胶G薄层板上, 以石油醚(60~90℃)-丙酮(95:5)为展开剂, 展开, 取出, 晾干, 置紫外光灯(365nm)下检视。供试品色谱中, 在与对照药材色谱相应的位置上, 显相同颜色的荧光斑点。

(3)取本品2g, 研细, 加乙醚10ml, 振摇15分钟, 滤过, 滤液浓缩至0.5ml, 作为供试品溶液。另取丁香酚对照品, 加乙醚制成每1ml含1mg的溶液, 作为对照品溶液。照薄层色谱法(通则0502)试验, 吸取上述两种溶液各5μl, 分别点于同一硅胶GF$_{254}$薄层板上, 以石油醚(60~90℃)-乙酸乙酯(9:1)为展开剂, 展开, 取出, 晾干, 喷以5%香草醛硫酸溶液, 在105℃加热至斑点显色清晰。供试品色谱中, 在与对照品色谱相应的位置上, 显相同颜色的斑点。

处方提供单位: 内蒙古自治区国际蒙医医院　　　　起草单位: 内蒙古自治区国际蒙医医院

（4）取本品5g，研细，加三氯甲烷25ml，摇匀，加碳酸钠试液2ml，振摇30分钟，滤过，滤液加稀盐酸4ml，振摇，分取酸液，滤过，将滤液分置两支试管中，一管中加碘化铋钾试液2滴，生成棕黄色沉淀，另一管中加硅钨酸试液2滴，生成灰白色沉淀。

【检查】 乌头碱限量　取本品适量，研细，称取41g，置锥形瓶中，加氨试液20ml，润湿，拌匀，密塞，放置2小时，加乙醚200ml，超声处理30分钟，滤过，滤渣用乙醚洗涤2次，每次15ml，合并乙醚液，低温蒸干，残渣加无水乙醇1ml使溶解，作为供试品溶液。另取乌头碱对照品，加无水乙醇制成每1ml含1.0mg的溶液，作为对照品溶液。照薄层色谱法（通则0502）试验，吸取上述供试品溶液12μl、对照品溶液5μl，分别点于同一硅胶G薄层板上，以正己烷-乙酸乙酯-甲醇（6.4∶3.6∶1）为展开剂，置用浓氨试液预饱和20分钟的展开缸中，展开，取出，晾干，喷以稀碘化铋钾试液。在供试品色谱中，在与对照品色谱相应的位置上，出现的斑点应小于（颜色浅于）对照品的斑点或不出现斑点。

其他　应符合丸剂项下有关的各项规定（通则0108）。

【含量测定】　照高效液相色谱法（通则0512）测定。

色谱条件与系统适用性试验　十八烷基硅烷键合硅胶为填充剂；以甲醇-乙腈-0.7%磷酸溶液（26∶2∶72）为流动相；检测波长为403nm。理论板数按羟基红花黄色素A计算应不低于3000。

对照品溶液的制备　取羟基红花黄色素A对照品适量，精密称定，加25%甲醇制成每1ml含1.0mg的溶液，即得。

供试品溶液的制备　取本品适量，研细，取约1g，精密称定，置于具塞锥形瓶中，精密加入25%甲醇50ml，密塞，称定重量，超声处理（功率250W，频率40kHz）40分钟，取出，放冷，再称定重量，用25%甲醇补足减失的重量，摇匀，过滤，取续滤液，即得。

测定法　分别精密吸取对照品溶液和供试品溶液各10μl，注入液相色谱仪，测定，即得。

本品每1g含红花以羟基红花黄色素A（$C_{27}H_{32}O_{16}$）计，不得少于0.080mg。

【功能与主治】　收敛清除黏、热、赫依相搏。用于时疫，肠刺痛，白喉，炭疽，胆汁窜脉，流行性感冒及不扩散相搏之黏、热、赫依并收敛清除。

【用法与用量】　口服。一次9~13丸，一日1次，温开水送服。

【注意事项】　孕妇忌服。

【规格】　每10丸重2g。

【贮藏】　密闭，防潮。

巴嘎·古日古木-13丸
Baga Gurigumu-13 Wan

【处方】　红　花60g　　　紫　檀60g　　　麦　冬60g　　　大托叶云实30g

　　　　　木　香30g　　　诃　子30g　　　川楝子30g　　　栀　子30g

　　　　　丁　香30g　　　水牛角浓缩粉30g　人工牛黄30g　　熊胆粉20g

　　　　　人工麝香1g

　　　　　共十三味,重441g。

【制法】　以上十三味,除人工牛黄、水牛角浓缩粉、熊胆粉、人工麝香外,其余丁香等九味,粉碎成细粉,将熊胆粉、人工麝香、水牛角浓缩粉、人工牛黄与上述细粉配研,过筛,混匀,用水泛丸,打光,干燥,分装,即得。

【性状】　本品为浅棕红色至红棕色的水丸;气香,味苦。

【鉴别】　(1)取本品粉末,置显微镜下观察:花粉粒类圆形、椭圆形或橄榄形,直径约60μm,具3个萌发孔,外壁有齿状突起(红花)。菊糖团块形状不规则,有时可见微细放射状纹理,加热后溶解(木香)。

　　(2)取本品8g,研细,加水30ml,再加盐酸3ml,置水浴加热回流1小时,放冷,用三氯甲烷提取2次,每次20ml,合并三氯甲烷提取液,蒸干,残渣加三氯甲烷1ml使溶解,作为供试品溶液。另取麦冬对照药材1g,同法制成对照药材溶液。照薄层色谱法(通则0502)试验,吸取上述两种溶液各10μl,分别点于同一硅胶GF$_{254}$薄层板上,以三氯甲烷-丙酮(4∶1)为展开剂,展开,取出,晾干,置紫外光灯(254nm)下检视。供试品色谱中,在与对照药材色谱相应的位置上,显相同颜色的斑点。

　　(3)取本品5g,研细,加乙醚20ml,充分振摇,滤过,滤液作为供试品溶液。另取丁香酚对照品,加乙醚制成每1ml含16μl的溶液,作为对照品溶液。照薄层色谱法(通则0502)试验,吸取上述供试品溶液5μl、对照品溶液2μl,分别点于同一硅胶G薄层板上,以石油醚(60~90℃)-乙酸乙酯(9∶1)为展开剂,展开,取出,晾干,喷以5%香草醛硫酸溶液,在105℃加热至斑点显色清晰。供试品色谱中,在与对照品色谱相应的位置上,显相同颜色的斑点。

【检查】　应符合丸剂项下有关的各项规定(通则0108)。

【含量测定】　照高效液相色谱法(通则0512)测定。

　　色谱条件与系统适用性试验　以十八烷基硅烷键合硅胶为填充剂;以乙腈-水(15∶85)为流动相;检测波长为238nm。理论板数按栀子苷峰计算应不低于5000。

处方提供单位:内蒙古自治区国际蒙医医院　　　　　　　　起草单位:内蒙古自治区国际蒙医医院

对照品溶液的制备　取栀子苷对照品适量,精密称定,加甲醇制成每1ml含30μg的溶液,即得。

供试品溶液的制备　取本品适量,研细,取约1g,精密称定,置具塞锥形瓶中,精密加入甲醇50ml,密塞,称定重量,超声处理(功率250W,频率40kHz)40分钟,取出,放冷,再称定重量,用甲醇补足减失的重量,摇匀,滤过,精密量取续滤液10ml,置25ml量瓶中,加甲醇至刻度,摇匀,即得。

测定法　分别精密吸取对照品溶液与供试品溶液各10μl,注入液相色谱仪,测定,即得。

本品每1g含栀子以栀子苷（$C_{17}H_{24}O_{10}$）计,不得少于1.0mg。

【功能与主治】　清肝热,解毒,杀黏。用于肝肿大,肝衰,配制毒,肝硬化,肝中毒,肾损伤,尿闭,热性亚玛症。

【用法与用量】　口服。一次11~15丸,每日1~2次,温开水送服。

【注意事项】　孕妇忌服,禁食辛辣、油腻。

【规格】　每10丸重2g。

【贮藏】　密闭,防潮。

巴嘎·嘎如迪–13丸

Baga Garudi–13 Wan

【处方】 诃　子50g 　　诃子汤泡草乌45g 　　石菖蒲45g 　　木　香30g

　　　　　甘　草20g 　　山沉香30g 　　　酒珊瑚15g 　　炒珍珠15g

　　　　　禹粮土15g 　　丁　香10g 　　　肉豆蔻10g 　　淬磁石10g

　　　　　人工麝香2g

　　　　　共十三味，重297g。

【制法】 以上十三味，除人工麝香、酒珊瑚、炒珍珠外，其余诃子等十味，粉碎成细粉，将酒珊瑚、炒珍珠分别研细，与人工麝香和上述细粉配研，过筛，混匀，用水泛丸，打光，干燥，分装，即得。

【性状】 本品为棕色至棕褐色的水丸；气微，味苦、辛、微涩。

【鉴别】 取本品粉末，置显微镜下观察：石细胞成群，呈类圆形、长卵形、长方形或长条形，孔沟细密而明显（诃子）。菊糖团块形状不规则，有时可见微细放射状纹理，加热后溶解（木香）。不规则碎块无色或淡绿色，半透明，具光泽，有时可见细密波状纹理（炒珍珠）。花粉粒众多，极面观三角形，赤道表面观双凸镜形，具3副合沟（丁香）。

【检查】　**乌头碱限量**　取本品14g，置锥形瓶中，加氨试液20ml，拌匀，密塞，放置2小时，加乙醚50ml，振摇1小时，放置24小时，滤过，滤渣用乙醚洗涤2次，每次15ml，合并乙醚液，低温蒸干，残渣加无水乙醇1ml使溶解，作为供试品溶液。另取乌头碱对照品，加无水乙醇制成每1ml含1.0mg的溶液，作为对照品溶液。照薄层色谱法（通则0502）试验，吸取上述供试品溶液12μl、对照品溶液5μl，分别点于同一硅胶G薄层板上，以正己烷–乙酸乙酯–甲醇（6.4∶3.6∶1）为展开剂，置用浓氨试液预饱和20分钟的展开缸中，展开，取出，晾干，喷以稀碘化铋钾试液。供试品色谱中，在与对照品色谱相应的位置上，出现的斑点应小于（颜色浅于）对照品的斑点或不出现斑点。

　　其他　应符合丸剂项下有关的各项规定（通则0108）。

【含量测定】　照高效液相色谱法（通则0512）测定。

　　色谱条件与系统适用性试验　以十八烷基硅烷键合硅胶为填充剂；以甲醇–水（65∶35）为流动相；检测波长为225nm。理论板数按木香烃内酯峰计算应不低于3000。

　　对照品溶液的制备　取木香烃内酯对照品适量，精密称定，加甲醇制成每1ml含100μg的溶液，即得。

处方提供单位：内蒙古自治区国际蒙医医院 　　　　　　　起草单位：内蒙古自治区国际蒙医医院

供试品溶液的制备 取本品适量,研细,取约1.5g,精密称定,置具塞锥形瓶中,精密加入甲醇25ml,密塞,称定重量,超声处理(功率250W,频率40kHz)30分钟,取出,放冷,再称定重量,用甲醇补足减失的重量,摇匀,滤过,取续滤液,即得。

测定法 分别精密吸取对照品溶液与供试品溶液各10μl,注入液相色谱仪,测定,即得。

本品每1g含木香以木香烃内酯($C_{15}H_{20}O_2$)计,不得少于0.50mg。

【**功能与主治**】 祛风通窍,舒筋活血,镇静安神,杀黏,燥协日乌素。用于白脉病,中风,黏性刺痛,吾亚曼病,白喉,炭疽,瘟疫,转筋,关节协日乌素症,丹毒,亚玛症。

【**用法与用量**】 口服。一次7~11丸,一日1次,温开水送服。

【**注意事项**】 孕妇忌服,年老体弱者慎用。

【**规格**】 每10丸重2g。

【**贮藏**】 密封,防潮。

巴嘎·额日敦

Baga Eridun

【处方】　炒珍珠20g　　　紫　檀20g　　　石　膏15g　　　诃　子15g

川楝子15g　　　栀　子15g　　　红　花15g　　　生草果仁15g

檀　香15g　　　枫香脂15g　　　山沉香15g　　　海金沙15g

豆　蔻15g　　　决明子10g　　　香旱芹10g　　　苘麻子10g

肉豆蔻10g　　　土木香10g　　　木　香10g　　　甘　草10g

荜　茇10g　　　肉　桂10g　　　地锦草10g　　　丁　香10g

黑种草子10g　　方　海10g　　　水牛角浓缩粉30g　人工牛黄5g

人工麝香1g

共二十九味，重371g。

【制法】　以上二十九味，除炒珍珠、人工牛黄、人工麝香、水牛角浓缩粉外，其余石膏等二十五味，粉碎成细粉，将炒珍珠研细，与人工麝香、水牛角浓缩粉、人工牛黄和上述细粉配研，过筛，混匀，用水泛丸，打光，干燥，分装，即得。

【性状】　本品为黄棕色至黄褐色的水丸；气香，味微甘、涩、苦。

【鉴别】　（1）取本品粉末，置显微镜下观察：孢子四面体，三角状圆锥形，顶面观三面锥形，可见三叉状裂隙，底面观类圆形，直径60~85μm，外壁有颗粒状雕纹（海金沙）。花粉粒众多，极面观三角形，赤道表面观双凸镜形，具3副合沟（丁香）。种皮石细胞黄色或淡黄色，多破碎，完整者长多角形或形状不规则，壁厚，有大的圆形纹孔，胞腔棕红色（栀子）。花粉粒类圆形、椭圆形或橄榄形，直径约至60μm，具3个萌发孔，外壁有齿状突起（红花）。含晶细胞方形或长方形，壁厚，木化，层纹明显，胞腔含草酸钙方晶（檀香）。不规则碎块无色或淡绿色，半透明，具光泽，有时可见细密波状纹理（炒珍珠）。

（2）取本品10g，研细，加无水乙醇20ml，超声处理30分钟，滤过，滤液作为供试品溶液。另取胡椒碱对照品，置棕色量瓶中，加无水乙醇制成每1ml含4mg的溶液，作为对照品溶液。照薄层色谱法（通则0502）试验，吸取上述供试品溶液6μl、对照品溶液2μl，分别点于同一硅胶G薄层板上，以环己烷-乙酸乙酯-无水甲醇（8:2:1）为展开剂，展开，取出，晾干，置紫外光灯（365nm）下检视。供试品色谱中，在与对照品色谱相应的位置上，显相同的蓝色荧光斑点；再喷以10%硫酸乙醇溶液，在105℃加热至斑点显色清晰，在与对照品色谱相应的位置上，显相同颜色的斑点。

【检查】   应符合丸剂项下有关的各项规定（通则0108）。

【含量测定】   照高效液相色谱法（通则0512）测定。

色谱条件与系统适用性试验   以十八烷基硅烷键合硅胶为填充剂；以乙腈–水（22：78）为流动相；检测波长为238nm。理论板数按栀子苷峰计算应不低于2000。

对照品溶液的制备   取栀子苷对照品适量，精密称定，加甲醇制成每1ml含30μg的溶液，即得。

供试品溶液的制备   取本品适量，研细，取约1g，精密称定，置具塞锥形瓶中，精密加入甲醇25ml，密塞，称定重量，超声处理（功率250W，频率40kHz）40分钟，取出，放冷，再称定重量，用甲醇补足减失的重量，摇匀，滤过，取续滤液，即得。

测定法   分别精密吸取对照品溶液与供试品溶液各10μl，注入液相色谱仪，测定，即得。

本品每1g含栀子以栀子苷（$C_{17}H_{24}O_{10}$）计，不得少于0.50mg。

【功能与主治】   愈白脉损伤，清陈热，燥协日乌素。用于血脉、白脉损伤，半身不遂，陶赖，赫如虎，吾亚曼，肾脉震伤，肾热，抽筋，热邪陈旧而扩散于脉，关节僵直，协日乌素症，疫热。

【用法与用量】   口服。一次11~15丸，一日1~2次，温开水送服。

【规格】   每10丸重2g。

【贮藏】   密闭，防潮。

甘露云香丸
Ganluyunxiang Wan

【处方】　文冠木40g　　　　草阿魏30g　　　　　紫草茸20g　　　　没　药20g

　　　　　枫香脂20g　　　　甘　草15g

　　　　　共六味，重145g。

【制法】　以上六味，粉碎成细粉，过筛，混匀，用水泛丸，打光，干燥，分装，即得。

【性状】　本品为紫褐色至棕褐色的水丸；气微香，味微苦、涩。

【鉴别】　取本品1.5g，研细，加乙酸乙酯15ml，超声处理30分钟，滤过，滤液加水洗涤3次，每次20ml，弃去水溶液，取乙酸乙酯液蒸干，残渣加乙酸乙酯1ml使溶解，作为供试品溶液。另取紫草茸对照药材0.5g，同法制成对照药材溶液。照薄层色谱法（通则0502）试验，吸取上述两种溶液各5μl，分别点于同一硅胶G薄层板上，以石油醚（60~90℃）-乙酸乙酯-甲酸（10:6:0.3）为展开剂，展开，取出，晾干，置紫外光灯（365nm）下检视。供试品色谱中，在与对照药材色谱相应的位置上，显相同颜色的荧光斑点。

【检查】　除溶散时限规定为应在2小时内全部溶散外，其他应符合丸剂项下有关的各项规定（通则0108）。

【功能与主治】　通利白脉，祛呼英，燥协日乌素。用于白脉损伤引起的肢体及关节强直，活动障碍，红肿热痛症。

【用法与用量】　口服。一次11~15丸，一日1~2次，温开水送服。

【注意事项】　孕妇及儿童慎用。

【规格】　每10丸重2g。

【贮藏】　密闭，防潮。

处方提供单位：内蒙古自治区国际蒙医医院　特木其乐经验方　　　　起草单位：内蒙古自治区国际蒙医医院

甘露升脉丸
Ganlushengmai Wan

【处方】　广　枣350g　　　　荜　茇100g　　　　枸杞子100g　　　　赤　芍100g

紫茉莉75g　　　　肉　桂75g　　　　淫羊藿50g　　　　麻　黄50g

茯　苓50g　　　　红　参45g　　　　草阿魏25g　　　　细　辛15g

共十二味，重1035g。

【制法】　以上十二味，粉碎成细粉，混匀，过筛，用水泛丸，打光，干燥，分装，即得。

【性状】　本品为黄棕色至棕色的水丸；气香，味微苦、甘。

【鉴别】　（1）取本品粉末，置显微镜下观察：内果皮石细胞类圆形、椭圆形，壁厚，孔沟明显，胞腔内充满淡黄棕色或棕红色颗粒状物（广枣）。种皮细胞红棕色，长多角形，壁连珠状增厚（荜茇）。

（2）取本品8g，研细，加无水乙醇15ml，超声处理30分钟，滤过，滤液作为供试品溶液。另取荜茇对照药材0.8g，同法制成对照药材溶液。照薄层色谱法（通则0502）试验，吸取上述两种溶液各2μl，分别点于同一硅胶G薄层板上，以甲苯-乙酸乙酯-丙酮（7:2:1）为展开剂，展开，取出，晾干，喷以10%硫酸乙醇溶液，在105℃加热至斑点显色清晰。供试品色谱中，在与对照药材色谱相应的位置上，显相同颜色的斑点。

（3）取本品5g，研细，加乙醇15ml，振摇5分钟，滤过，滤液蒸干，残渣加乙醇2ml使溶解，作为供试品溶液。另取赤芍对照药材0.5g，同法制成对照药材溶液。再取芍药苷对照品，加乙醇制成每ml含2mg的溶液，作为对照品溶液。照薄层色谱法（通则0502）试验，吸取上述三种溶液各4μl，分别点于同一硅胶G薄层板上，以三氯甲烷-乙酸乙酯-甲醇-甲酸（40:5:10:0.2）为展开剂，展开，取出，晾干，喷以5%香草醛硫酸溶液，在105℃加热至斑点显色清晰。供试品色谱中，在与对照药材色谱和对照品色谱相应的位置上，显相同的蓝紫色斑点。

【检查】　应符合丸剂项下有关的各项规定（通则0108）。

【含量测定】　照高效液相色谱法（通则0512）测定。

色谱条件与系统适用性试验　以十八烷基硅烷键合硅胶为填充剂；以甲醇-0.1%磷酸溶液（5:95）为流动相；检测波长为215nm。理论板数按没食子酸峰计算应不低于3000。

对照品溶液的制备　取没食子酸对照品适量，精密称定，加25%甲醇制成每1ml含130μg的溶液，即得。

处方提供单位：内蒙古自治区国际蒙医医院　纳顺达来经验方　　　　　起草单位：内蒙古自治区国际蒙医医院

供试品溶液的制备　取本品适量,研细,取约2g,精密称定,置具塞锥形瓶中,精密加入70%甲醇20ml,称定重量,加热回流60分钟,取出,放冷,再称定重量,用70%甲醇补足减失的重量,摇匀,滤过,取续滤液,即得。

测定法　分别精密吸取对照品溶液与供试品溶液各10μl,注入液相色谱仪,测定,即得。

本品每1g含广枣以没食子酸($C_7H_6O_5$)计,不得少于0.15mg。

【**功能与主治**】　调赫依,祛巴达干、开窍。用于窦性心动过缓,房室传导阻滞,病态窦房结综合征引起的缓慢性心律失常。

【**用法与用量**】　口服。一次11~15丸,一日1~2次,温开水送服。

【**注意事项**】　孕妇慎用。

【**规格**】　每10丸重2g。

【**贮藏**】　密闭,防潮。

处方提供单位:内蒙古自治区国际蒙医医院　纳顺达来经验方　　　　　起草单位:内蒙古自治区国际蒙医医院

甘露降糖丸
Ganlujiangtang Wan

【处方】　石　榴90g　　　栀　子50g　　　苏　木40g　　　牛蒡子40g

　　　　　赤　芍40g　　　红　参40g　　　冬葵果40g　　　芫荽子40g

　　　　　玉　竹40g　　　香　附24g　　　西红花20g　　　胡黄连20g

　　　　　红　花20g　　　肉　桂10g　　　豆　蔻10g　　　荜　茇10g

　　　　　共十六味，重534g。

【制法】　以上十六味，除西红花、红参外，其余石榴等十四味，粉碎成细粉，将西红花、红参分别研细，与上述细粉配研，过筛，混匀，用水泛丸，打光，干燥，分装，即得。

【性状】　本品为橙黄色至红棕色的水丸；气微，味酸、微苦。

【鉴别】　（1）取本品粉末，置显微镜下观察：花粉粒类圆形、椭圆形或橄榄形，直径约60μm，具3个萌发孔，外壁有齿状突起（红花）。花粉粒圆球形，直径71~166（~200）μm（西红花）。

　　　　（2）取本品2g，研细，加50%甲醇30ml，超声处理40分钟，滤过，滤液蒸干，残渣加甲醇1ml使溶解，作为供试品溶液。另取栀子苷对照品，加乙醇制成1ml含4mg的溶液，作为对照品溶液。照薄层色谱法（通则0502）试验，吸取上述供试品溶液10μl、对照品溶液5μl，分别点于同一硅胶G薄层板，以乙酸乙酯-丙酮-甲酸-水（5:5:1:1）为展开剂，展开，取出，晾干，喷以10%硫酸乙醇溶液，在105℃加热至斑点显色清晰。供试品色谱中，在与对照品色谱相应的位置上，显相同颜色的斑点。

　　　　（3）取本品2g，研细，加甲醇10ml，超声处理10分钟，滤过，滤液作为供试品溶液。另取西红花对照药材20mg，加甲醇1ml，超声处理10分钟，静置，取上清液，作为对照药材溶液。照薄层色谱法（通则0502）试验，吸取上述两种溶液各5μl，分别点于同一硅胶G薄层板上，以乙酸乙酯-甲醇-水（100:16.5:13.5）为展开剂，展开，取出，晾干。供试品色谱中，在与对照药材色谱相应位置上，显相同颜色的斑点。

【检查】　应符合丸剂项下有关的各项规定（通则0108）。

【含量测定】　照高效液相色谱法（通则0512）测定。

　　色谱条件与系统适用性试验　以十八烷基硅烷键合硅胶为填充剂；以乙腈-水（15:85）为流动相；流速为0.8ml/min；柱温为30℃；检测波长为238nm。理论板数按栀子苷峰计算应不低于3000。

　　对照品溶液的制备　取栀子苷对照品适量，精密称定，加50%甲醇制成每1ml含60μg的溶液，即得。

供试品溶液的制备 取本品适量,研细,取约1g,精密称定,置具塞锥形瓶中,精密加入50%甲醇25ml,密塞,称定重量,超声处理(功率300W,频率40kHz)30分钟,取出,放冷,再称定重量,用50%甲醇补足减失的重量,摇匀,滤过,精密量取续滤液5ml,置10ml量瓶中,加50%甲醇稀释至刻度,摇匀,即得。

测定法 分别精密吸取对照品溶液与供试品溶液各10μl,注入液相色谱仪,测定,即得。

本品每1g含栀子以栀子苷($C_{17}H_{24}O_{10}$)计,不得少于1.2mg。

【**功能与主治**】 降血糖,清糟归精。用于食积不消、食欲不振。

【**用法与用量**】 口服。一次11~15粒,一日1~2次,温开水送服。

【**规格**】 每10丸重2g。

【**贮藏**】 密封,防潮。

处方提供单位:内蒙古自治区国际蒙医医院 纳顺达来经验方　　　　　起草单位:内蒙古自治区国际蒙医医院

甘露养心丸
Ganluyangxin Wan

【处方】
广　枣100g	葶苈子100g	方　海100g	黄　芪60g
沙　棘60g	肉豆蔻50g	山沉香50g	红　参40g
炒蒺藜40g	荜　茇40g	海金沙40g	豆　蔻40g
赤飑子40g	赤　芍40g	炒硇砂40g	冬青叶40g
牛蒡子40g	冬葵果40g	石　榴40g	五味子30g
芒　硝30g	小茴香30g	肉　桂30g	香　附24g
西红花20g	滑石粉20g	车前子20g	茯　苓20g
山　奈10g			

共二十九味,重1234g。

【制法】　以上二十九味,除西红花、红参外,其余广枣等二十七味,粉碎成细粉,将西红花、红参分别研细,与上述细粉配研,过筛,混匀,用水泛丸,打光,干燥,分装,即得。

【性状】　应为黄棕色至黄褐色的水丸;气香,味微苦。

【鉴别】　(1)取本品粉末,置显微镜下观察:石细胞呈类圆形、椭圆形、长方形或不规则形,胞腔内含淡黄棕色或黄褐色物(广枣)。不规则碎片淡黄色或无色,表面有的可见细密波状或直或网状纹理(方海)。纤维成束散离,壁厚,表面有纵裂纹,两端断裂成帚状或较平截(黄芪)。盾状毛由数十个单细胞毛毗连而成,末端分离,单个细胞长80~150μm,直径约5μm,棕黄色,多破碎成扇形(沙棘)。木射线细胞淡黄色至黄色,径向面观长方形,壁略连珠状增厚,切向面观宽1~2列细胞,高4~13列细胞,有的射线细胞含棕黄色物(山沉香)。孢子淡黄色,为四面体、三角状圆锥形,直径60~80μm,外壁有颗粒状雕纹(海金沙)。种皮内表皮细胞黄色,多角形或长多角形,壁稍厚(葶苈子)。

(2)取本品4g,研细,加无水乙醇15ml,超声处理30分钟,滤过,滤液作为供试品溶液。另取胡椒碱对照品,置棕色量瓶中,加无水乙醇制成每1ml含0.5mg的溶液,作为对照品溶液。照薄层色谱法(通则0502)试验,吸取上述供试品溶液5μl、对照品溶液2μl,分别点于同一硅胶G薄层板上,以甲苯-乙酸乙酯-丙酮(7:2:1)为展开剂,展开,取出,晾干,置紫外光灯(365nm)下检视。供试品色谱中,在与对照品色谱相应的位置上,显相同的蓝色荧光斑点;喷以10%硫酸乙醇溶液,在105℃加热至斑点显色清晰,在与对照品色谱相应的位置上,显相同颜色的斑点。

处方提供单位:内蒙古自治区国际蒙医医院 纳顺达来经验方　　　起草单位:内蒙古自治区药品检验研究院

【检查】　应符合丸剂项下有关的各项规定（通则0108）。

【含量测定】　照高效液相色谱法（通则0512）测定。

色谱条件与系统适用性试验　以十八烷基硅烷键合硅胶为填充剂；以甲醇-水（45:55）为流动相；检测波长为440nm。理论板数按西红花苷-Ⅰ峰计算应不低于4000。

对照品溶液的制备　取西红花苷-Ⅰ对照品、西红花苷-Ⅱ对照品适量，精密称定，加稀乙醇分别制成每1ml含西红花苷-Ⅰ12μg和西红花苷-Ⅱ5μg的溶液，即得。

供试品溶液的制备　取本品适量，研细，取约0.5g，精密称定，置具塞锥形瓶中，精密加入稀乙醇25ml，密塞，称定重量，超声处理（功率500W，频率40kHz）20分钟，取出，放冷，再称定重量，用稀乙醇补足减失的重量，摇匀，滤过，取续滤液，即得。

测定法　分别精密吸取对照品溶液与供试品溶液各10μl，注入液相色谱仪，测定，即得。

本品每1g含西红花以西红花苷-Ⅰ（$C_{44}H_{64}O_{24}$）和西红花苷-Ⅱ（$C_{38}H_{54}O_{19}$）的总量计，不得少于1.0mg。

【功能与主治】　养心，通脉，利尿，平喘，助胃火。用于慢性心力衰竭、水肿、气喘、脉管栓塞症。

【用法与用量】　口服。一次11~15丸，一日1~2次，温开水口服。

【注意事项】　孕妇忌服。

【规格】　每10丸重2g。

【贮藏】　密闭，防潮。

处方提供单位：内蒙古自治区国际蒙医医院　纳顺达来经验方　　　起草单位：内蒙古自治区药品检验研究院

甘露润脉丸
Ganlurunmai Wan

【处方】　广　枣100g　　　方　海100g　　　当　归100g　　　木　香80g

土木香80g　　　沙　棘60g　　　栀　子60g　　　檀　香50g

枫香脂50g　　　肉豆蔻50g　　　山沉香50g　　　赤　芍40g

苏　木40g　　　牛蒡子40g　　　炒硇砂40g　　　丹　参30g

肉　桂30g　　　合成冰片25g　　西红花20g　　　滑石粉20g

山　奈10g

共二十一味，重1075g。

【制法】　以上二十一味，除西红花外，其余广枣等二十味，粉碎成细粉，将西红花研细，与上述细粉配研，过筛，混匀，用水泛丸，打光，干燥，分装，即得。

【性状】　本品为黄棕色至黄褐色的水丸；气微，味微酸、辛、苦。

【鉴别】　（1）取本品粉末，置显微镜下观察：盾状毛由多个单细胞毛毗连而成，末端分离（沙棘）。花粉粒圆球形，直径71~166（~200）μm（西红花）。

（2）取本品2g，研细，加50%甲醇30ml，超声处理40分钟，滤过，滤液蒸干，残渣加甲醇1ml使溶解，作为供试品溶液。另取栀子苷对照品，加乙醇制成1ml含4mg的溶液，作为对照品溶液。照薄层色谱法（通则0502）试验，吸取上述供试品溶液10μl、对照品溶液5μl，分别点于同一硅胶G薄层板。以乙酸乙酯-丙酮-甲酸-水（5∶5∶1∶1）为展开剂，展开，取出，晾干，喷以10%硫酸乙醇溶液，105℃加热至斑点显色清晰。供试品色谱中，在与对照品色谱相应的位置上，显相同颜色的斑点。

（3）取本品2g，研细，加甲醇10ml，超声处理10分钟，滤过，滤液作为供试品溶液。另取西红花对照药材20mg，加甲醇1ml，超声处理10分钟，静置，取上清液，作为对照药材溶液。照薄层色谱法（通则0502）试验，吸取上述两种溶液各5μl，分别点于同一硅胶G薄层板上，以乙酸乙酯-甲醇-水（100∶16.5∶13.5）为展开剂，展开，取出，晾干。供试品色谱中，在与对照药材色谱相应位置上，显相同颜色的斑点。

【检查】　应符合丸剂项下有关的各项规定（通则0108）。

【含量测定】　照高效液相色谱法（通则0512）测定。

色谱条件与系统适用性试验　以十八烷基硅烷键合硅胶为填充剂；以乙腈-水（15∶85）为流动相；检测波长为238nm；流速为0.8ml/min；柱温为30℃。理论板数按栀子苷峰计算应不低于

处方提供单位：内蒙古自治区国际蒙医医院　纳顺达来经验方　　　　起草单位：内蒙古自治区国际蒙医医院

3000。

对照品溶液的制备　取栀子苷对照品适量,精密称定,加50%甲醇制成每1ml约含60μg的溶液,即得。

供试品溶液的制备　取本品适量,研细,取约1g,精密称定,置具塞锥形瓶中,精密加入50%甲醇25ml,密塞,称定重量,超声处理(功率300W,频率40kHz)30分钟,取出,放冷,再称定重量,用50%甲醇补足减失的重量,摇匀,滤过,精密量取续滤液10ml,置25ml量瓶中,加50%甲醇稀释至刻度,摇匀,即得。

测定法　分别精密吸取对照品溶液与供试品溶液各10μl,注入液相色谱仪,测定,即得。

本品每1g含栀子以栀子苷($C_{17}H_{24}O_{10}$)计,不得少于0.75mg。

【功能与主治】　调赫依,行血,通脉止痛。用于冠心病心绞痛,心肌梗死,冠脉支架植入术后再狭窄症。

【用法与用量】　口服。一次11~15丸,一日1~2次,温开水送服。

【规格】　每10丸重2g。

【贮藏】　密封,防潮。

甘露解毒丸
Ganlujiedu Wan

【处方】　连　翘50g　　黑冰片30g　　木棉花30g　　款冬花30g

　　　　　黄　芪30g　　紫　檀30g　　贯　众30g　　水牛角浓缩粉30g

　　　　　石　韦30g　　手　参30g　　炒马钱子30g　栀　子30g

　　　　　诃　子30g　　钩　藤30g　　党　参30g　　制炉甘石30g

　　　　　炒珍珠30g　　花香青兰30g　水柏枝30g　　山茶花30g

　　　　　石　榴30g　　甘　草30g　　卷　柏30g　　木　香20g

　　　　　麦　冬20g　　枫香脂20g　　茼麻子20g　　决明子20g

　　　　　苦　参20g　　闹羊花20g　　檀　香20g　　制木鳖10g

　　　　　石　膏10g　　益智仁10g　　红　花10g　　朱砂粉10g

　　　　　香旱芹10g　　肉豆蔻10g　　煅青金石10g　人工牛黄10g

　　　　　丁　香10g　　煅绿松石10g　胡黄连10g　　人工麝香5g

　　　　　苦地丁10g　　酒珊瑚10g　　生草果仁10g

　　　　　共四十七味，重1025g。

【制法】　以上四十七味，除水牛角浓缩粉、人工牛黄、人工麝香、朱砂粉、炒珍珠、酒珊瑚外，其余石膏等四十一味，粉碎成细粉，将炒珍珠、酒珊瑚分别研细，与朱砂粉、水牛角浓缩粉、人工牛黄、人工麝香和上述细粉配研，过筛，混匀，用水泛丸，打光，干燥，分装，即得。

【性状】　本品为棕褐色至黑色的水丸；气微，味微苦、涩。

【鉴别】　取本品3g，研细，加50%甲醇30ml，超声处理40分钟，滤过，滤液蒸干，残渣加甲醇1ml使溶解，作为供试品溶液。另取栀子苷对照品，加乙醇制成1ml含4mg的溶液，作为对照品溶液。照薄层色谱法（通则0502）试验，吸取上述供试品溶液10μl，对照品溶液5μl，分别点于同一硅胶G薄层板上，以乙酸乙酯-丙酮-甲酸-水（5:5:1:1）为展开剂，展开，取出，晾干，喷以10%硫酸乙醇溶液，在105℃加热至斑点显色清晰。供试品色谱中，在与对照品色谱相应的位置上，显相同颜色的斑点。

【检查】　应符合丸剂项下有关的各项规定（通则0108）。

【含量测定】　照高效液相色谱法（通则0512）测定。

色谱条件与系统适用性试验　色谱柱以十八烷基键合硅胶为填充剂；以乙腈-0.4%冰醋酸溶液

（15∶85）为流动相；检测波长为330nm；流速为0.8ml/min；柱温为30℃。理论板数按连翘酯苷A峰计算应不低于5000。

对照品溶液的制备　取连翘酯苷A对照品适量，精密称定，加甲醇制成每1ml约含0.1mg的溶液，即得（临用配制）。

供试品溶液的制备　取本品适量，研细，取约1g，精密称定，置具塞锥形瓶中，精密加入70%甲醇25ml，密塞，称定重量，超声处理（功率300W，频率40kHz）30分钟，取出，放冷，再称定重量，用70%甲醇补足减失的重量，摇匀，滤过，取续滤液，即得。

测定法　分别精密吸取对照品溶液与供试品溶液各10μl，注入液相色谱仪，测定，即得。

本品每1g含连翘以连翘酯苷A（$C_{29}H_{36}O_{15}$）计，不得少于0.60mg。

【功能与主治】　清热，解毒，消食。用于接触性毒，阳光毒，呼吸中毒，木质性毒症。

【用法与用量】　口服。一次11~15丸，一日1~2次，温开水送服。

【规格】　每10丸重2g。

【贮藏】　密封，防潮。

处方提供单位：内蒙古自治区国际蒙医医院　杭盖巴特尔经验方　　　起草单位：内蒙古自治区国际蒙医医院

古古勒–15丸
Gugule–15 Wan

【处方】　诃子汤泡草乌40g　　　木　香40g　　　　石菖蒲40g　　　　诃　子40g

　　　　　栀　子40g　　　　　川楝子40g　　　　决明子40g　　　　苘麻子40g

　　　　　枫香脂40g　　　　　党　参40g　　　　文冠木40g　　　　瞿　麦40g

　　　　　没　药40g　　　　　山沉香40g　　　　人工麝香1g

　　　　　共十五味, 重561g。

【制法】　以上十五味, 除人工麝香外, 其余诃子汤泡草乌等十四味, 粉碎成细粉, 将人工麝香与上述细粉配研, 过筛, 混匀, 用水泛丸, 打光, 干燥, 分装, 即得。

【性状】　本品为黄棕色至棕褐色的水丸; 气微, 味苦、微涩。

【鉴别】　(1)取本品粉末, 置显微镜下观察: 石细胞淡黄色或鲜黄色, 成群或单个散在, 呈类圆形、卵圆形、类方形、长方形或长条形, 有的略分支或一端稍尖突, 孔沟细密而清晰(诃子)。种皮石细胞黄色或淡棕色, 多破碎, 完整者长多角形、长方形或不规则形, 壁厚, 有大的圆形纹孔, 胞腔棕红色(栀子)。纤维多成束, 纤维束外侧的细胞中含草酸钙簇晶, 形成晶纤维, 含晶细胞类圆形(瞿麦)。

　　(2)取本品7g, 研细, 加甲醇10ml, 超声处理30分钟, 滤过, 滤液作为供试品溶液。另取去氢木香内酯对照品, 加甲醇制成每1ml含0.5mg的溶液, 作为对照品溶液。照薄层色谱法(通则0502)试验, 吸取上述两种溶液各4μl, 分别点于同一硅胶G薄层板上, 以环己烷–甲酸乙酯–甲酸(15∶5∶1)的上层溶液为展开剂, 展开, 取出, 晾干, 喷以1%香草醛硫酸溶液, 在105℃加热至斑点显色清晰。供试品色谱中, 在与对照品色谱相应的位置上, 显相同颜色的斑点。

【检查】　除溶散时限规定为应在2小时内全部溶散外, 其他应符合丸剂项下有关的各项规定(通则0108)。

【含量测定】　照高效液相色谱法(通则0512)测定。

色谱条件与系统适用性试验　以十八烷基硅烷键合硅胶为填充剂; 以乙腈–水(15∶85)为流动相; 检测波长为238nm。理论板数按栀子苷峰计算应不低于1500。

对照品溶液的制备　取栀子苷对照品适量, 精密称定, 加甲醇制成每1ml含70μg的溶液, 即得。

供试品溶液的制备　取本品适量, 研细, 取约0.8g, 精密称定, 置具塞锥形瓶中, 精密加入甲醇

25ml, 密塞, 称定重量, 超声处理(功率250W, 频率40kHz) 30分钟, 取出, 放冷, 再称定重量, 用甲醇补足减失的重量, 摇匀, 滤过, 取续滤液, 即得。

测定法　分别精密吸取对照品溶液与供试品溶液各10μl, 注入液相色谱仪, 测定, 即得。

本品每1g含栀子以栀子苷($C_{17}H_{24}O_{10}$)计, 不得少于1.0mg。

【**功能与主治**】　燥协日乌素, 杀黏, 消肿。用于陶赖, 赫如虎, 关节协日乌素症, 狼头疮, 巴木病, 疥疮, 丘疹, 梅毒。

【**用法与用量**】　口服。一次7~11丸, 一日1次, 温开水送服。

【**注意事项**】　孕妇忌服, 年老体弱者慎用。

【**规格**】　每10丸重2g。

【**贮藏**】　密封, 防潮。

处方提供单位: 内蒙古自治区国际蒙医医院　　　　　　　　起草单位: 内蒙古盛唐国际蒙医药研究院

匝迪–13丸　　ᠵᠠᠳᠢ ᠁᠁–13

Zadi–13 Wan

【处方】　　肉豆蔻108g　　　　诃　子100g　　　　草乌叶88g　　　　土木香84g

　　　　　　木　香84g　　　　　广　枣54g　　　　　没　药40g　　　　　茜　草40g

　　　　　　多叶棘豆40g　　　朱砂粉20g　　　　诃子汤泡草乌12g　　荜　茇11g

　　　　　　人工麝香2g

　　　　　　共十三味，重683g。

【制法】　　以上十三味，除人工麝香、朱砂粉外，其余肉豆蔻等十一味，粉碎成细粉，将朱砂粉、人工麝香与上述细粉配研，过筛，混匀，用水泛丸，干燥，分装，即得。

【性状】　　本品为棕黄色至棕褐色的水丸；气微，味苦、涩。

【鉴别】　　（1）取本品粉末，置显微镜下观察：石细胞成群，呈类圆形、长卵形、长方形或长条形，孔沟细密而明显（诃子）。内果皮石细胞类圆形、椭圆形，壁厚，孔沟明显，胞腔内充满淡黄棕色或棕红色颗粒状物（广枣）。不规则细小颗粒暗棕红色，有光泽，边缘暗黑色（朱砂粉）。

　　　　　　（2）取本品5g，研细，加甲醇20ml，超声处理30分钟，滤过，滤液蒸干，残渣加甲醇1ml使溶解，作为供试品溶液。另取大叶茜草素对照品，加甲醇制成每1ml含0.5mg的溶液，作为对照品溶液。照薄层色谱法（通则0502）试验，吸取上述两种溶液各5μl，分别点于同一硅胶G薄层板上，以石油醚（60~90℃）–丙酮（4∶1）为展开剂，展开，取出，晾干，置紫外光灯（365nm）下检视。供试品色谱中，在与对照品色谱相应的位置上，显相同颜色的荧光斑点。

【检查】　　**乌头碱限量**　　取本品适量，研细，称取20g（相当于制草乌0.35g），置锥形瓶中，加氨试液5ml，拌匀，密塞，放置2小时，加乙醚50ml，振摇1小时，放置过夜，滤过，滤渣用乙醚洗涤2次，每次15ml，合并乙醚液，蒸干，残渣用无水乙醇分次溶解并转移至1ml量瓶中，稀释至刻度，摇匀，作为供试品溶液。另取乌头碱对照品，加无水乙醇制成每1ml含1.0mg的溶液，作为对照品溶液。照薄层色谱法（通则0502）试验，吸取上述供试品溶液12μl、对照品溶液5μl，分别点于同一硅胶G薄层板上，以二氯甲烷（经无水硫酸钠脱水处理）–丙酮–甲醇（6∶1∶1）为展开剂，展开，取出，晾干，喷以稀碘化铋钾试液。供试品色谱中，在与对照品色谱相应的位置上，出现的斑点应小于（颜色浅于）对照品的斑点或不出现斑点。

　　　　　　其他　　应符合丸剂项下有关的各项规定（通则0108）。

【含量测定】　　照高效液相色谱法（通则0512）测定。

处方提供单位：内蒙古自治区国际蒙医医院 包长山经验方　　　　起草单位：内蒙古盛唐国际蒙医药研究院

色谱条件与系统适用性试验 以十八烷基硅烷键合硅胶为填充剂；以甲醇–水（65：35）为流动相；检测波长为225nm。理论板数按木香烃内酯峰计算应不低于3000。

对照品溶液的制备 取木香烃内酯对照品适量，精密称定，加甲醇制成每1ml含100μg的溶液，即得。

供试品溶液的制备 取本品适量，研细，取约2g，精密称定，置具塞锥形瓶中，精密加入甲醇25ml，密塞，称定重量，超声处理（功率250W，频率40kHz）30分钟，取出，放冷，再称定重量，用甲醇补足减失的重量，摇匀，滤过，取续滤液，即得。

测定法 分别精密吸取对照品溶液与供试品溶液各10μl，注入液相色谱仪，测定，即得。

本品每1g含木香以木香烃内酯（$C_{15}H_{20}O_2$）计，不得少于0.85mg。

【功能与主治】 杀黏，清心赫依热。用于甲状腺功能亢进，失眠，心赫依热，心陈热，咽喉热症。

【用法与用量】 口服。一次7~11丸，一日1次，温开水送服。

【注意事项】 孕妇忌服，年老体弱者慎用。

【规格】 每10丸重2g。

【贮藏】 密封，防潮。

处方提供单位：内蒙古自治区国际蒙医医院 包长山经验方　　　　起草单位：内蒙古盛唐国际蒙医药研究院

永瓦-14丸
Yongwa-14 Wan

【处方】　　姜　黄180g　　　寒制红石膏90g　　盐飞雄黄90g　　　生草果仁90g

　　　　　　朱砂粉90g　　　　黑冰片60g　　　　铜　绿60g　　　　没　药60g

　　　　　　血　竭60g　　　　枫香脂60g　　　　烘白矾30g　　　　炒轻粉15g

　　　　　　蟾酥粉8g　　　　 人工麝香2g

　　　　　　共十四味，重895g。

【制法】　　以上十四味，除人工麝香、血竭、蟾酥粉、朱砂粉、盐飞雄黄、铜绿、炒轻粉外，其余姜黄等七味，粉碎成细粉，将血竭、蟾酥粉、盐飞雄黄、铜绿、炒轻粉分别研细，与朱砂粉、人工麝香和上述细粉配研，过筛，混匀，用水泛丸，干燥，打光，分装，即得。

【性状】　　本品为黄棕色至黄褐色的水丸；气微，味苦、辛、咸。

【鉴别】　　（1）取本品1g，研细，加无水乙醇20ml，振摇，放置30分钟，滤过，滤液蒸干，残渣加无水乙醇2ml使溶解，作为供试品溶液。另取姜黄对照药材0.2g，同法制成对照药材溶液。再取姜黄素对照品，加无水乙醇制成每1ml含0.5mg的溶液，作为对照品溶液。照薄层色谱法（通则0502）试验，吸取上述供试品溶液10μl、对照药材溶液和对照品溶液各5μl，分别点于同一硅胶G薄层板上，以三氯甲烷-甲醇-甲酸（96∶4∶0.7）为展开剂，展开，取出，晾干，分别置日光和紫外光灯（365nm）下检视。供试品色谱中，在与对照药材色谱和对照品色谱相应的位置上，分别显相同颜色的斑点或荧光斑点。

　　　　　　（2）取本品1.5g，研细，加乙醚10ml，密塞，振摇10分钟，滤过，滤液作为供试品溶液。另取血竭对照药材0.1g，同法制成对照药材溶液。再取血竭素高氯酸盐对照品9mg，精密称定，置50ml棕色量瓶中，加3%磷酸甲醇溶液使溶解，并稀释至刻度，摇匀，精密量取1ml，置5ml棕色量瓶中，加甲醇至刻度，摇匀，即得（每1ml中含血竭素26μg）（血竭素重量=血竭素高氯酸盐重量/1.377），作为对照品溶液。照薄层色谱法（通则0502）试验，吸取上述三种溶液各10~20μl，分别点于同一硅胶G薄层板上，以三氯甲烷-甲醇（19∶1）为展开剂，展开，取出，晾干。供试品色谱中，在与对照药材色谱和对照品色谱相应的位置上，显相同的橙色斑点。

【检查】　　应符合丸剂项下有关的各项规定（通则0108）。

【含量测定】　　照高效液相色谱法（通则0512）测定。

　　色谱条件与系统适用性试验　　以十八烷基硅烷键合硅胶为填充剂；以乙腈-4%冰醋酸溶液

（43∶57）为流动相；检测波长为430nm。理论板数按姜黄素峰计算应不低于4000。

对照品溶液的制备　取姜黄素对照品适量，精密称定，加甲醇制成每1ml含10μg的溶液，即得。

供试品溶液的制备　取本品适量，研细，取约0.5g，精密称定，置具塞锥形瓶中，精密加入甲醇100ml，密塞，称定重量，超声处理（功率300W，频率40kHz）30分钟，取出，放冷，再称定重量，用甲醇补足减失的重量，摇匀，滤过，取续滤液，即得。

测定法　分别精密吸取对照品溶液与供试品溶液各10μl，注入液相色谱仪，测定，即得。

本品每1g含姜黄以姜黄素（$C_{21}H_{20}O_6$）计，不得少于1.4mg。

【功能与主治】　清热，杀黏，解毒，消肿，破瘀，止痛。用于咽喉肿痛，口腔及食道肿物，白喉，肝热症。

【用法与用量】　口服。一次5~7丸，一日1次，温开水送服。

【注意事项】　孕妇忌服，年老体弱者慎用。

【规格】　每10丸重2g。

【贮藏】　密封，防潮。

处方提供单位：内蒙古自治区国际蒙医医院　杭盖巴特尔经验方　　　　起草单位：内蒙古自治区国际蒙医医院

尼达金道格丸
Nidajindaoge Wan

【处方】　齿叶草70g　　　　紫　檀40g　　　　红　花30g　　　　胡黄连20g

　　　　　豆　蔻20g　　　　石　榴10g　　　　肋柱花10g　　　　姜　黄10g

　　　　　熊胆粉10g

　　　　　共九味，重220g。

【制法】　以上九味药，除熊胆粉外，其余齿叶草等八味，粉碎成细粉，将熊胆粉与上述细粉配研，过筛，混匀，用水泛丸，干燥，打光，分装，即得。

【性状】　本品为淡红色至棕红色的水丸；气微，味极苦。

【鉴别】　（1）取本品粉末，置显微镜下观察：花粉粒类圆形、椭圆形或橄榄形，直径约至60μm，具3个萌发孔，外壁有齿状突起（红花）。木射线细胞切向纵断面观呈类圆形或类三角形，壁稍厚，木化，孔沟明显，胞腔内含草酸钙方晶（紫檀）。内种皮厚壁细胞黄棕色或棕红色，表面观类多角形，壁厚，胞腔含硅质块（豆蔻）。花粉粒浅黄色，呈类三角形、圆球形或椭圆形，直径25~46μm，具3个孔沟，表面具条纹或网状雕纹（肋柱花）。

　　（2）取本品5g，研细，加甲醇 30ml，超声处理 30 分钟，滤过，滤液蒸干，残渣加水30ml溶解，用稀盐酸调pH值至1~2，再加乙酸乙酯 20ml振摇提取，分取乙酸乙酯液，蒸干，残渣加甲醇1ml使溶解，作为供试品溶液。另取胡黄连对照药材0.5g，同法制成对照药材溶液。照薄层色谱法（通则0502）试验，吸取上述两种溶液各 10μl，分别点于同一硅胶GF$_{254}$薄层板上，以石油醚（30~60℃）-乙酸乙酯-甲酸（5：1：0.1）为展开剂，展开，取出，晾干，置紫外光灯（254nm）下检视。供试品色谱中，在与对照药材色谱相应的位置上，显相同颜色的斑点。

【检查】　应符合丸剂项下有关的各项规定（通则0108）。

【含量测定】　照高效液相色谱法（通则0512）测定。

　　色谱条件与系统适用性试验　以十八烷基硅烷键合硅胶为填充剂；以甲醇-乙腈-0.7%磷酸溶液（26：2：72）为流动相；检测波长为403nm。理论板数按羟基红花黄色素A峰计算应不低于3000。

　　对照品溶液的制备　取羟基红花黄色素A对照品适量，精密称定，加25%甲醇制成每1ml含30μg的溶液，即得。

　　供试品溶液的制备　取本品适量，研细，取约1g，精密称定，置具塞锥形瓶中，精密加入25%甲醇25ml，密塞，称定重量，超声处理（功率250W，频率40kHz）40分钟，取出，放冷，再称定重量，用

25%甲醇补足减失的重量,摇匀,滤过,取续滤液,即得。

测定法　分别精密吸取对照品溶液与供试品溶液各10μl,注入液相色谱仪,测定,即得。

本品每1g含红花以羟基红花黄色素A(C$_{27}$H$_{32}$O$_{16}$)计,不得少于1.0mg。

【**功能与主治**】　清血热,止赤白带下。用于赤白带下,腰疼,膀胱区疼痛。

【**用法与用量**】　口服。一次11~15丸,一日1~2次,温开水送服。

【**规格**】　每10丸重2g。

【**贮藏**】　密闭,防潮。

处方提供单位:内蒙古自治区国际蒙医医院　　　　　　　　　起草单位:内蒙古自治区国际蒙医医院

吉如和米斯-5丸
Jiruhemisi-5 Wan

【处方】　肉豆蔻100g　　　　木　香100g　　　　丁　香80g　　　　广　枣50g

　　　　　荜　茇10g

　　　　　共五味, 重340g。

【制法】　以上五味, 粉碎成细粉, 过筛, 混匀, 用水泛丸, 干燥, 打光, 分装, 即得。

【性状】　本品为棕黄色至棕红色的水丸; 气芳香, 味微苦。

【鉴别】　　(1)取本品粉末, 置显微镜下观察: 花粉粒众多, 极面观三角形, 赤道表面观双凸镜形, 具3副合沟(丁香)。内果皮石细胞类圆形、椭圆形, 壁厚, 孔沟明显, 胞腔内充满淡黄棕色或棕红色颗粒状物(广枣)。

　　　　(2)取本品7g, 研细, 加石油醚(60~90℃)50ml, 超声处理30分钟, 滤过, 滤液浓缩至5ml, 作为供试品溶液。另取肉豆蔻对照药材2g, 加石油醚(60~90℃)20ml, 同法制成对照药材溶液。照薄层色谱法(通则 0502)试验, 吸取上述两种溶液各10μl, 分别点于同一硅胶 G薄层板上, 以石油醚(60~90℃)-乙酸乙酯(9:1)为展开剂(预饱和15分钟), 展开, 取出, 晾干, 喷以5%香草醛硫酸溶液, 在105℃加热至斑点显色清晰。供试品色谱中, 在与对照药材色谱相应的位置上, 显相同颜色的斑点。

【检查】　应符合丸剂项下有关的各项规定(通则 0108)。

【含量测定】　照高效液相色谱法(通则0512)测定。

　　色谱条件与系统适用性试验　以十八烷基硅烷键合硅胶为填充剂; 以甲醇-水-三乙胺(70:30:0.2)为流动相; 检测波长343nm。理论板数按胡椒碱峰计算应不低于1500。

　　对照品溶液的制备　取胡椒碱对照品适量, 精密称定, 置棕色量瓶中, 加无水乙醇制成每1ml含15μg的溶液, 即得。

　　供试品溶液的制备　取本品适量, 研细, 取约0.8g, 精密称定, 置50ml棕色量瓶中, 加无水乙醇40ml, 超声处理(功率250W, 频率40kHz)30分钟, 取出, 放冷, 加无水乙醇至刻度, 摇匀, 滤过, 取续滤液, 即得。

　　测定法　分别精密吸取对照品溶液与供试品溶液各10μl, 注入液相色谱仪, 测定, 即得。

　　本品每1g含荜茇以胡椒碱($C_{17}H_{19}NO_3$)计, 不得少于0.40mg。

【功能与主治】　镇心赫依, 平赫依血相讧。用于心赫依病, 心慌, 心悸, 心神不安, 胸闷, 心刺痛。

    【用法与用量】   口服。一次11~15丸,每日1~2次,温开水送服。

    【规格】   每10丸重2g。

    【贮藏】   密闭,防潮。

吉如很·古日古木-7丸
Jiruhen Gurigumu-7 wan

【处方】　石　膏20g　　　　红　花20g　　　　人工牛黄20g　　　　肉豆蔻10g

　　　　　山沉香10g　　　　广　枣10g　　　　木　香10g

　　　　　共七味，重100g。

【制法】　以上七味，除人工牛黄外，其余石膏等六味，粉碎成细粉，将人工牛黄与上述细粉配研，过筛，混匀，用水泛丸，打光，干燥，分装，即得。

【性状】　本品为黄棕色至棕色的水丸；气香，味苦。

【鉴别】　（1）取本品粉末，置显微镜下观察：花粉粒类圆形、椭圆形或橄榄形，直径约至60μm，具3个萌发孔，外壁有齿状突起（红花）。内果皮石细胞类圆形、椭圆形，壁厚，孔沟明显，胞腔内充满淡黄棕色或棕红色颗粒状物（广枣）。

　　　　（2）取本品1g，研细，加甲醇10ml，超声处理10分钟，摇匀，滤过，滤液作为供试品溶液。另取胆酸对照品，加甲醇制成每1ml含1mg的溶液，作为对照品溶液。照薄层色谱法（通则0502）试验，吸取上述两种溶液各5μl，分别点于同一硅胶G薄层板上，以正己烷-乙酸乙酯-醋酸-甲醇（20∶25∶2∶3）的上层溶液为展开剂，展开，取出，晾干，喷以10%硫酸乙醇溶液，在105℃加热至斑点显色清晰。供试品色谱中，在与对照品色谱相应的位置上，显相同颜色的斑点。

　　　　（3）取本品5g，研细，加三氯甲烷10ml，超声处理30分钟，滤过，滤液作为供试品溶液。另取去氢木香内酯对照品、木香烃内酯对照品，分别加三氯甲烷制成每1ml含0.5mg的溶液，作为对照品溶液。照薄层色谱法（通则0502）试验，吸取上述三种溶液各10μl，分别点于同一硅胶G薄层板上，以环己烷-丙酮（5∶1）为展开剂，展开，取出，晾干，喷以1%香草醛硫酸溶液，在105℃加热至斑点显色清晰。供试品色谱中，在与对照品色谱相应的位置上，显相同颜色的斑点。

【检查】　应符合丸剂项下有关的各项规定（通则0108）。

【含量测定】　照高效液相色谱法（通则0512）测定。

色谱条件与系统适用性试验　以十八烷基硅烷键合硅胶为填充剂；以甲醇-乙腈-0.7%磷酸溶液（用三乙胺调pH值为6.0±0.1）（19∶2∶79）为流动相；检测波长为403nm。理论板数按羟基红花黄色素A峰计算应不低于3000。

对照品溶液的制备　取羟基红花黄色素A对照品适量，精密称定，加25%甲醇制成每1ml含40μg的溶液，即得。

处方提供单位：内蒙古自治区国际蒙医医院　　　　　　　　　　　　起草单位：内蒙古自治区国际蒙医医院

供试品溶液的制备　取本品适量,研细,取约0.8g,精密称定,置具塞锥形瓶中,精密加入25%甲醇50ml,密塞,称定重量,超声处理(功率300W,频率50kHz)40分钟,取出,放冷,再称定重量,用25%甲醇补足减失的重量,摇匀,滤过,取续滤液,即得。

测定法　分别精密吸取对照品溶液与供试品溶液各10μl,注入液相色谱仪,测定,即得。

本品每1g含红花以羟基红花黄色素A($C_{27}H_{32}O_{16}$)计,不得少于1.3mg。

【**功能与主治**】　清心热。用于心热,心悸,心刺痛。

【**用法与用量**】　口服。一次11~15丸,每日1~2次,温开水送服。

【**规格**】　每10丸重2g。

【**贮藏**】　密闭,防潮。

吉如很·芍沙-6丸
Jiruhen Shaosha-6 Wan

【处方】　广　枣50g　　　　肉豆蔻10g　　　　丁　香10g　　　　木　香10g

　　　　　　牦牛心10g　　　　枫香脂10g

　　　　　　共六味，重100g。

【制法】　以上六味，粉碎成细粉，过筛，混匀，用水泛丸，打光，干燥，分装，即得。

【性状】　本品为黄棕色至棕褐色的水丸；气香，味苦、涩、辛。

【鉴别】　（1）取本品粉末，置显微镜下观察：内果皮石细胞类圆形、椭圆形，壁厚，孔沟明显，胞腔内充满淡黄棕色或棕红色颗粒状物（广枣）。花粉粒微黄色，极面观略呈三角形，具3副合沟（丁香）。脂肪油滴经水合氯醛试液加热后渐形成针簇状结晶（肉豆蔻）。

　　（2）取本品2g，研细，加甲醇10ml，超声处理30分钟，滤过，滤液作为供试品溶液。另取木香对照药材0.5g，同法制成对照药材溶液。照薄层色谱法（通则0502）试验，吸取上述两种溶液各5μl，分别点于同一硅胶G薄层板上，以环己烷-甲酸乙酯-甲酸（15:5:1）上层溶液为展开剂，展开，取出，晾干，喷以5%香草醛硫酸溶液，在105℃加热至斑点显色清晰。供试品色谱中，在与对照药材色谱相应的位置上，显相同颜色的斑点。

【检查】　应符合丸剂项下有关的各项规定（通则0108）。

【含量测定】　照高效液相色谱法（通则0512）测定。

色谱条件与系统适用性试验　以十八烷基硅烷键合硅胶为填充剂；以甲醇-1%磷酸溶液（15:85）为流动相；检测波长为210nm。理论板数按没食子酸峰计算应不低于2000。

对照品溶液的制备　取没食子酸对照品适量，精密称定，加25%甲醇制成每1ml含12μg的溶液，即得。

供试品溶液的制备　取本品适量，研细，取约0.3g，精密称定，置具塞锥形瓶中，精密加入70%甲醇20ml，加热回流1小时，取出，放冷，摇匀，滤过，用70%甲醇适量分次洗涤容器和残渣，洗液与滤液合并，蒸干，残渣用水10ml分次溶解并转入分液漏斗中，用乙醚振摇提取6次，每次20ml，合并乙醚液，回收溶剂至干，残渣用甲醇分次溶解并转移至10ml量瓶中，加甲醇稀释至刻度，摇匀，即得。

测定法　分别精密吸取对照品溶液与供试品溶液各10μl，注入液相色谱仪，测定，即得。

　　本品每1g含广枣和丁香以没食子酸（$C_7H_6O_5$）计，不得少于0.20mg。

【功能与主治】　祛心赫依，强心，镇静。用于心赫依引起的颤抖、气喘，命脉赫依，心激荡症。

处方提供单位：内蒙古自治区国际蒙医医院　　　　　　　　　　起草单位：内蒙古自治区国际蒙医医院

【**用法与用量**】　　口服。一次11~15丸,每日1~2次,温开水送服。

【**规格**】　　每10丸重2g。

【**贮藏**】　　密闭,防潮。

吉如很·芍沙–7丸
Jiruhen Shaosha–7 Wan

【处方】　广　枣60g　　　木　香10g　　　牦牛心10g　　　肉豆蔻10g

枫香脂10g　　　丁　香10g　　　山沉香10g

共七味120g。

【制法】　以上七味, 粉碎成细粉, 过筛, 混匀, 用水泛丸, 打光, 干燥, 分装, 即得。

【性状】　本品为黄棕色至棕褐色的水丸; 气香, 味苦、甘、辛、微酸。

【鉴别】　(1)取本品粉末, 置显微镜下观察: 内果皮石细胞类圆形、椭圆形, 壁厚, 孔沟明显, 胞腔内充满淡黄棕色或棕红色颗粒状物(广枣)。花粉粒众多, 极面观三角形, 赤道表面观双凸镜形, 具3副合沟(丁香)。脂肪油滴经水合氯醛试液加热后渐形成针簇状结晶(肉豆蔻)。

(2)取本品1g, 研细, 加甲醇10ml, 超声处理30分钟, 滤过, 滤液作为供试品溶液。取木香对照药材0.5g, 同法制成对照药材溶液。照薄层色谱法(通则0502)试验, 吸取上述两种溶液各5μl, 分别点于同一硅胶G薄层板上, 以环己烷-甲酸乙酯-甲酸(15:5:1)上层溶液为展开剂, 展开, 取出, 晾干, 喷以5%香草醛硫酸溶液, 在105℃加热至斑点显色清晰。供试品色谱中, 在与对照药材色谱相应的位置上, 显相同颜色的斑点。

(3)取本品1g, 研细, 加乙醚5ml, 充分震摇, 滤过, 滤液作为供试品溶液。另取丁香酚对照品, 加乙醚制成每1ml含16μl的溶液, 作为对照品溶液。照薄层色谱法(通则0502)试验, 吸取上述两种溶液各15μl, 分别点样于同一硅胶G薄层板上, 以石油醚(60~90℃)-乙酸乙酯(9:1)为展开剂, 展开, 取出, 晾干, 喷以5%香草醛硫酸溶液, 在105℃加热至斑点显色清晰。供试品色谱中, 在与对照品色谱相应的位置上, 显相同颜色的斑点。

(4)取本品2.5g, 研细, 加甲醇10ml, 超声处理20分钟, 静置, 取上清液, 作为供试品溶液。另取枫香脂对照药材0.2g, 同法制成对照药材溶液。照薄层色谱法(通则0502)试验, 吸取上述两种溶液各5μl, 分别点于同一硅胶GF$_{254}$薄层板上, 以正己烷-石油醚(60~90℃)-乙酸乙酯-冰醋酸(6:2:3:0.2)为展开剂, 展开, 取出, 晾干, 置紫外光灯(254nm)下检视。供试品色谱中, 在与对照药材色谱相应的位置上, 显相同颜色的斑点。

【检查】　应符合丸剂项下有关的各项规定(通则0108)。

【含量测定】　照高效液相色谱法(通则0512)测定。

色谱条件与系统适用性试验　以十八烷基硅烷键合硅胶为填充剂; 以甲醇–1%磷酸溶液

（15∶85）为流动相；检测波长为210nm。理论板数按没食子酸峰计算应不低于2000。

对照品溶液的制备　取没食子酸对照品适量，精密称定，加25%甲醇制成每1ml含12μg的溶液，即得。

供试品溶液的制备　取本品适量，研细，取约0.3g，精密称定，置具塞锥形瓶中，精密加入70%甲醇20ml，加热回流1小时，取出，放冷，摇匀，滤过，用70%甲醇适量分次洗涤容器和残渣，洗液与滤液合并，蒸干，残渣用水10ml分次溶解并转入分液漏斗中，用乙醚振摇提取6次，每次20ml，合并乙醚液，回收溶解至干，残渣用甲醇分次溶解并转移至10ml量瓶中，加甲醇稀释至刻度，摇匀，即得。

测定法　分别精密吸取对照品溶液与供试品溶液各10μl，注入液相色谱仪，测定，即得。

本品每1g含广枣和丁香以没食子酸（$C_7H_6O_5$）计，不得少于0.20mg。

【**功能与主治**】　镇心赫依，安神，强心。用于心赫依，心悸，心衰，气喘，失眠，胸痛，癫狂症。

【**用法与用量**】　口服。一次11~15丸，一日1~2次，温开水送服。

【**规格**】　每10丸重2g。

【**贮藏**】　密闭，防潮。

吉如很-7丸

Jiruhen-7 Wan

【处方】 丹　参120g　　　　沙　棘40g　　　　广　枣40g　　　　肉豆蔻40g

紫　檀25g　　　　山　奈20g　　　　檀　香15g

共七味，重300g。

【制法】 以上七味，粉碎成细粉，过筛，混匀，用水泛丸，打光，干燥，分装，即得。

【性状】 本品为黄棕色至红棕色的水丸；气微香，味微苦、酸。

【鉴别】 （1）取本品粉末，置显微镜下观察：淀粉粒圆形、椭圆形或类三角形，直径10~30μm，脐点及层纹不明显（山奈）。内果皮石细胞类圆形、椭圆形，壁厚，孔沟明显，胞腔内充满淡黄棕色或棕红色颗粒状物（广枣）。盾状毛由多个单细胞毛毗连而成，末端分离（沙棘）。

（2）取本品3g，研细，加石油醚（60~90℃）15ml，超声处理 30 分钟，滤过，滤液作为供试品溶液。另取肉豆蔻对照药材1g，加石油醚（60~90℃）10ml，同法制成对照药材溶液。照薄层色谱法（通则0502）试验，吸取上述两种溶液各10μl，分别点于同一硅胶G薄层板上，以石油醚（60~90℃）-乙酸乙酯（8∶2）为展开剂，展开，取出，晾干，喷以5%香草醛硫酸溶液，在105℃加热至斑点显色清晰。供试品色谱中，在与对照药材色谱相应的位置上，显相同颜色的斑点。

【检查】 应符合丸剂项下有关的各项规定（通则0108）。

【含量测定】 照高效液相色谱法（通则 0512）测定。

色谱条件与系统适用性试验 以十八烷基硅烷键合硅胶为填充剂；以甲醇-乙腈-甲酸-水（30∶10∶1∶59）为流动相；检测波长为286nm。理论板数按丹酚酸B峰计算应不低于3000。

对照品溶液的制备 取丹酚酸B对照品适量，精密称定，加75%甲醇制成每1ml含100μg的溶液，即得。

供试品溶液的制备 取本品适量，研细，取约 0.5g，精密称定，置具塞锥形瓶中，精密加75%甲醇50ml，密塞，称定重量，超声处理（功率 250W，频率40kHz）30分钟，取出，放冷，再称定重量，用75%甲醇补足减失的重量，摇匀，滤过，取续滤液，即得。

测定法 分别精密吸取对照品溶液与供试品溶液各10μl，注入液相色谱仪，测定，即得。

本品每1g含丹参以丹酚酸B（$C_{36}H_{30}O_{16}$）计，不得少于10.0mg。

【功能与主治】 活血，强心，止痛。用于心悸，心激荡，胸胁作痛。

【用法与用量】 口服。一次11~15丸，一日1~2次，温开水口服。

【规格】　　每10丸重2g。

【贮藏】　　密闭,防潮。

吉森·乌讷斯-25丸
Jisen Wunesi-25 Wan

【处方】　　铜　灰48g　　　野菊花48g　　　火绒草48g　　　沙　棘48g

　　　　　　木　香48g　　　木棉花96g　　　制木鳖32g　　　檀　香24g

　　　　　　紫　檀24g　　　香旱芹24g　　　羚羊角24g　　　红　花24g

　　　　　　生草果仁24g　　豆　蔻24g　　　白花龙胆24g　　紫花高乌头24g

　　　　　　丁　香24g　　　肉豆蔻24g　　　拳　参24g　　　石　膏24g

　　　　　　人工牛黄10g　　熊胆粉10g　　　人工麝香2g

　　　　　　共二十五味，重702g。注：木棉花96g（木棉花萼32g+木棉花瓣32g+木棉花蕊32g）。

【制法】　　以上二十五味，除铜灰、熊胆粉、人工麝香、人工牛黄、羚羊角外，其余野菊花等十八味，粉碎成细粉，将羚羊角研细，与铜灰、熊胆粉、人工麝香、人工牛黄和上述细粉配研，过筛，混匀，用水泛丸，打光，干燥，分装，即得。

【性状】　　本品为棕色至棕灰色的水丸；气清香，味涩、苦、微辛。

【鉴别】　　（1）取本品粉末，置显微镜下观察：含晶细胞方形或长方形，壁厚，木化，层纹明显，胞腔含草酸钙方晶（檀香）。花粉粒类圆形、椭圆形或橄榄形，直径约60μm，具3个萌发孔，外壁有齿状突起（红花）。草酸钙簇晶，直径15～65μm（拳参）。内种皮厚壁细胞黄棕色或棕红色，表面观类多角形，壁厚，胞腔含硅质块（豆蔻）。

　　　　　　（2）取本品1g，研细，加三氯甲烷10ml，超声处理30分钟，滤过，滤液回收溶剂至干，残渣加甲醇1ml使溶解，作为供试品溶液。另取去氢木香内酯对照品，加三氯甲烷制成每1ml含0.5mg的溶液，作为对照品溶液。照薄层色谱法（通则0502）试验，吸取上述两种溶液各10μl，分别点于同一硅胶G薄层板上，以甲苯-乙酸乙酯（19：1）为展开剂，展开，取出，晾干，喷以1%香草醛硫酸溶液，在105℃加热至斑点显色清晰。供试品色谱中，在与对照品色谱相应的位置上，显相同颜色的斑点。

【检查】　　应符合丸剂项下有关的各项规定（通则0108）。

【含量测定】　　照原子吸收分光光度法（通则0406）测定。

　　测量条件　　检测波长为324.7nm，采用空气-乙炔火焰法，氩气为保护气，铜元素空心阴极灯为光源，必要时进行背景校正。

　　铜标准贮备液的制备　　精密量取铜单元素标准溶液适量，用1%硝酸溶液稀释，制成每1ml含铜（Cu）10μg的溶液，即得（0~5℃贮存）。

处方提供单位：锡林郭勒盟镶黄旗蒙医医院　　　　　　　　　　　　起草单位：内蒙古医科大学蒙医药学院

标准曲线的制备　分别精密量取铜标准贮备液适量,用1%硝酸溶液制成每1ml分别含铜0μg、0.05μg、0.2μg、0.4μg、0.6μg、0.8μg的溶液。依次喷入火焰,测定吸光度,以吸光度为纵坐标,浓度为横坐标,绘制标准曲线。

供试品溶液的制备　取本品适量,研细,取约0.5g,精密称定,置瓷坩埚中,于电热板上先低温炭化至无烟,移入高温炉中,于500℃灰化5~6小时(若灰化不完全,加硝酸适量,于电热板上低温加热,反复多次直至灰化完全),取出冷却,加10%硝酸溶液5ml使溶解,转入50ml量瓶中,用水洗涤容器,洗液合并于量瓶中,并稀释至刻度,摇匀,滤过,精密量取续滤液1ml,用1%硝酸溶液定容至500ml,即得。同法同时制备试剂空白溶液。

测定法　精密量取空白溶液与供试品溶液适量,照标准曲线的制备项下的方法测定吸光度。从标准曲线上读出供试品溶液中铜(Cu)的含量,计算,即得。

本品每1g含铜灰以铜元素(Cu)计,应为10~80mg。

【功能与主治】　清肺热,解毒,益肺,止咳,化痰。用于肺肿痛,肺苏日亚症。

【用法与用量】　口服。一次11~15丸,一日1次,温开水送服。

【注意事项】　孕妇忌服。

【规格】　每10丸重2g。

【贮藏】　密闭,防潮。

扫龙嘎-15丸
Saolongga-15 Wan

【处方】　连　翘50g　　寒制红石膏100g　　石　膏70g　　没　药42g

　　　　　麦　冬40g　　人工牛黄40g　　　　红　花40g　　草乌叶40g

　　　　　荜　茇40g　　拳　参34g　　　　　波棱瓜子34g　川木通30g

　　　　　黑冰片26g　　光明盐10g　　　　　人工麝香1g

　　　　　共十五味，重597g。

【制法】　以上十五味，除人工牛黄、人工麝香外，其余连翘等十三味，粉碎成细粉，将人工牛黄、人工麝香与上述细粉配研，过筛，混匀，用水泛丸，打光，干燥，分装，即得。

【性状】　本品为棕褐色至墨褐色的水丸；气微，味苦、辛、咸。

【鉴别】　（1）取本品粉末，置显微镜下观察：内果皮纤维上下层纵横交错，纤维短梭形（连翘）。草酸钙簇晶，直径15～65μm（拳参）。花粉粒类圆形、椭圆形或橄榄形，直径约60μm，具3个萌发孔，外壁有齿状突起（红花）。

　　　　（2）取本品1.5g，研细，置10ml量瓶中，加甲醇适量，超声处理5分钟，加甲醇稀释至刻度，摇匀，静置，取上清液作为供试品溶液。另取胆酸对照品、猪去氧胆酸对照品，加甲醇制成每1ml各含1mg的混合溶液，作为对照品溶液。照薄层色谱法（通则0502）试验，吸取上述供试品溶液4μl、对照品溶液2μl，分别点于同一硅胶G薄层板上，以正己烷-乙酸乙酯-醋酸-甲醇（20：25：2：3）上层溶液为展开剂，展开，取出，晾干，喷以10%磷钼酸乙醇溶液，在105℃加热至斑点显色清晰。供试品色谱中，在与对照品色谱相应的位置上，显相同颜色的斑点。

【检查】　应符合丸剂项下有关的各项规定（通则0108）。

【含量测定】　照高效液相色谱法（通则0512）测定。

　　色谱条件与系统适用性试验　以十八烷基硅烷键合硅胶为填充剂；以甲醇-乙腈-0.7%磷酸溶液（用三乙胺调pH值为6.0±0.1）（22：2：76）为流动相；检测波长为403nm。理论板数按羟基红花黄色素A峰计算应不低于3000。

　　对照品溶液的制备　取羟基红花黄色素A对照品适量，精密称定，加25%甲醇制成每1ml含70μg的溶液，即得。

　　供试品溶液的制备　取本品适量，研细，取约1g，精密称定，置具塞锥形瓶中，精密加入25%甲醇50ml，密塞，称定重量，超声处理（功率250W，频率40kHz）40分钟，取出，放冷，再次称定重量，用25%甲醇补足减失的重量,摇匀,滤过,取续滤液,即得。

测定法 分别精密吸取对照品溶液与供试品溶液各10μl,注入液相色谱仪,测定,即得。

本品每1g含红花以羟基红花黄色素A($C_{27}H_{32}O_{16}$)计,不得少于0.50mg。

【功能与主治】 杀黏,清腑热,止泻。用于大小肠腑热,肠刺痛,聚合型瘟疫,血痢,热泻。

【用法与用量】 口服。一次11~15丸,一日1~2次,温开水送服。

【规格】 每10丸重2g。

【贮藏】 密封,防潮。

扫布德·乌日勒

Saobude Wurile

【处方】
炒珍珠30g	天竺黄30g	红　花30g	丁　香30g
肉豆蔻30g	豆　蔻30g	生草果仁30g	黑种草子30g
檀　香30g	紫　檀30g	山沉香30g	肋柱花30g
方　海30g	香旱芹30g	木　香30g	荜　茇30g
肉　桂30g	诃　子30g	川楝子30g	栀　子30g
海金沙30g	冬葵果30g	羚羊角15g	人工牛黄10g
人工麝香2g			

共二十五味，重687g。

【制法】　以上二十五味，除人工牛黄、人工麝香、羚羊角、炒珍珠外，其余天竺黄等二十一味，粉碎成细粉，将炒珍珠、羚羊角分别研细，与人工麝香、人工牛黄和上述细粉配研，过筛，混匀，用水泛丸，打光，干燥，分装，即得。

【性状】　本品为黄棕色至棕色的水丸；气香，味苦、辛、涩。

【鉴别】　（1）取本品粉末，置显微镜下观察：孢子为四面体，三角状圆锥形，顶面观三面锥形，可见三叉状裂隙，底面观类圆形，直径60~85μm，外壁有颗粒状雕纹（海金沙）。含晶细胞方形或长方形，壁厚，木化，层纹明显，胞腔含草酸钙方晶（檀香）。石细胞成群，呈类圆形、长卵形、长方形或长条形，孔沟细密而明显（诃子）。不规则碎块无色或淡绿色，半透明，具光泽，有时可见细密波状纹理（炒珍珠）。花粉粒类圆形、椭圆形或橄榄形，直径约60μm，具3个萌发孔，外壁有齿状突起（红花）。

（2）取本品2.5g，研细，加石油醚（30~60℃）25ml，振摇20分钟，弃去石油醚，溶剂挥干，残渣加50%甲醇5ml，超声处理40分钟，取出，静置，取上清液，作为供试品溶液。另取栀子苷对照品，加乙醇制成每1ml含4mg的溶液，作为对照品溶液。照薄层色谱法（通则0502）试验，吸取上述供试品溶液5~10μl，对照品溶液2μl，分别点于同一硅胶G薄层板上，以乙酸乙酯-甲醇-氨水（6:2:1.2）为展开剂，展开，取出，晾干，喷以10%硫酸乙醇溶液，在105℃加热至斑点显色清晰。供试品色谱中，在与对照品色谱相应的位置上，显相同颜色的斑点。

（3）取本品2g，研细，加甲醇5ml，超声处理30分钟，滤过，滤液作为供试品溶液。另取木香对照药材0.15g，同法制成对照药材溶液。再取去氢木香内酯对照品、木香烃内酯对照品，分别加甲醇制成每1ml含0.5mg的溶液,作为对照品溶液。照薄层色谱法(通则0502)试验,吸取上述四种溶液各5μl,分别点于同一硅胶G薄层板上,以环己烷–甲酸乙酯–甲酸(15∶5∶1)上层溶液为展开剂,展开,取出,晾干,喷以1%香草醛硫酸溶液,在105℃加热至斑点显色清晰。供试品色谱中,在与对照药材色谱和对照品色谱相应的位置上,显相同颜色的斑点。

【检查】　应符合丸剂项下有关的各项规定(通则0108)。

【含量测定】　照高效液相色谱法(通则0512)测定。

色谱条件与系统适用性试验　以十八烷基硅烷键合硅胶为填充剂;以甲醇–乙腈–0.7%磷酸溶液(26∶2∶72)为流动相;检测波长为403nm。理论板数按羟基红花黄色素A峰计算应不低于3000。

对照品溶液的制备　取羟基红花黄色素A对照品适量,精密称定,加25%甲醇制成每1ml含30μg的溶液,即得。

供试品溶液的制备　取本品适量,研细,取约1.5g,精密称定,置具塞锥形瓶中,精密加入25%甲醇25ml,密塞,称定重量,超声处理(功率250W,频率40kHz)40分钟,取出,放冷,再称定重量,用25%甲醇补足减失的重量,摇匀,滤过,取续滤液,即得。

测定法　分别精密吸取对照品溶液与供试品溶液各10μl,注入液相色谱仪,测定,即得。

本品每1g含红花以羟基红花黄色素A($C_{27}H_{32}O_{16}$)计,不得少于0.24mg。

【功能与主治】　愈白脉损伤,燥协日乌素,清热。用于白脉病,中风,半身不遂,陈旧热,浊热。

【用法与用量】　口服。一次11~15丸,一日1~2次,温开水送服。

【规格】　每10丸重2g。

【贮藏】　密闭,防潮。

处方提供单位:锡林郭勒盟蒙医医院　　　　　　　　　　　起草单位:内蒙古自治区国际蒙医医院

芍沙-17丸
Shaosha-17 Wan

【处方】　广　枣225g　　　丹　参90g　　　山沉香60g　　　肉豆蔻60g

　　　　　牦牛心70g　　　牛心干65g　　　丁　香60g　　　当　归60g

　　　　　炒马钱子30g　　苦　参27g　　　没　药15g　　　川楝子15g

　　　　　栀　子15g　　　诃　子15g　　　刀　豆15g　　　木　香15g

　　　　　旋覆花15g

　　　　　共十七味, 重852g。

【制法】　以上十七味, 粉碎成细粉, 过筛, 混匀, 用水泛丸, 打光, 干燥, 分装, 即得。

【性状】　本品为黄棕色至棕色的水丸; 气微, 味苦、咸。

【鉴别】　取本品3g, 研细, 加50%甲醇30ml, 超声处理40分钟, 滤过, 滤液蒸干, 残渣加甲醇1ml使溶解, 作为供试品溶液。另取栀子苷对照品, 加乙醇制成1ml含4mg的溶液, 作为对照品溶液。照薄层色谱法(通则0502)试验, 吸取上述供试品溶液10μl、对照品溶液5μl, 分别点于同一硅胶G薄层板上, 以乙酸乙酯-丙酮-甲酸-水(5:5:1:1)为展开剂, 展开, 取出, 晾干, 喷以10%硫酸乙醇溶液, 在105℃加热至斑点显色清晰。供试品色谱中, 在与对照品色谱相应的位置上, 显相同颜色的斑点。

【检查】　应符合丸剂项下有关的各项规定(通则0108)。

【含量测定】　照高效液相色谱法(通则0512)测定。

色谱条件与系统适用性试验　以十八烷基硅烷键合硅胶为填充剂; 以乙腈-0.1%三乙胺的0.1%磷酸溶液(1:99)为流动相; 检测波长为273nm; 流速为0.8ml/min; 柱温为30℃。理论板数按没食子酸峰计算应不低于3000。

对照品溶液的制备　取没食子酸对照品适量, 精密称定, 加甲醇制成每1ml含40μg的溶液, 即得。

供试品溶液的制备　取本品适量, 研细, 取约1g, 精密称定, 置具塞锥形瓶中, 精密加入70%甲醇20ml, 称定重量, 加热回流30分钟, 取出, 放冷, 再称定重量, 用70%甲醇补足减失的重量, 摇匀, 滤过, 取续滤液, 即得。

测定法　分别精密吸取对照品溶液与供试品溶液各10μl, 注入液相色谱仪, 测定, 即得。

本品每1g含广枣和诃子以没食子酸($C_7H_6O_5$)计, 不得少于0.70mg。

处方提供单位: 内蒙古自治区国际蒙医医院 杭盖巴特尔经验方　　　起草单位: 内蒙古自治区国际蒙医医院

【功能与主治】　开窍, 通赫依血, 祛赫依热, 止痛, 补肾壮骨。用于心赫依热, 心刺痛, 心痛, 心悸, 关节疼痛症。

【用法与用量】　口服。一次11~15丸, 一日1~2次, 温开水送服。

【规格】　每10丸重2g。

【贮藏】　密封, 防潮。

亚玛-6丸

Yama-6 Wan

【处方】 诃　子150g　　　红　花150g　　　　闹羊花75g　　　　　木　香75g

没　药75g　　　人工麝香1g

共六味, 重526g。

【制法】 以上六味, 除人工麝香外, 其余诃子等五味, 粉碎成细粉, 将人工麝香与上述细粉配研, 过筛, 混匀, 用水泛丸, 打光, 干燥, 分装, 即得。

【性状】 本品为棕褐色至黑褐色的水丸; 气香, 味苦、酸, 性凉。

【鉴别】 取本品粉末, 置显微镜下观察: 菊糖团块形状不规则, 有时可见微细放射状纹理, 加热后溶解 (木香)。花粉粒类圆形、椭圆形或橄榄形, 直径约60μm, 具3个萌发孔, 外壁有齿状突起 (红花)。

【检查】 应符合丸剂项下有关的各项规定 (通则0108)。

【含量测定】 照高效液相色谱法 (通则0512) 测定。

色谱条件与系统适用性试验 以十八烷基硅烷键合硅胶为填充剂; 以甲醇-0.7%磷酸溶液 (30:70) 为流动相; 检测波长为403nm。理论板数按羟基红花黄色素A峰计算应不低于3000。

对照品溶液的制备 取羟基红花黄色素A对照品适量, 精密称定, 加25%甲醇制成每1ml含30μg的溶液, 即得。

供试品溶液的制备 取本品适量, 研细, 取约1g, 精密称定, 置具塞锥形瓶中, 精密加入25%甲醇25ml, 密塞, 称定重量, 超声处理 (功率400W, 频率40kHz) 40分钟, 取出, 放冷, 再称定重量, 用25%甲醇补足减失的重量, 摇匀, 滤过, 取续滤液, 即得。

测定法 分别精密吸取对照品溶液与供试品溶液各10μl, 注入液相色谱仪, 测定, 即得。

本品每1g含红花以羟基红花黄色素A ($C_{27}H_{32}O_{16}$) 计, 不得少于1.0mg。

【功能与主治】 杀黏, 清希日, 止痛。用于希日性头痛, 目赤红肿, 亚玛引起的偏、正头痛。

【用法与用量】 口服。一次9～13丸, 一日1次, 温开水送服。

【注意事项】 孕妇忌服。

【规格】 每10丸重2g。

【贮藏】 密闭, 防潮。

亚森·图乐吉勒
Yasen Tulejile

【处方】　苏　木40g　　　　天　冬25g　　　　手　参25g　　　　黄　精25g

　　　　　肉豆蔻25g　　　　丁　香25g　　　　山沉香25g　　　　豆　蔻15g

　　　　　槟　榔15g　　　　高良姜15g　　　　生草果仁10g　　　木　香10g

　　　　　共十二味，重255g。

【制法】　以上十二味，粉碎成细粉，过筛，混匀，用水泛丸，打光，干燥，分装，即得。

【性状】　本品为浅黄色至棕黄色的水丸；气香，味苦、涩。

【鉴别】　（1）取本品粉末，置显微镜下观察：花粉粒众多，极面观三角形，赤道表面观双凸镜形，具3副合沟（丁香）。纤维束橙黄色，周围薄壁细胞含草酸钙方晶，形成晶纤维（苏木）。内胚乳细胞碎片无色，壁较厚，有较多大的类圆形纹孔（槟榔）。

　　　　　（2）取本品6g，研细，加甲醇15ml，超声处理30分钟，滤过，滤液作为供试品溶液。另取苏木对照药材1g，同法制成对照药材溶液。照薄层色谱法（通则0502）试验，吸取上述两种溶液各2μl，分别点于同一硅胶GF$_{254}$薄层板上，以三氯甲烷-丙酮-甲酸（8:4:1）为展开剂，展开，取出，晾干，在干燥器内放置约12小时以上，置紫外光灯（254nm）下检视。供试品色谱中，在与对照药材色谱相应的位置上，显相同颜色的斑点。

【检查】　应符合丸剂项下有关的各项规定（通则0108）。

【含量测定】　照气相色谱法（通则0521）测定。

　　色谱条件与系统适用性试验　以聚乙二醇20000（PEG-20M）为固定相，涂布浓度为10%；柱温190℃。理论板数按丁香酚峰计算应不低于1500。

　　对照品溶液的制备　取丁香酚对照品适量，精密称定，加正己烷制成每1ml含2mg的溶液，即得。

　　供试品溶液的制备　取本品适量，研细，取约3g，精密称定，置具塞锥形瓶中，精密加入正己烷20ml，密塞，称定重量，超声处理（功率250W，频率40kHz）15分钟，取出，放冷，再称定重量，用正己烷补足减失的重量，摇匀，滤过，取续滤液，即得。

　　测定法　分别精密吸取对照品溶液与供试品溶液各1μl，注入气相色谱仪，测定，即得。

　　本品每1g含丁香以丁香酚（$C_{10}H_{12}O_2$）计，不得少于3.0mg。

【功能与主治】　祛赫依，滋补骨，滋元，滋补体虚，补肾壮骨。用于体乏无力，颈腰腿痛，骨质

处方提供单位：内蒙古自治区国际蒙医医院　巴虎山经验方　　　　　起草单位：内蒙古自治区国际蒙医医院

疏松症, 骨折, 骨性关节炎, 风湿骨病。

【用法与用量】 口服。一次11~15丸, 一日1~2次, 温开水送服。

【规格】 每10丸重2g。

【贮藏】 密闭, 防潮。

毕日阳古-15丸
Biriyanggu-15 Wan

【处方】 黑冰片100g　　　石 榴60g　　　花香青兰60g　　　制木鳖40g

土木香40g　　　天竺黄40g　　　煅贝齿40g　　　苦地丁30g

黄 连30g　　　西红花30g　　　金钱草20g　　　人工牛黄20g

木 香20g　　　朱砂粉20g　　　熊胆粉10g

共十五味,重560g。

【制法】 以上十五味,除人工牛黄、西红花、熊胆粉、朱砂粉外,其余黑冰片等十一味,粉碎成细粉,将西红花研细,与朱砂粉、熊胆粉、人工牛黄和上述细粉配研,过筛,混匀,用水泛丸,打光,干燥,分装,即得。

【性状】 本品为棕褐色至黑色的水丸;气香,味甘、辛、微酸。

【鉴别】 (1)取本品粉末,置显微镜下观察:石细胞无色,椭圆形或类圆形,壁厚,孔沟细密(石榴)。纤维束鲜黄色,壁稍厚,纹孔明显(黄连)。

(2)取本品2.5g,研细,置10ml量瓶中,加甲醇适量,超声处理5分钟,加甲醇稀释至刻度,摇匀,静置,取上清液,作为供试品溶液。另取胆酸对照品、猪去氧胆酸对照品,加甲醇制成每1ml各含1mg的混合溶液,作为对照品溶液。照薄层色谱法(通则0502)试验,吸取上述供试品溶液4μl、对照品溶液2μl,分别点于同一硅胶G薄层板上,以正己烷-乙酸乙酯-醋酸-甲醇(20:25:2:3)上层溶液为展开剂,展开,取出,晾干,喷以10%磷钼酸乙醇溶液,在105℃加热至斑点显色清晰。供试品色谱中,在与对照品色谱相应的位置上,显相同颜色的斑点。

【检查】 应符合丸剂项下有关的各项规定(通则0108)。

【含量测定】 照高效液相色谱法(通则0512)测定。

色谱条件与系统适用性试验 以十八烷基硅烷键合硅胶为填充剂;以甲醇-水(65:35)为流动相;检测波长为225nm。理论板数按木香烃内酯峰计算应不低于4000。

对照品溶液的制备 取木香烃内酯对照品适量,精密称定,加甲醇制成每1ml含0.1mg的溶液,即得。

供试品溶液的制备 取本品适量,研细,取约3g,精密称定,置具塞锥形瓶中,精密加入甲醇25ml,密塞,称定重量,超声处理(功率250W,频率40kHz)30分钟,取出,放冷,再称定重量,用甲醇补足减失的重量,摇匀,滤过,取续滤液,即得。

处方提供单位:呼伦贝尔市蒙医医院　　　　　　　　　　　起草单位:内蒙古医科大学药学院

测定法　分别精密吸取对照品溶液与供试品溶液各10μl,注入液相色谱仪,测定,即得。

本品每1g含木香以木香烃内酯($C_{15}H_{20}O_2$)计,不得少于0.15mg。

【功能与主治】　清希日。用于肝热,胆热,胆石症。

【用法与用量】　口服。一次11~15丸,一日1~2次,温开水送服。

【规格】　每10丸重2g。

【贮藏】　密封,防潮。

伊和·古日古木–13丸

Yihe Gurigumu–13 Wan

【处方】　西红花120g　　　　紫　檀180g　　　　麦　冬180g　　　　大托叶云实90g

木　香90g　　　　诃　子90g　　　　川楝子90g　　　　栀　子90g

丁　香90g　　　　熊胆粉60g　　　　羚羊角60g　　　　牛　黄10g

麝　香10g

共十三味, 重1160g。

【制法】　以上十三味, 除牛黄、西红花、羚羊角、熊胆粉、麝香外, 其余丁香等八味, 粉碎成细粉, 将西红花、羚羊角分别研细, 与熊胆粉、麝香、牛黄和上述细粉配研, 过筛, 混匀, 用水泛丸, 打光, 干燥, 分装, 即得。

【性状】　本品为橙黄色至红棕色的水丸; 气香, 味苦。

【鉴别】　(1)取本品粉末, 置显微镜下观察: 表皮细胞表面观长条形, 壁薄, 微弯曲, 有的外壁凸出呈乳头状或绒毛状, 表面隐约可见纤细纹理(西红花)。草酸钙针晶束的黏液细胞, 直径约10μm(麦冬)。

(2)取本品8g, 研细, 加水30ml, 再加盐酸3ml, 水浴回流1小时, 放冷, 用三氯甲烷提取2次, 每次20ml, 合并三氯甲烷提取液, 蒸干, 残渣加三氯甲烷1ml使溶解, 作为供试品溶液。另取麦冬对照药材1g, 同法制成对照药材溶液。照薄层色谱法(通则0502)试验, 吸取上述两种溶液各10μl, 分别点于同一硅胶GF$_{254}$薄层板上, 以三氯甲烷–丙酮(4:1)为展开剂, 展开, 取出, 晾干, 置紫外光灯(254nm)下检视。供试品色谱中, 在与对照药材色谱相应的位置上, 显相同颜色的斑点。

(3)取本品5g, 研细, 加三氯甲烷10ml, 超声处理30分钟, 滤过, 滤液作为供试品溶液。另取木香对照药材0.5g, 同法制成对照药材溶液。再取去氢木香内酯对照品、木香烃内酯对照品, 分别加三甲烷制成每1ml含0.5mg的溶液, 作为对照品溶液。照薄层色谱法(通则0502)试验, 吸取上述四种溶液各5μl, 分别点于同一硅胶G薄层板上, 以环己烷–丙酮(10:3)为展开剂, 展开, 取出, 晾干, 喷以10%硫酸乙醇溶液, 在105℃加热至斑点显色清晰。供试品色谱中, 在与对照药材色谱和对照品色谱相应的位置上, 显相同颜色的斑点。

【检查】　应符合丸剂项下有关的各项规定(通则0108)。

【含量测定】　照高效液相色谱法 (通则0512)测定。

色谱条件与系统适用性试验　以十八烷基硅烷键合硅胶为填充剂; 以乙腈–水(15:85)为流动

相; 检测波长为238nm。理论板数按栀子苷峰计算应不低于5000。

对照品溶液的制备 取栀子苷对照品适量, 精密称定, 加甲醇制成每1ml含30μg的溶液, 即得。

供试品溶液的制备 取本品适量, 研细, 取约1g, 精密称定, 置具塞锥形瓶中, 精密加入甲醇50ml, 密塞, 称定重量, 超声处理(功率250W, 频率40kHz)40分钟, 取出, 放冷, 再称定重量, 用甲醇补足减失的重量, 摇匀, 滤过, 精密量取续滤液10ml, 置25ml量瓶中, 加甲醇至刻度, 摇匀, 即得。

测定法 分别精密吸取对照品溶液与供试品溶液各10μl, 注入液相色谱仪, 测定, 即得。

本品每1g含栀子以栀子苷($C_{17}H_{24}O_{10}$)计, 不得少于1.3mg。

【功能与主治】 清肝热, 解毒, 杀黏。用于肝肿大, 肝衰, 配制毒, 肝硬化, 肝中毒, 肾损伤, 尿闭, 热性亚玛症。

【用法与用量】 口服。一次11~15丸, 每日1~2次, 温开水送服。

【注意事项】 孕妇忌服, 禁食辛辣、油腻。

【规格】 每10丸重2g。

【贮藏】 密闭, 防潮。

伊和·给旺-13丸 ᠶᠡᡥᡝ ᠭᡝᠢᠸᠠᠩ-13

Yihe Geiwang–13 Wan

【处方】　酸梨干70g　　　制木鳖50g　　　红　花50g　　　人工牛黄40g

　　　　　瞿　麦40g　　　川木通20g　　　扁　蕾20g　　　沙　棘10g

　　　　　花香青兰10g　　芜荑子10g　　　五灵脂10g　　　蓝盆花10g

　　　　　土木香10g

　　　　　共十三味，重350g。

【制法】　以上十三味，除人工牛黄外，其余瞿麦等十二味，粉碎成细粉，将人工牛黄与上述细粉配研，过筛，混匀，用水泛丸，打光，干燥，分装，即得。

【性状】　本品为棕黄色至棕褐色的水丸；气微香，味甘、微涩。

【鉴别】　（1）取本品粉末，置显微镜下观察：花粉粒类圆形、椭圆形或橄榄形，直径约60μm，具3个萌发孔，外壁有齿状突起（红花）。

　　（2）取本品0.7g，研细，置10ml量瓶中，加甲醇适量，超声处理5分钟，加甲醇稀释至刻度，摇匀，静置，取上清液，作为供试品溶液。另取胆酸对照品、猪去氧胆酸对照品，加甲醇制成每1ml各含1mg的混合溶液，作为对照品溶液。照薄层色谱法（通则0502）试验，吸取上述供试品溶液4μl、对照品溶液2μl，分别点于同一硅胶G薄层板上，以正己烷-乙酸乙酯-醋酸-甲醇（20：25：2：3）上层溶液为展开剂，展开，取出，晾干，喷以10%磷钼酸乙醇溶液，在105℃加热至斑点显色清晰。供试品色谱中，在与对照品色谱相应的位置上，显相同颜色的斑点。

【检查】　应符合丸剂项下有关的各项规定（通则0108）。

【含量测定】　照高效液相色谱法（通则0512）测定。

　　色谱条件与系统适用性试验　以十八烷基硅烷键合硅胶为填充剂；以甲醇-乙腈-0.7%磷酸溶液（26：2：72）为流动相；检测波长为403nm。理论板数按羟基红花黄色素A峰计算应不低于3000。

　　对照品溶液的制备　取羟基红花黄色素A对照品适量，精密称定，加25%甲醇制成每1ml含60μg的溶液，即得。

　　供试品溶液的制备　取本品适量，研细，取约0.8g，精密称定，置具塞锥形瓶中，精密加入25%甲醇25ml，密塞，称定重量，超声处理（功率250W，频率40kHz）40分钟，取出，放冷，再称定重量，用25%甲醇补足减失的重量，摇匀，滤过，取续滤液，即得。

　　测定法　分别精密吸取对照品溶液与供试品溶液各10μl，注入液相色谱仪，测定，即得。

处方提供单位：内蒙古自治区国际蒙医医院　　　　　　　　　起草单位：内蒙古医科大学药学院

本品每1g含红花以羟基红花黄色素A（$C_{27}H_{32}O_{16}$）计，不得少于0.90mg。

【**功能与主治**】　　清肝热，清希日热，解毒。用于肝宝日盛，血热，肝损伤，肝血盛，肝热。

【**用法与用量**】　　口服。一次11~15丸，一日1~2次，温开水送服。

【**规格**】　　每10丸重2g。

【**贮藏**】　　密封，防潮。

处方提供单位：内蒙古自治区国际蒙医医院　　　　　　　　　　　　起草单位：内蒙古医科大学药学院

伊和·嘎如迪–13丸

Yihe Garudi–13 Wan

【处方】　诃　子100g　　诃子汤泡草乌90g　　石菖蒲90g　　木　香60g

甘　草40g　　山沉香60g　　酒珊瑚30g　　炒珍珠30g

禹粮土30g　　丁　香20g　　肉豆蔻20g　　淬磁石20g

麝　香10g

共十三味，重600g。

【制法】　以上十三味，除麝香、酒珊瑚、炒珍珠外，其余诃子等十味，粉碎成细粉，将酒珊瑚、炒珍珠分别研细，与麝香和上述细粉配研，过筛，混匀，用水泛丸，打光，干燥，分装，即得。

【性状】　本品为棕褐色至灰褐色的水丸；气微，味苦、辛、微涩。

【鉴别】　取本品粉末，置显微镜下观察：石细胞成群，呈类圆形、长卵形、长方形或长条形，孔沟细密而明显（诃子）。菊糖团块形状不规则，有时可见微细放射状纹理，加热后溶解（木香）。不规则碎块无色或淡绿色，半透明，具光泽，有时可见细密波状纹理（炒珍珠）。花粉粒众多，极面观三角形，赤道表面观双凸镜形，具3副合沟（丁香）。

【检查】　**乌头碱限量**　取本品20g（相当于诃子汤泡草乌3.50g），置锥形瓶中，加氨试液5ml，拌匀，密塞，放置2小时，加乙醚50ml，振摇1小时，放置过夜，滤过，滤渣用乙醚洗涤2次，每次15ml，合并乙醚液，蒸干，残渣用无水乙醇分次溶解并转移至1ml量瓶中，稀释至刻度，摇匀，作为供试品溶液。另取乌头碱对照品，加无水乙醇制成每1ml含1mg的溶液，作为对照品溶液。照薄层色谱法（通则0502）试验，吸取上述供试品溶液12μl、对照品溶液5μl，分别点于同一硅胶G薄层板上，以二氯甲烷（经无水硫酸钠脱水处理）–丙酮–甲醇（6:1:1）为展开剂，展开，取出，晾干，喷以稀碘化铋钾试液。供试品色谱中，在与对照品色谱相应的位置上，出现的斑点应小于（颜色浅于）对照品的斑点或不出现斑点。

其他　应符合丸剂项下有关的各项规定（通则0108）。

【含量测定】　照高效液相色谱法（通则0512）测定。

色谱条件与系统适用性试验　以十八烷基硅烷键合硅胶为填充剂；以甲醇–水（65:35）为流动相；检测波长为225nm。理论板数按木香烃内酯峰计算应不低于3000。

对照品溶液的制备　取木香烃内酯对照品适量，精密称定，加甲醇制成每1ml含100μg的溶液，即得。

处方提供单位：内蒙古自治区国际蒙医医院　　　　　　起草单位：内蒙古盛唐国际蒙医药研究院

供试品溶液的制备　　取本品适量,研细,取约1.5g,精密称定,置具塞锥形瓶中,精密加入甲醇25ml,密塞,称定重量,超声处理(功率250W,频率40kHz)30分钟,取出,放冷,再称定重量,用甲醇补足减失的重量,摇匀,滤过,取续滤液,即得。

测定法　　分别精密吸取对照品溶液与供试品溶液各10μl,注入液相色谱仪,测定,即得。

本品每1g含木香以木香烃内酯($C_{15}H_{20}O_2$)计,不得少于0.50mg。

【功能与主治】　　祛风通窍,舒筋活血,镇静安神,杀黏,燥协日乌素。用于白脉病,中风,黏性刺痛,吾亚曼病,白喉,炭疽,瘟疫,转筋,关节协日乌素症,丹毒,亚玛症。

【用法与用量】　　口服。一次7~11丸,一日1次,温开水送服。

【注意事项】　　孕妇忌服,年老体弱者慎用。

【规格】　　每10丸重2g。

【贮藏】　　密封,防潮。

伊和·额日敦　ᠶᠡᠬᠡ

Yihe Eridun

【处方】　炒珍珠40g　　紫　檀40g　　海金沙30g　　诃　子30g

檀　香30g　　豆　蔻30g　　石　膏30g　　枫香脂30g

川楝子30g　　栀　子30g　　西红花30g　　肉豆蔻30g

生草果仁30g　　沉　香30g　　羚羊角30g　　苘麻子20g

决明子20g　　土木香20g　　木　香20g　　甘　草20g

肉　桂20g　　丁　香20g　　地锦草20g　　香旱芹20g

黑种草子20g　　方　海20g　　荜　茇20g　　麝　香5g

牛　黄5g

共二十九味，重720g。

【制法】　以上二十九味，除炒珍珠、牛黄、麝香、西红花、羚羊角外，其余石膏等二十四味，粉碎成细粉，将炒珍珠、西红花、羚羊角分别研细，与麝香、牛黄和上述细粉配研，过筛，混匀，用水泛丸，打光，干燥，分装，即得。

【性状】　本品为黄棕色至黄褐色的水丸；气香，味微甘、涩、苦。

【鉴别】　(1)取本品粉末，置显微镜下观察：种皮石细胞黄色或淡棕色，多破碎，完整者长多角形、长方形或形状不规则，纹孔甚大，胞腔棕红色(栀子)。表皮细胞表面观长条形，壁薄，微弯曲，有的外壁凸出呈乳头状或绒毛状，表面隐约可见纤细纹理(西红花)。种皮栅状细胞无色或淡黄色，侧面观细胞1列，呈长方形，排列稍不平整，长42～53μm，壁较厚，光辉带2条(决明子)。木射线棕红色1~3列细胞，纹孔较密(紫檀)。孢子为四面体、三角状圆锥形，顶面观三面锥形，可见三叉状裂隙，侧面观类三角形，底面观类圆形，直径60～85μm，外壁有颗粒状雕纹(海金沙)。

(2)取本品10g，研细，加无水乙醇20ml，超声处理30分钟，滤过，取滤液，作为供试品溶液。另取胡椒碱对照品，置棕色量瓶中，加无水乙醇制成每1ml含4mg的溶液，作为对照品溶液。照薄层色谱法(通则0502)试验，吸取上述供试品溶液6μl、对照品溶液2μl，分别点于同一硅胶G薄层板上，以环己烷-乙酸乙酯-无水甲醇(8:2:1)为展开剂，展开，取出，晾干，置紫外光(365nm)下检视。供试品色谱中，在与对照品色谱相应的位置上，显相同的蓝色荧光斑点；再喷以10%硫酸乙醇溶液，在105℃加热至斑点显色清晰，在与对照品色谱相应的位置上，显相同颜色的斑点。

(3)取本品9g，研细，加甲醇20ml，超声处理30分钟，滤过，滤液作为供试品溶液。另取胆酸对照品,加甲醇制成每1ml含1mg的溶液,作为对照品溶液。照薄层色谱法(通则0502)试验,吸取上述供试品溶液4μl、对照品溶液2μl,分别点于同一硅胶G薄层板上,以正己烷–乙酸乙酯–醋酸–甲醇(20∶25∶2∶3)上层溶液为展开剂,展开,取出,晾干,喷以10%磷钼酸乙醇溶液,在105℃加热至斑点显色清晰。供试品色谱中,在与对照品色谱相应的位置上,显相同颜色的斑点。

【检查】　应符合丸剂项下有关的各项规定(通则0108)。

【含量测定】　照高效液相色谱法(通则0512)测定。

色谱条件与系统适用性试验　以十八烷基硅烷键合硅胶为填充剂;以乙腈–水(10∶90)为流动相;检测波长为238nm。理论板数按栀子苷峰计算应不低于2000。

对照品溶液的制备　取栀子苷对照品适量,精密称定,加甲醇制成每1ml含30μg的溶液,即得。

供试品溶液的制备　取本品适量,研细,取约1g,精密称定,置具塞锥形瓶中,精密加入甲醇25ml,密塞,称定重量,超声处理(功率250W,频率40kHz)40分钟,取出,放冷,再称定重量,用甲醇补足减失的重量,摇匀,过滤,取续滤液,即得。

测定法　分别精密吸取对照品溶液与供试品溶液各10μl,注入液相色谱仪,测定,即得。

本品每1g含栀子以栀子苷($C_{17}H_{24}O_{10}$)计,不得少于0.50mg。

【功能与主治】　愈白脉损伤,清陈热,燥协日乌素。用于血脉、白脉损伤,半身不遂,陶赖,赫如虎,吾亚曼,肾脉震伤,肾热,抽筋,热邪陈旧而扩散于脉,关节僵直,协日乌素症,疫热。

【用法与用量】　口服。一次11~15丸,一日1~2次,温开水送服。

【规格】　每10丸重2g。

【贮藏】　密闭,防潮。

处方提供单位:内蒙古自治区国际蒙医医院　　　　　　　　　　起草单位:内蒙古自治区国际蒙医医院

壮西–11丸
Zhuangxi–11 Wan

【处方】　寒制红石膏30g　　　碱　面20g　　　　大　黄20g　　　光明盐15g

煨乌蛇15g　　　　山　奈10g　　　　土木香10g　　　木　香10g

诃　子10g　　　　赤爬子10g　　　　沙　棘10g

共十一味，重160g。

【制法】　以上十一味，粉碎成细粉，过筛，混匀，用水泛丸，打光，干燥，分装，即得。

【性状】　本品为棕黄色至棕褐色的水丸；气微，味咸。

【鉴别】　（1）取本品粉末，置显微镜下观察：草酸钙簇晶大，直径60～140μm（大黄）。盾状毛由多个单细胞非腺毛毗连而成，末端分离（沙棘）。

（2）取本品2g，研细，加甲醇10ml，超声处理30分钟，滤过，滤液作为供试品溶液。另取去氢木香内酯对照品，加甲醇制成每1ml含0.5mg的溶液，作为对照品溶液。照薄层色谱法（通则0502）试验，吸取上述供试品溶液10μl、对照品溶液5μl，分别点于同一硅胶G薄层板上，以环己烷–丙酮（10：3）为展开剂，展开，取出，晾干，喷以1%香草醛硫酸溶液，在105℃加热至斑点显色清晰。供试品色谱中，在与对照品色谱相应的位置上，显相同颜色的斑点。

【检查】　应符合丸剂项下有关的各项规定（通则0108）。

【含量测定】　照高效液相色谱法（通则0512）测定。

色谱条件与系统适用性试验　以十八烷基硅烷键合硅胶为填充剂；以甲醇–0.1%磷酸溶液（90：10）为流动相；检测波长为254nm；流速为0.8ml/min；柱温为30℃。理论板数按大黄酚峰计算应不低于3000。

对照品溶液的制备　取大黄酚对照品适量，精密称定，加甲醇制成每1ml含0.1mg的溶液，即得。

供试品溶液的制备　取本品适量，研细，取约1.2g，精密称定，置具塞锥形瓶中，精密加入甲醇25ml，称定重量，加热回流1小时，取出，放冷，再称定重量，用甲醇补足减失的重量，摇匀，滤过，精密量取续滤液5ml，挥干溶剂，加8%盐酸溶液10ml，超声处理2分钟，再加三氯甲烷10ml，加热回流1小时，放冷，置分液漏斗中，分取三氯甲烷层，酸液再用三氯甲烷提取4次，每次10ml，合并三氯甲烷液，减压回收溶剂至干，残渣用甲醇使溶解，转移至10ml量瓶中并稀释至刻度，摇匀，即得。

测定法　分别精密吸取对照品溶液与供试品溶液各10μl，注入液相色谱仪，测定，即得。

处方提供单位：内蒙古自治区国际蒙医医院　杭盖巴特尔经验方　　　　起草单位：内蒙古自治区国际蒙医医院

本品每1g含大黄以大黄酚 $(C_{15}H_{10}O_4)$ 计,不得少于0.20mg。

【功能与主治】 消瘀,散结,理气,通脉,消炎。用于月经不调,气瘀、血瘀症,盆腔炎,附件炎,膀胱炎。

【用法与用量】 口服。一次11~15丸,一日1~2次,温开水送服。

【注意事项】 孕妇忌服,年老体弱者慎用。

【规格】 每10丸重2g。

【贮藏】 密封,防潮。

处方提供单位:内蒙古自治区国际蒙医医院 杭盖巴特尔经验方　　　起草单位:内蒙古自治区国际蒙医医院

如达-10丸
Ruda-10 Wan

【处方】　木　香50g　　　荜　茇140g　　　人工牛黄30g　　　瞿　麦20g

栀　子20g　　　石　榴20g　　　泡囊草膏20g　　　诃　子20g

蔓荆子20g　　　豆　蔻14g

共十味，重354g。

【制法】　以上十味，除人工牛黄外，其余木香等九味，粉碎成细粉，将人工牛黄与上述细粉配研，过筛，混匀，用水泛丸，打光，干燥，分装，即得。

【性状】　本品为黄色至黄棕色的水丸；气微，味微苦、辛。

【鉴别】　(1)取本品粉末，置显微镜下观察：菊糖团块形状不规则，有时可见微细放射状纹理，加热后溶解(木香)。种皮细胞红棕色，长多角形，壁连珠状增厚(荜茇)。石细胞成群，呈类圆形、长卵形、长方形或长条形，孔沟细密而明显(诃子)。内种皮厚壁细胞黄棕色或棕红色，表面观类多角形，壁厚，胞腔含硅质块(豆蔻)。

(2)取本品1g，研细，置10ml量瓶中，加甲醇适量，超声处理5分钟，加甲醇稀释至刻度，摇匀，静置，取上清液，作为供试品溶液。另取胆酸对照品、猪去氧胆酸对照品，加甲醇制成每1ml各含1mg的混合溶液，作为对照品溶液。照薄层色谱法(通则0502)试验，吸取上述供试品溶液4μl、对照品溶液2μl，分别点于同一硅胶G薄层板上，以正己烷-乙酸乙酯-醋酸-甲醇(20:25:2:3)上层溶液为展开剂，展开，取出，晾干，喷以10%磷钼酸乙醇溶液，在105℃加热至斑点显色清晰。供试品色谱中，在与对照品色谱相应的位置上，显相同颜色的斑点。

(3)取本品1g，研细，加50%甲醇20ml，超声处理40分钟，滤过，滤液蒸干，残渣加甲醇1ml使溶解，作为供试品溶液。另取栀子苷对照品，加乙醇制成每1ml含2mg的溶液，作为对照品溶液。照薄层色谱法(通则0502)试验，吸取上述两种溶液各4μl，分别点于同一硅胶G薄层板上，以乙酸乙酯-丙酮-甲酸-水(5:5:1:1)为展开剂，展开，取出，晾干，喷以10%硫酸乙醇溶液，在105℃加热至斑点显色清晰。供试品色谱中，在与对照品色谱相应的位置上，显相同颜色的斑点。

(4)取本品1g，研细，加无水乙醇5ml，超声处理30分钟，滤过，滤液作为供试品溶液。另取胡椒碱对照品，置棕色量瓶中，加无水乙醇制成每1ml含2mg的溶液，作为对照品溶液。照薄层色谱法(通则0502)试验，吸取上述两种溶液各4μl，分别点于同一硅胶G薄层板上，以甲苯-乙酸乙酯-丙酮(7:2:1)为展开剂，展开，取出，晾干，置紫外光灯(365nm)下检视。供试品色谱中，在与对照品色谱相应的位置上,显相同的蓝色荧光斑点;再喷以10%硫酸乙醇溶液,在105℃加热至斑点显色清晰。在与对照品色谱相应的位置上,显相同颜色的斑点。

【检查】　应符合丸剂项下有关的各项规定(通则0108)。

【含量测定】　照高效液相色谱法(通则0512)测定。

色谱条件与系统适用性试验　以十八烷基硅烷键合硅胶为填充剂;以甲醇-水(65:35)为流动相;检测波长为225nm。理论板数按木香烃内酯峰计算应不低于9000。

对照品溶液的制备　取木香烃内酯对照品、去氢木香内酯对照品适量,精密称定,加甲醇制成每1ml各含100μg的混合溶液,即得。

供试品溶液的制备　取本品适量,研细,取约2g,精密称定,置具塞锥形瓶中,精密加入甲醇50ml,密塞,称定重量,超声处理(功率250W,频率40kHz)30分钟,取出,放冷,再称定重量,用甲醇补足减失的重量,摇匀,滤过,取续滤液,即得。

测定法　分别精密吸取对照品溶液与供试品溶液各10μl,注入液相色谱仪,测定,即得。

本品每1g含木香以木香烃内酯($C_{15}H_{20}O_2$)和去氢木香内酯($C_{15}H_{18}O_2$)的总量计,不得少于1.2mg。

【功能与主治】　平赫依血相讧,抑瘀,杀虫。用于宝日寒性兼杂期、黏瘀、虫瘀病。

【用法与用量】　口服。一次7~11丸,一日1次,温开水送服。

【注意事项】　孕妇慎用,年老体弱者慎用。

【规格】　每10丸重2g。

【贮藏】　密封。

苏斯-12丸

Susi-12 Wan

【处方】　煅贝齿30g　　　　寒制红石膏30g　　　黑冰片30g　　　五灵脂30g

　　　　　　木　香20g　　　　牛胆粉20g　　　　　诃　子20g　　　石　榴10g

　　　　　　制木鳖10g　　　　胡黄连10g　　　　　红　花10g　　　苦地丁10g

　　　　　　共十二味,重230g。

【制法】　以上十二味,除牛胆粉外,其余煅贝齿等十一味,粉碎成细粉,将牛胆粉与上述细粉配研,过筛,混匀,用水泛丸,打光,干燥,分装,即得。

【性状】　本品为灰黑色至黑色的水丸;气微,味极苦。

【鉴别】　(1)取本品粉末,置显微镜下观察:花粉粒类圆形、椭圆形或橄榄形,直径约60μm,具3个萌发孔,外壁有齿状突起(红花)。石细胞无色,椭圆形或类圆形,壁厚,孔沟细密(石榴)。

　　　　　(2)取本品3g,研细,加三氯甲烷60ml,超声处理30分钟,滤过,滤液作为供试品溶液。另取去氢木香内酯对照品、木香烃内酯对照品,加三氯甲烷制成每1ml各含0.5mg的混合溶液,作为对照品溶液。照薄层色谱法(通则0502)试验,吸取上述两种溶液各10μl,分别点于同一硅胶G薄层板上,以三氯甲烷-环己烷(9:1)为展开剂,展开,取出,晾干,喷以5%香草醛硫酸溶液,在105℃加热至斑点显色清晰。供试品色谱中,在与对照品色谱相应的位置上,显相同颜色的斑点。

【检查】　应符合丸剂项下有关的各项规定(通则0108)。

【含量测定】　照高效液相色谱法(通则0512)测定。

色谱条件与系统适用性试验　以十八烷基硅烷键合硅胶为填充剂;以乙腈-1%冰醋酸溶液(14:86)为流动相;柱温为40℃;检测波长为275nm。理论板数按胡黄连苷Ⅱ峰计算应不低于5000。

对照品溶液的制备　取胡黄连苷Ⅱ对照品适量,精密称定,加甲醇制成每1ml含40μg的溶液,即得。

供试品溶液的制备　取本品适量,研细,取约1.2g,精密称定,置具塞锥形瓶中,精密加入甲醇25ml,密塞,称定重量,超声处理(功率250W,频率40kHz)30分钟,取出,放冷,再称定重量,用甲醇补足减失的重量,摇匀,滤过,精密量取续滤液10ml,蒸干,残渣加水10ml使溶解,用水饱和的正丁醇萃取三次,每次20ml,合并正丁醇液,蒸干,残渣用甲醇使溶解,转移至10ml量瓶中并稀释至刻度, 摇匀, 即得。

测定法　分别精密吸取对照品溶液与供试品溶液各10μl, 注入液相色谱仪, 测定, 即得。

本品每1g含胡黄连以胡黄连苷Ⅱ($C_{23}H_{28}O_{13}$)计, 不得少于1.0mg。

【功能与主治】　清肝胆热, 化瘀, 消食。用于胆痞瘀症, 胆息肉, 胆石症, 肝囊肿, 肝损伤。

【用法与用量】　口服。一次11~15丸, 一日1~2次, 温开水送服。

【规格】　每10丸重2g。

【贮藏】　密闭, 防潮。

处方提供单位: 内蒙古自治区国际蒙医医院　杭盖巴特尔经验方　　　　起草单位: 内蒙古自治区国际蒙医医院

别木图-9丸
Biemutu-9 Wan

【处方】
人工牛黄25g　　寒制红石膏15g　　瞿　麦15g　　红　花15g

蓝盆花10g　　波棱瓜子10g　　苦地丁10g　　木　香10g

川木通10g

共九味,重120g。

【制法】 以上九味,除人工牛黄外,其余红花等八味,粉碎成细粉,将人工牛黄与上述细粉配研,过筛,混匀,用水泛丸,打光,干燥,分装,即得。

【性状】 本品为黄棕色至棕色的水丸;气香,味苦。

【鉴别】 (1)取本品粉末,置显微镜下观察:纤维多成束,纤维束外侧的细胞中含草酸钙簇晶,形成晶纤维,含晶细胞类圆形(瞿麦)。花粉粒类圆形、椭圆形或橄榄形,直径约60μm,具3个萌发孔,外壁有齿状突起(红花)。菊糖团块形状不规则,有时可见微细放射状纹理,加热后溶解(木香)。

(2)取本品1g,研细,置10ml量瓶中,加甲醇适量,超声处理5分钟,取出,放冷,加甲醇至刻度,摇匀,静置,取上清液,作为供试品溶液。另取胆酸对照品、猪去氧胆酸对照品,加甲醇制成每1ml各含1mg的混合溶液,作为对照品溶液。照薄层色谱法(通则0502)试验,吸取上述供试品溶液4μl、对照品溶液2μl,分别点于同一硅胶G薄层板上,以正己烷-乙酸乙酯-醋酸-甲醇(20:25:2:3)上层溶液为展开剂,展开,取出,晾干,喷以10%磷钼酸乙醇溶液,在105℃加热至斑点显色清晰。供试品色谱中,在与对照品色谱相应的位置上,显相同颜色的斑点。

【检查】 应符合丸剂项下有关的各项规定(通则0108)。

【含量测定】 照高效液相色谱法(通则0512)测定。

色谱条件与系统适用性试验 以十八烷基硅烷键合硅胶为填充剂;以甲醇-乙腈-0.7%磷酸溶液(26:2:72)为流动相;检测波长为403nm。理论板数按羟基红花黄色素A计算应不低于5000。

对照品溶液的制备 取羟基红花黄色素A对照品适量,精密称定,加25%甲醇制成每1ml含50μg的溶液,即得。

供试品溶液的制备 取本品适量,研细,取约2g,精密称定,置具塞锥形瓶中,精密加入25%甲醇50ml,密塞,称定重量,超声处理(功率250W,频率40kHz)30分钟,取出,放冷,再称定重量,用25%甲醇补足减失的重量,摇匀,滤过,取续滤液,即得。

处方提供单位:内蒙古自治区国际蒙医医院　　　　起草单位:内蒙古自治区国际蒙医医院

测定法 分别精密吸取对照品溶液与供试品溶液各10μl, 注入液相色谱仪, 测定, 即得。

本品每1g含红花以羟基红花黄色素A($C_{27}H_{32}O_{16}$)计, 不得少于0.90mg。

【功能与主治】 清肝热。用于肝热, 肝血增盛, 肝损伤, 肝肿大, 肝宝日症。

【用法与用量】 口服。一次11~15丸, 一日1~2次, 温开水送服。

【规格】 每10丸重2g。

【贮藏】 密闭, 防潮。

别嘎日-10丸
Biegari-10 Wan

【处方】 枫香脂40g　　　　川楝子30g　　　　茼麻子30g　　　　决明子30g

木　香20g　　　　苦　参20g　　　　党　参10g　　　　诃　子10g

瞿　麦10g　　　　栀　子10g

共十味,重210g。

【制法】 以上十味,粉碎成细粉,过筛,混匀,用水泛丸,打光,干燥,分装,即得。

【性状】 本品为黄棕色至深棕色的水丸;气微,味苦、微涩。

【鉴别】 (1)取本品粉末,置显微镜下观察:果皮纤维束旁的细胞中含草酸钙方晶或少数簇晶,形成晶纤维,含晶细胞壁厚薄不一,木化(川楝子)。

(2)取本品5g,研细,取加甲醇10ml,超声处理30分钟,滤过,滤液作为供试品溶液。另取木香烃内酯对照品,加甲醇制成1ml含0.5mg的溶液,作为对照品溶液。照薄层色谱法(通则0502)试验,吸取上述两种溶液各5μl,分别点于同一硅胶G薄层板上,以环己烷-甲酸乙酯-甲酸(15:5:1)的上层溶液为展开剂,展开,取出,晾干,喷以1%香草醛硫酸溶液,在105℃加热至斑点显色清晰。供试品色谱中,在与对照品色谱相应的位置上,显相同颜色的斑点。

【检查】 应符合丸剂项下有关的各项规定(通则0108)。

【含量测定】 照高效液相色谱法(通则0512)测定。

色谱条件与系统适用性试验 以十八烷基硅烷键合硅胶为填充剂;以乙腈-水(15:85)为流动相;检测波长为238nm。理论板数按栀子苷峰计算应不低于3000。

对照品溶液的制备 取栀子苷对照品适量,精密称定,加甲醇制成每1ml含30μg的溶液,即得。

供试品溶液的制备 取本品适量,研细,取约2g,精密称定,置具塞锥形瓶中,精密加入甲醇25ml,密塞,称定重量,超声处理(功率250W,频率40kHz)30分钟,取出,放冷,再称定重量,用甲醇补足减失的重量,摇匀,滤过,取续滤液,即得。

测定法 分别精密吸取对照品溶液与供试品溶液各10μl,注入液相色谱仪,测定,即得。

本品每1g含栀子以栀子苷($C_{17}H_{24}O_{10}$)计,不得少于0.70mg。

【功能与主治】 燥协日乌素,清热。用于陶赖,赫如虎,关节疼痛。

【用法与用量】 口服。一次11~15丸,一日1~2次,温开水送服。

处方提供单位:内蒙古自治区国际蒙医医院　　　　　　起草单位:内蒙古盛唐国际蒙医药研究院

【规格】　每10丸重2g。

【贮藏】　密封, 防潮。

沏其日甘-17丸
Qiqirigan-17 Wan

【处方】　沙　棘50g　　　大　黄40g　　　干　姜40g　　　石榴子40g

煅贝齿20g　　　诃　子10g　　　紫茉莉10g　　　海金沙10g

赤爬子10g　　　红　花10g　　　光明盐10g　　　炒硇砂10g

炒火硝10g　　　芒　硝10g　　　寒制红石膏10g　滑石粉10g

制硼砂10g

共十七味, 重310g。

【制法】　以上十七味, 粉碎成细粉, 过筛, 混匀, 用水泛丸, 打光, 干燥, 分装, 即得。

【性状】　本品为棕黄色至棕褐色的水丸; 气香, 味苦、酸、涩、咸而微刺舌。

【鉴别】　(1)取本品粉末, 置显微镜下观察: 盾状毛由多个单细胞毛毗连而成, 末端分离(沙棘)。草酸钙簇晶大, 直径20~140μm(大黄)。花粉粒类圆形、椭圆形或橄榄形, 直径约60μm, 具3个萌发孔, 外壁有齿状突起(红花)。石细胞成群, 呈类圆形、长卵形、长方形或长条形, 孔沟细密而明显(诃子)。

(2)取本品10g, 研细, 加乙醇70ml, 超声处理20分钟, 滤过, 滤液蒸干, 残渣加乙醇2ml使溶解, 作为供试品溶液。另取没食子酸对照品, 加乙醇制成每1ml含0.5mg的溶液, 作为对照品溶液。照薄层色谱法(通则0502)试验, 吸取上述两种溶液各5μl, 分别点于同一硅胶G薄层板上, 以三氯甲烷-醋酸乙酯-甲酸(6:4:1)为展开剂, 展开, 取出, 晾干, 喷以2%三氧化铁乙醇溶液。供试品色谱中, 在与对照品色谱相应的位置上, 显相同颜色的斑点。

【检查】　应符合丸剂项下有关的各项规定(通则0108)。

【含量测定】　照高效液相色谱法(通则0512)测定。

色谱条件与系统适用性试验　以十八烷基硅烷键合硅胶为填充剂; 以甲醇-0.1%磷酸溶液(85:15)为流动相; 检测波长为254nm。理论板数按大黄酚峰计算应不低于2500。

对照品溶液的制备　取大黄酚对照品适量, 精密称定, 加无水乙醇-乙酸乙酯(2:1)混合溶液制成每1ml含20μg的溶液, 即得。

供试品溶液的制备　取本品适量, 研细, 取约1.5g, 精密称定, 置具塞锥形瓶中, 精密加乙醇25ml, 称定重量, 加热回流1小时, 取出, 放冷, 再称定重量, 用乙醇补足减失的重量, 摇匀, 滤过, 精密量续滤液10ml, 置蒸发皿中, 蒸干, 用30%乙醇-盐酸(10:1)混合溶液15ml使溶解, 置具塞锥形瓶中, 加热回流1小时, 立即冷却, 置分液漏斗中, 用少量三氯甲烷洗涤容器, 并入分液漏斗中, 用三氯甲烷强力振摇提取4次 (20ml, 20ml, 15ml, 15ml), 合并三氯甲烷液, 挥干, 残渣用无水乙醇–乙酸乙酯 (2∶1) 混合溶液分次溶解, 转移至25ml量瓶中并稀释至刻度, 摇匀, 即得。

测定法　分别精密吸取对照品溶液与供试品溶液各10μl, 注入液相色谱仪, 测定, 即得。

本品每1g含大黄以大黄酚 ($C_{15}H_{10}O_4$) 计, 不得少于0.40mg。

【功能与主治】　活血化瘀, 通经。用于闭经, 血寒陷于肝、肾、胃血瘀, 血痞, 胎衣滞留。

【用法与用量】　口服。一次11~15丸, 一日1~2次, 温开水送服。

【注意事项】　孕妇忌服。

【规格】　每10丸重2g。

【贮藏】　密闭, 防潮。

沙日·毛都-9丸
Shari Maodu-9 Wan

【处方】 黄　柏40g　　　香　墨30g　　　牛胆粉30g　　　荜　茇16g

　　　　 甘　草16g　　　海金沙10g　　　栀　子10g　　　红　花10g

　　　　 人工麝香1g

　　　　 共九味，重163g。

【制法】 以上九味，除人工麝香、牛胆粉外，其余黄柏等七味，粉碎成细粉，将人工麝香、牛胆粉与上述细粉配研，过筛，混匀，用水泛丸，打光，干燥，分装，即得。

【性状】 应为黑绿色至黑色的水丸；气微臭，味苦。

【鉴别】 （1）取本品粉末，置显微镜下观察：种皮细胞红棕色，长多角形，壁连珠状增厚（荜茇）。纤维束周围薄壁细胞含草酸钙方晶，形成晶纤维（甘草）。花粉粒类圆形、椭圆形或橄榄形，直径约60μm，具3个萌发孔，外壁有齿状突起（红花）。孢子为四面体，三角状圆锥形，顶面观三面锥形，可见三叉状裂隙，底面观类圆形，直径60~85μm，外壁有颗粒状雕纹（海金沙）。

（2）取本品4g，研细，置具塞瓶中，加80%丙酮20ml，密塞，振摇15分钟，静置，取上清液作为供试品溶液。另取红花对照药材0.25g，同法制成对照药材溶液。照薄层色谱法（通则0502）试验，吸取上述两种溶液各10μl，分别点于同一硅胶H薄层板上，以乙酸乙酯-甲酸-水-甲醇（7:2:3:0.4）为展开剂，展开，取出，晾干。供试品色谱中，在与对照药材色谱相应的位置上，显相同颜色的斑点。

【检查】 应符合丸剂项下有关的各项规定（通则0108）。

【含量测定】 照高效液相色谱法（通则0512）测定。

色谱条件与系统适用性试验 以十八烷基硅烷键合硅胶为填充剂；以乙腈-0.1%磷酸溶液（每100ml加十二烷基磺酸钠0.05g）（50:50）为流动相；检测波长为265nm。理论板数按盐酸小檗碱峰计算应不低于4000。

对照品溶液的制备 取盐酸小檗碱对照品适量，精密称定，加甲醇制成每1ml含60μg的溶液，即得。

供试品溶液的制备 取本品适量，研细，取约1.5g，精密称定，置具塞锥形瓶中，精密加入甲醇和盐酸（100:1）的混合溶液25ml，密塞，称定重量，超声处理（功率250W，频率40kHz）30分钟，取出，放冷，再称定重量，用甲醇-盐酸（100:1）的混合溶液补足减失的重量，摇匀，滤过，取续滤液，即得。

测定法　分别精密吸取对照品溶液与供试品溶液各10μl,注入液相色谱仪,测定,即得。

本品每1g含黄柏以盐酸小檗碱($C_{20}H_{17}NO_4 \cdot HCl$)计,不得少于2.0mg。

【**功能与主治**】　清热,锁脉,止遗精,止血。用于肾热,萨木色热,膀胱热,尿频,尿浊,遗精,腰酸痛,尿道灼痛,月经过多。

【**用法与用量**】　口服。一次11~15丸,一日1~2次,温开水口服。

【**规格**】　每10丸重2g。

【**贮藏**】　密闭,防潮。

沃森·萨乌日勒
Wosen Sawurile

【处方】 诃　子200g　　　　石菖蒲180g　　　　木　香100g　　　　枫香脂60g

山　奈10g

共五味,重550g。

【制法】 以上五味,粉碎成细粉,过筛,混匀,用水泛丸,打光,干燥,分装,即得。

【性状】 本品为深棕色至棕褐色的水丸;气香,味酸、甘而苦、涩。

【鉴别】 （1）取本品粉末,置显微镜下观察:石细胞成群,呈类圆形、长卵形、长方形或长条形,孔沟细密而明显（诃子）。菊糖团块形状不规则,有时可见微细放射状纹理,加热后溶解（木香）。淀粉粒圆形、椭圆形或类三角形,直径 10~30μm,脐点及层纹不明显（山奈）。

（2）取本品0.8g,研细,加石油醚（60~90℃）20ml,加热回流1小时,滤过,滤液蒸干,残渣加石油醚（60~90℃）1ml使溶解,作为供试品溶液。另取石菖蒲对照药材0.3g,同法制成对照药材溶液。照薄层色谱法（通则0502）试验,吸取上述两种溶液各2μl,分别点于同一硅胶G薄层板上,以石油醚（60~90℃）-乙酸乙酯（4:1）为展开剂,展开,取出,晾干,放置约1小时,置紫外光灯（365nm）下检视。供试品色谱中,在与对照药材色谱相应的位置上,显相同颜色的荧光斑点。

【检查】 应符合丸剂项下有关的各项规定（通则0108）。

【含量测定】 照高效液相色谱法（通则0512）测定。

色谱条件与系统适用性试验 以十八烷基硅烷键合硅胶为填充剂;以乙腈-0.7%磷酸溶液（用三乙胺调pH值为6.0±0.1）（1:99）为流动相;检测波长为273nm。理论板数按没食子酸峰计算应不低于2000。

对照品溶液的制备 取没食子酸对照品适量,精密称定,加50%甲醇制成每1ml含20μg的溶液,即得。

供试品溶液的制备 取本品适量,研细,取约0.8g,精密称定,置具塞锥形瓶中,精密加入50%甲醇50ml,密塞,称定重量,超声处理（功率300W,频率40kHz）30分钟,取出,放冷,再称定重量,用50%甲醇补足减失的重量,摇匀,滤过,取续滤液,即得。

测定法 分别精密吸取对照品溶液与供试品溶液各10μl,注入液相色谱仪,测定,即得。

本品每1g含诃子以没食子酸（$C_7H_6O_5$）计,不得少于3.0mg。

【功能与主治】 祛巴达干赫依,促血运。用于沃森萨病所致机体活动障碍,言语不清,身体疲乏,食欲及消化功能减退,痰涎增多,巴达干赫依性头疼、头晕症。

处方提供单位:内蒙古自治区国际蒙医医院 特木其乐经验方　　　起草单位:内蒙古自治区国际蒙医医院

【用法与用量】　口服。一次11~15丸，一日1~2次，温开水送服。

【规格】　每10丸重2g。

【贮藏】　密闭，防潮。

阿木日-11丸
Amuri-11 Wan

【处方】　大　黄50g　　　寒制红石膏40g　　　诃　子30g　　　煨乌蛇20g

山　奈20g　　　土木香20g　　　碱　面10g　　　海金沙10g

赤爬子10g　　　沙　棘10g　　　炒硇砂10g

共十一味,重230g。

【制法】　以上十一味,粉碎成细粉,过筛,混匀,用水泛丸,打光,干燥,分装,即得。

【性状】　本品为棕褐色至黑褐色的水丸,气香,味酸,微咸。

【鉴别】　(1)取本品粉末,置显微镜下观察:草酸钙簇晶大,直径20~140μm(大黄)。横纹肌纤维淡黄色或近无色,有明暗相间的细密横纹(煨乌蛇)。淀粉粒圆形、椭圆形或类三角形,直径10~30μm,脐点及层纹不明显(山奈)。盾状毛由多个单细胞毛毗连而成,末端分离(沙棘)。

(2)取本品4g,研细,加甲醇5ml,超声处理10分钟,滤过,滤液作为供试品溶液。另取山奈对照药材0.5g,同法制成对照药材溶液。照薄层色谱法(通则0502)试验,吸取上述两种溶液各5μl,分别点于同一硅胶GF$_{254}$薄层板上,以正己烷-乙酸乙酯(4:1)为展开剂,展开,取出,晾干,置紫外光灯(254nm)下检视。供试品色谱中,在与对照药材色谱相应的位置上,显相同颜色的斑点。

【检查】　应符合丸剂项下有关的各项规定(通则0108)。

【功能与主治】　缩宫,止痛。用于子宫脱垂,胎盘滞留,小腹坠痛,尿频,腰腿痛。

【用法与用量】　口服。一次11~15丸,一日1~2次,温开水送服。

【规格】　每10丸重2g。

【贮藏】　密封,防潮。

阿米·巴日格其–18丸
Ami Barigeqi–18 Wan

【处方】　山沉香60g　　　木棉花42g　　　牦牛心42g　　　没　药30g

　　　　　诃　子30g　　　檀　香30g　　　枫香脂30g　　　肉豆蔻30g

　　　　　胡黄连30g　　　草乌叶30g　　　木　香30g　　　石　膏30g

　　　　　旋覆花30g　　　拳　参30g　　　北沙参30g　　　人工牛黄30g

　　　　　炒马钱子30g　　丁　香16g

　　　　　共十八味，重580g。

【制法】　以上十八味，除人工牛黄外，其余山沉香等十七味，粉碎成细粉，将人工牛黄与上述细粉配研，过筛，混匀，用水泛丸，打光，干燥，分装，即得。

【性状】　本品为黄棕色至棕褐色的水丸；气香，味苦、涩。

【鉴别】　（1）取本品粉末，置显微镜下观察：脂肪油滴众多，加水合氯醛试液加热后渐形成针簇状结晶（肉豆蔻）。菊糖团块形状不规则，有时可见微细放射状纹理，加热后溶解（木香）。花粉粒众多，极面观三角形，赤道表面观双凸镜形，具3副合沟（丁香）。草酸钙簇晶，直径15~65μm（拳参）。

　　（2）取本品2g，研细，加甲醇10ml，超声处理10分钟，静置，取上清液，作为供试品溶液。另取胆酸对照品、猪去氧胆酸对照品，加甲醇制成每1ml各含1mg的混合溶液，作为对照品溶液。照薄层色谱法（通则0502）试验，吸取上述两种溶液各5μl，分别点于同一硅胶G薄层板上，以正己烷–乙酸乙酯–醋酸–甲醇（20:25:2:3）上层溶液为展开剂，展开，取出，晾干，喷以10%磷钼酸乙醇溶液，在105℃加热至斑点显色清晰。供试品色谱中，在与对照品色谱相应的位置上，显相同颜色的斑点。

【检查】　应符合丸剂项下有关的各项规定（通则0108）。

【含量测定】　照高效液相色谱法（通则0512）测定。

色谱条件与系统适用性试验　以十八烷基硅烷键合硅胶为填充剂；以甲醇–水（65:35）为流动相；检测波长为225nm。理论板数按木香烃内酯峰计算应不低于3000。

对照品溶液的制备　取木香烃内酯对照品适量，精密称定，加甲醇制成每1ml含100μg的溶液，即得。

供试品溶液的制备　取本品适量，研细，取约3g，精密称定，置具塞锥形瓶中，精密加入甲醇25ml，密塞，称定重量，超声处理（功率250W，频率40kHz）30分钟，取出，放冷，再称定重量，用甲醇补足减失的重量,摇匀,滤过,取续滤液,即得。

测定法　分别精密吸取对照品溶液与供试品溶液各10μl,注入液相色谱仪,测定,即得。

本品每1g含木香以木香烃内酯($C_{15}H_{20}O_2$)计,不得少于0.30mg。

【**功能与主治**】　调节黏、赫依、热相讧,止刺痛。用于黏、赫依、热相讧症,山川间赫依热,虚热,未成熟热,司命赫依病,癫狂,晕厥,心神不安,心悸气促,赫依刺痛症,白脉病,巴达干希日隐伏症。

【**用法与用量**】　口服。一次11~15丸,一日1~2次,温开水送服。

【**注意事项**】　孕妇慎服。

【**规格**】　每10丸重2g。

【**贮藏**】　密封,防潮。

处方提供单位:内蒙古自治区国际蒙医医院　　　　　　　　起草单位:内蒙古盛唐国际蒙医药研究院

阿纳嘎其·那日

Anagaqi Nari

【处方】　　石　榴100g　　　　豆　蔻50g　　　　玉　竹40g　　　　荜　茇40g

　　　　　　冬葵果30g　　　　　炒菱角30g　　　　黄　精30g　　　　紫茉莉30g

　　　　　　天　冬30g　　　　　红　花30g　　　　肉　桂10g

　　　　　　共十一味，重420g。

【制法】　　以上十一味，粉碎成细粉，过筛，混匀，用水泛丸，打光，干燥，分装，即得。

【性状】　　本品为黄棕色至棕色的水丸；气香，味辛、微涩。

【鉴别】　　（1）取本品粉末，置显微镜下观察：石细胞无色，椭圆形或类圆形，壁厚，孔沟细密（石榴）。花粉粒圆形或椭圆形，直径约 60μm，外壁有刺，有3个萌发孔（红花）。多细胞星状毛，多破碎（冬葵果）。

　　　　　　（2）取本品2g，研细，加无水乙醇 5ml，超声处理 30 分钟，滤过，滤液作为供试品溶液。另取荜茇对照药材0.8g，同法制成对照药材溶液。再取胡椒碱对照品，置棕色量瓶中，加无水乙醇制成每1ml含4mg的溶液，作为对照品溶液。照薄层色谱法（通则0502）试验，吸取上述供试品溶液 10μl，对照药材溶液和对照品溶液各 2μl，分别点于同一硅胶G薄层板上，以环己烷-丙酮（10∶3）为展开剂，展开，取出，晾干，置紫外光灯（365nm）下检视。供试品色谱中，在与对照药材及对照品色谱相应的位置上，显相同的蓝色荧光斑点；再喷以10%硫酸乙醇溶液，在105℃加热至斑点显色清晰，在与对照药材色谱和对照品色谱相应的位置上，显相同颜色的斑点。

【检查】　　应符合丸剂项下有关的各项规定（通则 0108）。

【含量测定】　　照高效液相色谱法（通则0512）测定。

色谱条件与系统适用性试验　　以十八烷基硅烷键合硅胶为填充剂；以甲醇-0.1%磷酸水溶液（5∶95）为流动相；检测波长为273nm。理论板数按没食子酸峰计算应不低于4000。

对照品溶液的制备　　取没食子酸对照品适量，精密称定，加甲醇制成每1ml含27μg的溶液，即得。

供试品溶液的制备　　取本品适量，研细，取约0.5g，精密称定，置具塞锥形瓶中，精密加入75%乙醇25ml，超声处理（功率250W，频率 40kHz）30分钟，取出，放冷，摇匀，滤过，用75%乙醇适量分次洗涤容器和残渣，洗液与滤液合并，蒸干，残渣用25ml水分次溶解并转入分液漏斗中，用乙酸乙酯振摇提取5次，每次15ml，合并乙酸乙酯液，回收溶剂至干，残渣用甲醇分次溶解并转移至25ml的量瓶中,加甲醇稀释至刻度,摇匀,即得。

测定法　分别精密吸取对照品溶液与供试品溶液各10μl,注入液相色谱仪,测定,即得。

本品每1g含石榴以没食子酸(C$_7$H$_6$O$_5$)计,不得少于0.20mg。

【**功能与主治**】　温肾,利水,消食,滋补。用于胃寒,消化不良,浮肿,水肿,肾寒腰痛,遗精淋下,寒性腹泻,宫寒带多,协日乌素症。

【**用法与用量**】　口服。一次11~15丸,一日1~2次,温开水送服。

【**规格**】　每10丸重2g。

【**贮藏**】　密封,防潮。

阿如日阿-5丸

Aruri'a-5 Wan

【处方】　　诃　子200g　　　　黑冰片155g　　　　寒制红石膏75g　　　　石　榴50g

　　　　　　波棱瓜子20g

　　　　　　共五味，重500g。

【制法】　　以上五味，粉碎成细粉，过筛，混匀，用水泛丸，打光，干燥，分装，即可。

【性状】　　本品为灰黑色至黑色的水丸；气微香、腥，味苦、涩。

【鉴别】　　（1）取本品粉末，置显微镜下观察：黑色块片不规则形（黑冰片）。石细胞成群，呈类圆形、长卵形、长方形或长条形，孔沟细密而明显（诃子）。石细胞无色，椭圆形或类圆形，壁厚，孔沟细密（石榴）。

　　　　　　（2）取本品2.5g，研细，加甲醇50ml，超声处理30分钟，滤过，滤液蒸干，残渣加甲醇1ml使溶解，作为供试品溶液。分别另取诃子对照药材及石榴对照药材各1g，加甲醇20ml，同法制成诃子对照药材溶液及石榴对照药材溶液。再取没食子酸对照品，加甲醇制成每1ml含1mg的溶液，作为对照品溶液。照薄层色谱法（通则0502）试验，吸取上述四种溶液各5μl，分别点于同一硅胶GF$_{254}$薄层板上，以甲苯-乙酸乙酯-甲酸-水（15：10：1：1）上层溶液为展开剂，展开，取出，晾干，置紫外光灯（254nm）下检视。供试品色谱中，在与对照药材及对照品色谱相应的位置上，显相同颜色的斑点。

【检查】　　应符合丸剂项下有关的各项规定（通则0108）。

【含量测定】　　照高效液相色谱法（通则0512）测定。

色谱条件与系统适用性试验　　用十八烷基硅烷键合硅胶为填充剂；甲醇为流动相A，以0.1%磷酸溶液为流动相B。梯度洗脱程序：0~15min，5%A；15~40min，40%A；柱温：30℃；检测波长分别为没食子酸270nm、鞣花酸253nm。理论板数按没食子酸峰、鞣花酸峰计算均应不低于3000。

对照品溶液的制备　　取没食子酸对照品、鞣花酸对照品适量，精密称定，分别加80%甲醇制成每1ml含没食子酸30μg、鞣花酸70μg的溶液，即得。

供试品溶液的制备　　取本品，研细，取约0.25g，精密称定，置具塞锥形瓶中，精密加入80%甲醇50ml，称定重量，加热回流60分钟，取出，放冷，再称定重量，用80%甲醇补足减失的重量，摇匀，滤过，取续滤液，即得。

测定法　　分别精密吸取对照品溶液与供试品溶液各10μl，注入液相色谱仪，测定，即得。

本品每1g含诃子和石榴以没食子酸（C$_7$H$_6$O$_5$）计，不得少于3.8mg；以鞣花酸（C$_{14}$H$_8$O$_8$）计，不得少于3.5mg。

　　【功能与主治】　　祛赫依希日,健胃,助消化。用于胃肠热盛,宿食不消,肝胆热症,黄疸。

　　【用法与用量】　　口服。一次11~15丸,每日1~2次,温开水送服。

　　【规格】　每10丸重2g。

　　【贮藏】　密闭,防潮。

阿敏–11丸

Amin–11 Wan

【处方】　　广　枣30g　　　　　山沉香25g　　　　丁　香20g　　　　草阿魏25g

牦牛心25g　　　　肉豆蔻20g　　　　木　香20g　　　　诃　子25g

木棉花15g　　　　石　膏15g　　　　枫香脂10g

共十一味, 重230g。

【制法】　以上十一味, 粉碎成细粉, 过筛, 混匀, 用水泛丸, 打光, 干燥, 分装, 即得。

【性状】　本品为棕色至棕褐色的水丸; 气微香, 味辛、苦。

【鉴别】　　（1）取本品粉末, 置显微镜下观察: 内果皮石细胞类圆形、椭圆形, 壁厚, 孔沟明显, 胞腔内充满淡黄棕色或棕红色颗粒状物（广枣）。花粉粒众多, 极面观三角形, 赤道表面观双凸镜形, 具3副合沟（丁香）。脂肪油滴经水合氯醛试液加热后渐形成针簇状结晶（肉豆蔻）。花粉粒类三角形, 直径50～60μm, 表面有网状纹理, 具3个萌发孔（木棉花）。

（2）取本品5g, 研细, 加甲醇10ml, 超声处理20分钟, 静置, 取上清液, 作为供试品溶液。另取枫香脂对照药材0.2g, 同法制成对照药材溶液。照薄层色谱法（通则0502）试验, 吸取上述两种溶液各2μl, 分别点于同一硅胶GF$_{254}$薄层板上, 以正己烷–石油醚（60～90℃）–乙酸乙酯–冰醋酸（6:2:3:0.2）为展开剂, 展开, 取出, 晾干, 置紫外光灯（254nm）下检视。供试品色谱中, 在与对照药材色谱相应的位置上, 显相同颜色的斑点。

【检查】　应符合丸剂项下有关的各项规定（通则0108）。

【含量测定】　照高效液相色谱法（通则0512）测定。

色谱条件与系统适用性试验　以十八烷基硅烷键合硅胶为填充剂; 以甲醇–水（65:35）为流动相; 检测波长为225nm。理论板数按木香烃内酯峰计算应不低于4000。

对照品溶液的制备　取木香烃内酯对照品适量, 精密称定, 加甲醇制成每1ml含100μg的溶液, 即得。

供试品溶液的制备　取本品适量, 研细, 取约1.3g, 精密称定, 置具塞锥形瓶中, 精密加入甲醇25ml, 密塞, 称定重量, 超声处理（功率300W, 频率40kHz）30分钟, 取出, 放冷, 再称定重量, 用甲醇补足减失的重量, 摇匀, 滤过, 取续滤液, 即得。

测定法　分别精密吸取对照品溶液与供试品溶液各10μl, 注入液相色谱仪, 测定, 即得。

本品每1g含木香以木香烃内酯（C$_{15}$H$_{20}$O$_2$）计, 不得少于0.50mg。

【功能与主治】　镇赫依, 止刺痛。用于胸、腋部刺痛, 赫依哑结, 癫狂病, 心刺痛症。

【**用法与用量**】　　口服。一次11~15丸, 一日1~2次, 温开水送服。

【**规格**】　　每10丸重2g。

【**贮藏**】　　密封, 防潮。

阿嘎如–19丸

Agaru–19 Wan

【处方】
栀　子80g	山沉香25g	沉　香25g	降　香25g
毛莲菜25g	木　香20g	旋覆花20g	丁　香20g
肉豆蔻20g	炒马钱子20g	川楝子14g	木棉花12g
悬钩子12g	土木香12g	山　奈12g	诃　子12g
广　枣12g	胡黄连12g	苦　参12g	

共十九味, 重390g。

【制法】 以上十九味, 粉碎成细粉, 过筛, 混匀, 用水泛丸, 打光, 干燥, 分装, 即得。

【性状】 本品为浅黄色至黄棕色的水丸; 气微, 味微酸而苦。

【鉴别】 (1)取本品粉末, 置显微镜下观察: 种皮石细胞黄色或淡棕色, 多破碎, 完整者长多角形、长方形或不规则形, 壁厚, 有大的圆形纹孔, 胞腔棕红色(栀子)。内果皮石细胞类圆形、椭圆形, 壁厚, 孔沟明显, 胞腔内充满淡黄棕色或棕红色颗粒状物(广枣)。脂肪油滴经水合氯醛试液加热后渐形成针簇状结晶(肉豆蔻)。花粉粒类球形, 直径22～33μm, 外壁有刺, 长约3μm, 具3个萌发孔(旋覆花)。花粉粒类三角形, 直径50～60μm, 表面有网状纹理, 具3个萌发孔(木棉花)。

(2)取本品5g, 研细, 加甲醇10ml, 超声处理30分钟, 滤过, 滤液作为供试品溶液。另取去氢木香内酯对照品, 加甲醇制成每1ml含1.0mg的溶液, 作为对照品溶液。照薄层色谱法(通则0502)试验, 吸取上述两种溶液各5μl, 分别点于同一硅胶G薄层板上, 以环己烷–甲酸乙酯–甲酸(15:5:1)的上层溶液为展开剂, 展开, 取出, 晾干, 喷以1%香草醛硫酸溶液, 在105℃加热至斑点显色清晰。供试品色谱中, 在与对照品色谱相应的位置上, 显相同颜色的斑点。

【检查】 应符合丸剂项下有关的各项规定(通则0108)。

【含量测定】 照高效液相色谱法(通则0512)测定。

色谱条件与系统适用性试验 以十八烷基硅烷键合硅胶为填充剂; 以乙腈–水(10:90)为流动相; 检测波长为238nm。理论板数按栀子苷峰计算应不低于2500。

对照品溶液的制备 取栀子苷对照品适量, 精密称定, 加甲醇制成每1ml含70μg的溶液, 即得。

供试品溶液的制备 将本品适量, 研细, 取约0.2g, 精密称定, 置具塞锥形瓶中, 精密加入甲醇25ml, 密塞, 称定重量, 超声处理(功率250W, 频率40kHz)30分钟, 取出, 放冷, 再称定重量, 用甲醇补足减失的重量,摇匀,滤过,取续滤液,即得。

测定法　分别精密吸取对照品溶液与供试品溶液各10μl,注入液相色谱仪,测定,即得。

本品每1g含栀子以栀子苷($C_{17}H_{24}O_{10}$)计,不得少于3.0mg。

【功能与主治】　镇赫依,平喘,止痛。用于哮喘,山川间赫依热,主脉赫依病,胸刺痛症。

【用法与用量】　口服。一次11~15丸,一日1~2次,温开水送服。

【规格】　每10丸重2g。

【贮藏】　密闭,防潮。

处方提供单位:内蒙古民族大学附属医院　　　　　　　　起草单位:内蒙古盛唐国际蒙医药研究院

旺拉格-15丸

Wanglage-15 Wan

【处方】 手　参80g　　　玉　竹40g　　　天　冬40g　　　黄　精40g

肉　桂40g　　　荜　茇40g　　　紫茉莉40g　　　芒果核40g

大托叶云实40g　蒲　桃40g　　　豆　蔻40g　　　刀　豆40g

石　榴40g　　　炒菱角40g　　　冬虫夏草10g

共十五味，重610g。

【制法】 以上十五味，除冬虫夏草外，其余石榴等十四味，粉碎成细粉，将冬虫夏草研细，与上述细粉配研，过筛，混匀，用水泛丸，打光，干燥，分装，即得。

【性状】 本品为棕黄色至棕褐色的水丸；气微，味苦、辛、咸。

【鉴别】 取本品7g，研细，加无水乙醇10ml，超声处理30分钟，离心10分钟（转速为10000r/min），取上清液，作为供试品溶液。另取胡椒碱对照品，置棕色量瓶中，加无水乙醇制成每1ml含4mg的溶液，作为对照品溶液。照薄层色谱法（通则0502）试验，吸取上述供试品溶液10μl，对照品溶液5μl，分别点于同一硅胶G薄层板上，以甲苯-乙酸乙酯-丙酮（7∶2∶1）为展开剂，展开，取出，晾干，置紫外光灯（365nm）下检视。供试品色谱中，在与对照品色谱相应的位置上，显相同的蓝色荧光斑点；再喷以10%硫酸乙醇溶液，在105℃加热至斑点显色清晰，在与对照品色谱相应的位置上，显相同颜色的斑点。

【检查】 应符合丸剂项下有关的各项规定（通则0108）。

【含量测定】 照高效液相色谱法（通则0512）测定。

色谱条件与系统适用性试验 以十八烷基硅烷键合硅胶为填充剂；以甲醇–水（77∶23）为流动相；检测波长为343nm。理论板数按胡椒碱峰计算应不低于1500。

对照品溶液的制备 取胡椒碱对照品适量，精密称定，置棕色量瓶中，加无水乙醇制成每1mL含20μg的溶液，即得。

供试品溶液的制备 取本品适量，研细，取约1g，精密称定，置50ml棕色量瓶中，加无水乙醇35ml，超声处理（功率250W，频率40kHz）30分钟，放冷，用无水乙醇稀释至刻度，摇匀，滤过，取续滤液，即得。

测定法 分别精密吸取对照品溶液与供试品溶液各10μl，注入液相色谱仪，测定，即得。

本品每1g含荜茇以胡椒碱（$C_{17}H_{19}NO_3$）计，不得少于1.0mg。

处方提供单位：内蒙古自治区国际蒙医医院　　　　　　　　　　起草单位：内蒙古自治区国际蒙医医院

【功能与主治】　祛寒, 强身, 补肾, 补气, 燥协日乌素。用于肾寒肾虚, 浮肿, 耳鸣头痛, 腰酸腿痛, 遗精。

【用法与用量】　口服。一次11~15丸, 一日1~2次, 温开水送服。

【规格】　每10丸重2g。

【贮藏】　密封, 防潮。

图鲁吉古鲁其–7丸
Tulujiguluqi–7 Wan

【处方】   益智仁60g   天　冬10g   手　参10g   山沉香10g

肉豆蔻10g   黄　精10g   丁　香10g

共七味, 重120g。

【制法】   以上七味, 粉碎成细粉, 过筛, 混匀, 用水泛丸, 打光, 干燥, 分装, 即得。

【性状】   本品为黄白色至黄棕色的水丸; 气芳香, 味辛、甘。

【鉴别】   (1)取本品粉末, 置显微镜下观察: 石细胞长方形或长条形, 直径50～110μm, 纹孔极细密(天冬)。花粉粒众多, 极面观三角形, 赤道表面观双凸镜形, 具3副合沟(丁香)。内种皮厚壁细胞黄棕色或棕色, 表面观多角形, 壁厚, 非木化, 胞腔内含硅质块(益智仁)。

(2)取本品8g, 研细, 置圆底烧瓶中, 加水 200ml, 连接挥发油测定器, 自测定器上端加水至刻度, 再加正己烷 2ml, 加热回流2小时, 放冷, 分取正己烷液, 作为供试品溶液。另取丁香酚对照品, 加乙醇制成每1ml 含1mg 的溶液, 作为对照品溶液。照薄层色谱法(通则 0502)试验, 吸取上述两种溶液各 3～5μl, 分别点于同一硅胶G薄层板上, 以正己烷–三氯甲烷–乙酸乙酯(12:2:0.25)为展开剂, 展开, 取出, 晾干, 喷以5%香草醛硫酸溶液, 在105℃加热至斑点显色清晰。供试品色谱中, 在与对照品色谱相应的位置上, 显相同颜色的斑点。

(3)取肉豆蔻对照药材2g, 置圆底烧瓶中, 加水200ml, 连接挥发油测定器, 自测定器上端加水至刻度3ml, 再加正己烷2ml, 加热回流提取2小时, 放冷, 分取正己烷液, 作为对照药材溶液。照薄层色谱法(通则0502)试验, 吸取【鉴别】(2)项下的供试品溶液和上述对照药材溶液各 5～10μl, 分别点于同一硅胶GF$_{254}$薄层板上, 以石油醚(60～90℃)–乙酸乙酯(9:1)为展开剂, 展开, 取出, 晾干, 置紫外光灯(254nm)下检视。供试品色谱中, 在与对照药材色谱相应的位置上, 显相同颜色的斑点。

【检查】   应符合丸剂项下有关的各项规定(通则0108)。

【含量测定】   照高效液相色谱法(通则0512)测定。

色谱条件与系统适用性试验   以十八烷基硅烷键合硅胶为填充剂; 以甲醇–水(60:40)为流动相; 检测波长为280nm。理论板数按丁香酚峰计算应不低于3000。

对照品溶液的制备   取丁香酚对照品适量, 精密称定, 加甲醇制成每1ml含35μg的溶液, 即得。

供试品溶液的制备   取本品适量, 研细, 取约0.5g, 精密称定, 置具塞锥形瓶中, 精密加入甲醇50ml, 密塞, 称定重量, 超声处理(功率300W, 频率 40kHz)30 分钟, 取出, 放冷, 再称定重量, 用甲醇补足减失的重量,摇匀,滤过,取续滤液,即得。

测定法　分别精密吸取对照品溶液与供试品溶液各10μl,注入液相色谱仪,测定,即得。

本品每1g含丁香以丁香酚($C_{10}H_{12}O_2$)计,不得少于2.0mg。

【**功能与主治**】　调经养血,暖宫,祛寒,止带。用于心、肾赫依瘀症,气滞腰痛,小腹寒凉,由赫依引起的月经不调,白带过多,乏力身重。

【**用法与用量**】　口服。一次11~15丸,一日1~2次,温开水送服。

【**规格**】　每10丸重2g。

【**贮藏**】　密闭,防潮。

图希莫勒-8丸
Tuximole-8 Wan

【处方】　天竺黄100g　　　紫花高乌头100g　　　红　花80g　　　拳　参80g

　　　　　北沙参80g　　　　人工牛黄30g　　　　胡黄连10g　　　檀　香10g

　　　　　共八味，重490g。

【制法】　以上八味，除人工牛黄外，其余天竺黄等七味，粉碎成细粉，将人工牛黄与上述细粉配研，过筛，混匀，用水泛丸，打光，干燥，分装，即可。

【性状】　本品为浅黄色至棕黄色的水丸；气香，味苦、微甘。

【鉴别】　（1）取本品粉末，置显微镜下观察：花粉粒类圆形、椭圆形或橄榄形，直径约60μm，具3个萌发孔，外壁有齿状突起（红花）。草酸钙簇晶，直径15～65μm（拳参）。含晶细胞方形或长方形，壁厚，木化，层纹明显，胞腔含草酸钙方晶（檀香）。

　　　　（2）取本品10g，研细，加甲醇30ml，超声处理30分钟，滤过，滤液蒸干，残渣加水30ml溶解，用稀盐酸调pH值至1～2，加乙酸乙酯20ml振摇提取，分取乙酸乙酯液，蒸干，残渣加甲醇1ml使溶解，作为供试品溶液。另取胡黄连对照药材0.5g，同法制成对照药材溶液。照薄层色谱法（通则0502）试验，吸取上述两种溶液各10μl，分别点于同一硅胶GF$_{254}$薄层板上，以石油醚（30～60℃）-乙酸乙酯-甲酸（5：1：0.1）为展开剂，展开，取出，晾干，置紫外光灯（254nm）下检视。供试品色谱中，在与对照药材色谱相应的位置上，显相同颜色的斑点。

【检查】　应符合丸剂项下有关的各项规定（通则0108）。

【含量测定】　照高效液相色谱法（通则0512）测定。

色谱条件与系统适用性试验　以十八烷基硅烷键合硅胶为填充剂；以甲醇-乙腈-0.7%磷酸溶液（26：2：72）为流动相；检测波长为403nm。理论板数按羟基红花黄色素A峰计算应不低于3000。

对照品溶液的制备　取羟基红花黄色素A对照品适量，精密称定，加25%甲醇制成每1ml含30μg的溶液，即得。

供试品溶液的制备　取本品适量，研细，取约1g，精密称定，置具塞锥形瓶中，精密加入25%甲醇25ml，密塞，称定重量，超声处理（功率250W，频率40kHz）40分钟，取出，放冷，再称定重量，用25%甲醇补足减失的重量，摇匀，滤过，取续滤液，即得。

测定法　分别精密吸取对照品溶液与供试品溶液各10μl，注入液相色谱仪，测定，即得。

本品每1g含红花以羟基红花黄色素A（C$_{27}$H$_{32}$O$_{16}$）计，不得少于1.0mg。

处方提供单位：锡林郭勒盟镶黄旗蒙医医院　　　　　　　　起草单位：内蒙古盛唐国际蒙医药研究院

【功能与主治】　　清热，止咳。用于肺热，感冒咳嗽，痰不利，发热，流感。

【用法与用量】　　口服。周岁以内小儿，一次5~11丸，一日1~2次；满一周岁小儿，一次15~25丸，一日1~2次；两至六周岁儿童，一次30~40丸，一日1~2次，或遵医嘱，温开水送服。

【规格】　　每10丸重0.5g。

【贮藏】　　密闭，防潮。

孟根·沃斯-18丸
Menggen Wosi-18 Wan

【处方】　热制水银200g　　诃　子100g　　诃子汤泡草乌100g　　苘麻子75g

文冠木75g　　枫香脂75g　　决明子75g　　木　香50g

石菖蒲35g　　豆　蔻20g　　肉豆蔻15g　　石　膏20g

生草果仁15g　　红　花15g　　丁　香15g　　没　药15g

甘　松15g

共十八味，重915g。注：热制水银200g（水银100g+硫黄100g）。

【制法】　以上十八味，除热制水银外，其余诃子等十六味，粉碎成细粉，将热制水银研细，与上述细粉配研，过筛，混匀，用水泛丸，打光，干燥，分装，即得。

【性状】　本品为褐色至棕褐色的水丸；气香，味苦、涩。

【鉴别】　（1）取本品粉末，置显微镜下观察：石细胞成群，呈类圆形、长卵形、长方形或长条形，孔沟细密而明显（诃子）。石细胞呈类方形、长方形或梭形，壁稍厚，有的胞腔含棕色物或淀粉粒（诃子汤泡草乌）。种皮栅状细胞无色或淡黄色，侧面观细胞1列，呈长方形，排列稍不平整，长42~53μm，壁较厚，光辉带2条（决明子）。纤维束周围细胞中含草酸钙方晶，形成晶纤维（石菖蒲）。不规则片状结晶无色，有平直纹理（石膏）。

（2）取本品2g，研细，加乙醇10ml，超声处理1小时，滤过，滤液蒸干，残渣加水10ml使溶解，再加盐酸1ml，加热回流30分钟，立即冷却，用乙醚提取2次，每次20ml，合并乙醚液，蒸干，残渣加三氯甲烷1ml使溶解，作为供试品溶液。另取大黄酚对照品，加无水乙醇-乙酸乙酯（2∶1）制成每1ml含1mg的溶液，作为对照品溶液。照薄层色谱法（通则0502）试验，吸取上述两种溶液各2~5μl，分别点于同一硅胶H薄层板上，以石油醚（30~60℃）-丙酮-环己烷（3∶2∶3）为展开剂，展开，取出，晾干。供试品色谱中，在与对照品色谱相应的位置上，显相同颜色的斑点；置氨蒸气中熏后，显粉红色（大黄酚）。

（3）取本品5g，研细，加甲醇20ml，超声处理30分钟，滤过，滤液作为供试品溶液。另取去氢木香内酯对照品、木香烃内酯对照品，加甲醇制成每1ml各含0.5mg的混合溶液，作为对照品溶液。照薄层色谱法（通则0502）试验，吸取上述两种溶液各5μl，分别点于同一硅胶G薄层板上，以环己烷-甲酸乙酯-甲酸（15∶5∶2）的上层溶液为展开剂，展开，取出，晾干，喷以5%香草醛硫酸溶液，在105℃加热至斑点显色清晰。供试品色谱中，在与对照品色谱相应的位置上，显相同颜色的斑点。

【检查】　可溶性汞盐　取本品5g，加水50ml，搅匀，滤过，静置，滤液不得显汞盐的鉴别反应（通则0301）。

其他　应符合丸剂项下有关的各项规定（通则0108）。

【浸出物】　照水溶性浸出物测定法（通则2201）项下的冷浸法测定，不得少于9.0%。

【功能与主治】　燥协日乌素，杀黏，愈合创伤。用于陶赖，赫如虎，巴木病，协日乌素病，关节疼痛，疱疹，疥疮，疮疡，瘰疬，疖痈。

【用法与用量】　口服。一次7~11丸，一日1次，温开水送服。

【注意事项】　孕妇忌服，年老体弱者禁用；本品含热制水银，不易长期服用，使用一疗程后，应间断一疗程，定期检查肝、肾功能。

【规格】　每10丸重2g。

【贮藏】　密闭，防潮。

处方提供单位：内蒙古自治区国际蒙医医院　　　　　　　　　起草单位：内蒙古医科大学蒙医药学院

胡鲁森·竹岗–4丸
Hulusen Zhugang-4 Wan

【处方】　天竺黄50g　　　　人工牛黄50g　　　　红　花40g　　　　西红花10g

共四味, 重150g。

【制法】　以上四味, 除人工牛黄、西红花外, 其余红花等两味, 粉碎成细粉, 将西红花研细, 与人工牛黄和上述细粉配研, 过筛, 混匀, 用水泛丸, 打光, 干燥, 分装, 即得。

【性状】　本品为姜黄色至黄色的水丸; 气香, 味苦、微甘。

【鉴别】　(1)取本品粉末, 置显微镜下观察: 表皮细胞表面观长条形, 壁薄, 微弯曲, 有的外壁凸出呈乳头状或绒毛状, 表面隐约可见纤细纹理(西红花)。不规则块片无色透明, 边缘多平直, 有棱角, 遇水合氯醛试液溶化(天竺黄)。

(2)取本品0.3g, 研细, 加甲醇10ml, 超声处理5分钟, 静置, 取上清液作为供试品溶液。另取胆酸对照品、猪去氧胆酸对照品, 加甲醇制成每1ml各含1mg的混合溶液, 作为对照品溶液。照薄层色谱法(通则0502)试验, 吸取上述供试品溶液4μl、对照品溶液2μl, 分别点于同一硅胶G薄层板上, 以正己烷-乙酸乙酯-醋酸-甲醇(20:25:2:3)上层溶液为展开剂, 展开, 取出, 晾干, 喷以10%磷钼酸乙醇溶液, 在105℃加热至斑点显色清晰。供试品色谱中, 在与对照品色谱相应的位置上, 显相同颜色的斑点。

【检查】　应符合丸剂项下有关的各项规定(通则0108)。

【含量测定】　照高效液相色谱法(通则0512)测定。

色谱条件与系统适用性试验　以十八烷基硅烷键合硅胶为填充剂; 以甲醇-乙腈-0.7%磷酸溶液(26:2:72)为流动相; 检测波长为403nm。理论板数按羟基红花黄色素A峰计算应不低于3000。

对照品溶液的制备　取羟基红花黄色素A对照品适量, 精密称定, 加25%甲醇制成每1ml含30μg的溶液, 即得。

供试品溶液的制备　取本品适量, 研细, 取约0.3g, 精密称定, 置具塞锥形瓶中, 精密加入25%甲醇25ml, 密塞, 称定重量, 超声处理(功率250W, 频率40kHz)40分钟, 取出, 放冷, 再称定重量, 用25%甲醇补足减失的重量, 摇匀, 滤过, 取续滤液, 即得。

测定法　分别精密吸取对照品溶液与供试品溶液各10μl, 注入液相色谱仪, 测定, 即得。

本品每1g含红花以羟基红花黄色素A($C_{27}H_{32}O_{16}$)计, 不得少于1.4mg。

【功能与主治】　清热, 止咳。用于小儿肺热咳嗽, 肝热黄疸, 高热惊厥等小儿热性疾病。

处方提供单位: 内蒙古自治区国际蒙医医院　　　　　　　　　　　起草单位: 内蒙古自治区国际蒙医医院

【用法与用量】　口服。周岁以内小儿,一次5~11丸,一日1~2次;满一周岁小儿,一次15~25丸,一日1~2次;两至六周岁儿童,一次30~40丸,一日1~2次,或遵医嘱,温开水送服。

【规格】　每10丸重0.5g。

【贮藏】　密闭,防潮。

查干·哈日阿布日-16丸
Chagan Hari'aburi-16 Wan

【处方】　照山白150g　　　　白葡萄125g　　　　石　膏75g　　　　山沉香75g

拳　参75g　　　　肉　桂50g　　　　广　枣50g　　　　海金沙50g

豆　蔻50g　　　　木　香50g　　　　丁　香50g　　　　甘　草50g

肉豆蔻50g　　　　荜　茇50g　　　　红　花50g　　　　石　榴25g

共十六味，重1025g。

【制法】　以上十六味，粉碎成细粉，过筛，混匀，用水泛丸，打光，干燥，分装，即得。

【性状】　本品为浅黄色至棕黄色的水丸；气微香，味甘辛、微苦而涩。

【鉴别】　（1）取本品粉末，置显微镜下观察：纤维束周围薄壁细胞含草酸钙方晶，形成晶纤维（甘草）。花粉粒众多，极面观三角形，赤道表面观双凸镜形，具3副合沟（丁香）。花粉粒类圆形、椭圆形或橄榄形，直径约60μm，具3个萌发孔，外壁有齿状突起（红花）。内果皮石细胞类圆形、椭圆形，壁厚，孔沟明显，胞腔内充满淡黄棕色或棕红色颗粒状物（广枣）。

（2）取本品5g，研细，加乙醚20ml，振摇15分钟，滤过，滤液挥至2ml，作为供试品溶液。另取木香对照药材0.2g，加乙醚10ml，同法制成对照药材溶液。再取丁香酚对照品，加乙醚制成每1ml含1μl的溶液，作为对照品溶液。照薄层色谱法（通则0502）试验，吸取上述供试品溶液和对照药材溶液各10μl、对照品溶液1μl，分别点于同一硅胶G薄层板上，以环己烷-乙酸乙酯（10∶3）为展开剂，展开，取出，晾干，喷以1%香草醛硫酸溶液。供试品色谱中，在与对照药材色谱相应的位置上，显相同颜色的斑点；在105℃加热约5分钟，置紫外光灯（365nm）下检视，在与对照品色谱相应的位置上，显相同颜色的荧光斑点。

（3）取本品6g，研细，加乙醇10ml，密塞，浸泡20分钟，时时振摇，滤过，滤液作为供试品溶液。另取桂皮醛对照品，加乙醇制成每1ml含1μl的溶液，作为对照品溶液。照薄层色谱法（通则0502）试验，吸取上述供试品溶液10μl、对照品溶液5μl，分别点于同一硅胶G薄层板上，以石油醚（60~90℃）-乙酸乙酯（17∶3）为展开剂，展开，取出，晾干，喷以二硝基苯肼乙醇试液。供试品色谱中，在与对照品色谱相应的位置上，显相同颜色的斑点。

【检查】　应符合丸剂项下有关的各项规定（通则0108）。

【含量测定】　照气相色谱法（通则0521）测定。

色谱条件与系统适用性试验　以聚乙二醇20000（PEG-20M）为固定相，涂布浓度为10%；柱温为190℃。理论板数按丁香酚峰计算应不低于1000。

对照品溶液的制备　取丁香酚对照品适量，精密称定，加正己烷制成每1ml含2mg的溶液，即得。

供试品溶液的制备　取本品适量，研细，取约6.5g，精密称定，置1000ml圆底烧瓶中，加水300ml与玻璃珠数粒，连接挥发油测定器，自测定器上端加水使充满刻度部分，再加正己烷2ml，再连接回流冷凝管，加热回流5小时，放冷，分取正己烷液，测定器用正己烷洗涤3次，每次2ml，合并正己烷液于10ml量瓶中，加正己烷至刻度，摇匀，滤过，取续滤液，即得。

测定法　分别精密吸取对照品溶液与供试品溶液各1μl，注入气相色谱仪，测定，即得。

本品每1g含丁香以丁香酚（$C_{10}H_{12}O_2$）计，不得少于2.0mg。

【功能与主治】　镇巴达干赫依，消肿，止咳平喘。用于巴达干赫依性头晕，气喘，慢性支气管炎，未消化症，浮肿，水肿，水臌。

【用法与用量】　口服。一次11~15丸，一日1~2次，温开水送服。

【规格】　每10丸重2g。

【贮藏】　密闭、防潮。

查干·嘎-9丸
Chagan Ga-9 Wan

【处方】　山　奈30g　　　　苏　木30g　　　　拳　参30g　　　　当　归20g

　　　　　沙　棘20g　　　　木　香20g　　　　大　黄12g　　　　芒　硝12g

　　　　　炒硇砂12g

　　　　　共九味，重186g。

【制法】　以上九味，粉碎成细粉，过筛，混匀，用水泛丸，打光，干燥，分装，即得。

【性状】　本品为浅棕色至棕褐色的水丸；气香，味甘、苦、辛、微酸。

【鉴别】　（1）取本品粉末，置显微镜下观察：纤维束橙黄色，周围薄壁细胞含草酸钙方晶，形成晶纤维（苏木）。草酸钙簇晶，直径15～65μm（拳参）。薄壁细胞纺锤形，壁略厚，表面有极微细的斜向交错纹理（当归）。盾状毛由多个单细胞毛毗连而成，末端分离（沙棘）。

　　（2）取本品1.5g，研细，加甲醇5ml，超声处理10分钟，滤过，滤液作为供试品溶液。另取山奈对照药材0.25g，同法制成对照药材溶液。照薄层色谱法（通则0502）试验，吸取上述两种溶液各10μl，分别点于同一硅胶GF$_{254}$薄层板上，以正己烷-乙酸乙酯（4∶1）为展开剂，展开，取出，晾干，置紫外光灯（254nm）下检视。供试品色谱中，在与对照药材色谱相应的位置上，显相同颜色的斑点。

【检查】　应符合丸剂项下有关的各项规定（通则0108）。

【含量测定】　照高效液相色谱法（通则0512）测定。

色谱条件与系统适用性试验　以十八烷基硅烷键合硅胶为填充剂；以甲醇-水（65∶35）为流动相；检测波长为225nm。理论板数按木香烃内酯峰计算应不低于4000。

对照品溶液的制备　取木香烃内酯对照品、去氢木香内酯对照品适量，精密称定，加甲醇制成每1ml各含木香烃内酯100μg、去氢木香内酯80μg的混合溶液，即得。

供试品溶液的制备　取本品适量，研细，取约2g，精密称定，置具塞锥形瓶中，精密加入甲醇25ml，密塞，称定重量，超声处理（功率250W，频率40kHz）30分钟，取出，放冷，再称定重量，用甲醇补足减失的重量，摇匀，滤过，取续滤液，即得。

测定法　分别精密吸取对照品溶液与供试品溶液各10μl，注入液相色谱仪，测定，即得。

本品每1g含木香以木香烃内酯（$C_{15}H_{20}O_2$）和去氢木香内酯（$C_{15}H_{18}O_2$）总量计，不得少于1.4mg。

【功能与主治】　化瘀，破痞。用于妇女血瘀，气血虚弱所致的闭经。

【用法与用量】　口服。一次11～15丸，一日1～2次，温开水送服。

【**注意事项**】　孕妇慎用。

【**规格**】　每10丸重2g。

【**贮藏**】　密封, 防潮。

处方提供单位: 呼伦贝尔市蒙医医院　　　　　　　　　　起草单位: 内蒙古医科大学蒙医药学院

查森·塔拉哈–25丸
Chasen Talaha–25 Wan

【处方】

合成冰片20g	木棉花90g	石灰华40g	豆　蔻40g
生草果仁36g	甘　草36g	炒石花36g	香旱芹36g
栀　子26g	卷　柏26g	射　干26g	紫　檀24g
檀　香24g	木　通24g	肉豆蔻24g	甘　松22g
蓝盆花20g	木　香20g	诃　子20g	川楝子20g
花苜蓿20g	红　花18g	丁　香16g	

共二十五味，重664g。注：木棉花90g（木棉花萼30g +木棉花蕊30g+木棉花瓣30g）。

【制法】　以上二十五味，粉碎成细粉，过筛，混匀，用水泛丸，打光，干燥，分装，即得。

【性状】　本品为黄褐色至棕褐色的水丸；气微，味甘、苦、微涩。

【鉴别】　（1）取本品粉末，置显微镜下观察：石细胞成群，呈类圆形、长卵形、长方形或长条形，孔沟细密而明显（诃子）。花粉粒类圆形、椭圆形或橄榄形，直径约60μm，具3个萌发孔，外壁有齿状突起（红花）。脂肪油滴经水合氯醛试液加热后渐形成针簇状结晶（肉豆蔻）。纤维束周围薄壁细胞含草酸钙方晶，形成晶纤维（甘草）。

（2）取本品5g，研细，加甲醇10ml，超声处理30分钟，滤过，滤液作为供试品溶液。另取紫檀对照药材1g，同法制成对照药材溶液。照薄层色谱法（通则0502）试验，吸取上述两种溶液各10μl，分别点于同一硅胶G薄层板上，以甲苯–丙酮（7∶3）为展开剂，展开，取出，晾干，喷以5%香草醛硫酸溶液，在105℃加热至斑点显色清晰。供试品色谱中，在与对照药材色谱相应的位置上，显相同颜色的斑点。

【检查】　应符合丸剂项下有关的各项规定（通则0108）。

【含量测定】　照高效液相色谱法（通则0512）测定。

色谱条件与系统适用性试验　以十八烷基硅烷键合硅胶为填充剂；以甲醇–乙腈–0.7%磷酸溶液（用三乙胺调pH值为6.0±0.1）（26∶2∶72）为流动相；检测波长为403nm。理论板数按羟基红花黄色素A峰计算应不低于3000。

对照品溶液的制备　取羟基红花黄色素A对照品适量，精密称定，加25%甲醇制成每1ml含60μg的溶液，即得。

供试品溶液的制备　取本品适量，研细，取约2g，精密称定，置具塞锥形瓶中，精密加入25%甲醇25ml,密塞,称定重量,超声处理(功率250W,频率40kHz)40分钟,取出,放冷,再称定重量,用25%甲醇补足减失的重量,摇匀,滤过,取续滤液,即得。

测定法　分别精密吸取对照品溶液与供试品溶液各10μl,注入液相色谱仪,测定,即得。

本品每1g含红花以羟基红花黄色素A($C_{27}H_{32}O_{16}$)计,不得少于0.15mg。

【**功能与主治**】　清热。用于盛热,陈旧热,扩散于肉、皮、脉、骨之热,讧热,疫热,毒热等诸热病。

【**用法与用量**】　口服。一次11~15丸,一日1~2次,温开水送服。

【**规格**】　每10丸重2g。

【**贮藏**】　密封,防潮。

查格德日
Chagederi

【处方】　　煅羊颅40g　　　　草乌叶40g　　　　奶商陆40g　　　　热制水银40g

山茶花20g　　　　炒石花20g　　　　石菖蒲20g　　　　麦　冬20g

枫香脂20g　　　　制炉甘石20g　　　制木鳖20g　　　　红　花20g

煅龙骨20g　　　　通经草20g　　　　苦地丁20g　　　　旋覆花20g

牛胆粉20g　　　　没　药20g　　　　文冠木20g　　　　决明子20g

苘麻子20g　　　　多叶棘豆20g　　　甘　松10g

共二十四味,重530g。注:热制水银40g(水银20g+硫黄20g)。

【制法】　　以上二十四味,除热制水银、牛胆粉外,其余煅羊颅等二十一味,粉碎成细粉,将热制水银研细,与牛胆粉和上述细粉配研,过筛,混匀,用水泛丸,打光,干燥,分装,即得。

【性状】　　本品为棕色至棕褐色的水丸;气微香,味苦。

【鉴别】　　(1)取本品粉末,置显微镜下观察:花粉粒类圆形、椭圆形或橄榄形,直径约60μm,具3个萌发孔,外壁有齿状突起(红花)。冠毛为多列性非腺毛,边缘细胞稍向外突出(旋覆花)。

(2)取本品1g,研细,加甲醇10ml,超声处理30分钟,摇匀,静置,取上清液,作为供试品溶液。另取牛胆粉对照药材10mg,同法制成对照药材溶液。再取胆酸对照品,加甲醇制成每1ml含1mg的溶液,作为对照品溶液。照薄层色谱法(通则0502)试验,吸取上述三种溶液各10μl,分别点于同一硅胶G薄层板上,以正己烷-乙酸乙酯-甲醇-醋酸(20∶25∶3∶2)的上层溶液为展开剂,展开,取出,晾干,喷以10%磷钼酸乙醇溶液,在105℃加热至斑点显色清晰。供试品色谱中,在与对照药材色谱和对照品色谱相应的位置上,显相同颜色的斑点。

【检查】　　可溶性汞盐　取本品10g,加水100ml,搅匀,滤过,静置,滤液不得显汞盐的鉴别反应(通则0301)。

其他　　应符合丸剂项下有关的各项规定(通则0108)。

【含量测定】　　照高效液相色谱法(通则0512)测定。

色谱条件与系统适用性试验　　十八烷基硅烷键合硅胶为填充剂;以甲醇-乙腈-0.7%磷酸溶液(26∶2∶72)为流动相;检测波长为403nm。理论板数按羟基红花黄色素A计算应不低于3000。

对照品溶液的制备　　取羟基红花黄色素A对照品适量,精密称定,加25%甲醇制成每1ml含1.0mg

的溶液,即得。

供试品溶液的制备　取本品适量,研细,取约1g,精密称定,置具塞锥形瓶中,精密加入25%甲醇50ml,密塞,称定重量,超声处理(功率250W,频率40kHz)40分钟,取出,放冷,再称定重量,用25%甲醇补足减失的重量,摇匀,滤过,取续滤液,即得。

测定法　分别精密吸取对照品溶液和供试品溶液各10μl,注入液相色谱仪,测定,即得。

本品每1g含红花以羟基红花黄色素A($C_{27}H_{32}O_{16}$)计,不得少于0.20mg。

【功能与主治】　杀黏,清热,燥协日乌素,止痛。用于血希日性头痛,脑刺痛,三种亚玛症,偏头痛,陶赖,赫如虎,巴木病,关节痛,吾亚曼,协日乌素症,半身不遂,白脉病,梅毒。

【用法与用量】　口服。一次7~11丸,一日1次,温开水送服。

【注意事项】　孕妇忌服,年老体弱者慎用;本品含热制水银,不易长期服用,使用一疗程后,应间断一疗程,定期检查肝、肾功能。

【规格】　每10丸重2g。

【贮藏】　密闭,防潮。

处方提供单位:内蒙古自治区国际蒙医医院　　　　　　　　　起草单位:内蒙古医科大学蒙医药学院

泵阿-4丸

Beng'a-4 Wan

【处方】 诃　子60g　　　诃子汤泡草乌24g　　　　　荜　茇18g　　　　草乌叶10g

共四味, 重112g。

【制法】 以上四味, 粉碎成细粉, 过筛, 混匀, 用水泛丸, 打光, 干燥, 分装, 即得。

【性状】 本品为棕黄色至棕褐色的水丸; 味微酸、苦。

【鉴别】 (1)取本品粉末, 置显微镜下观察: 种皮细胞红棕色, 长多角形, 壁连珠状增厚(荜茇)。非腺毛单细胞, 多呈镰刀状弯曲, 长约至468μm, 直径44μm, 壁具疣状突起(草乌叶)。

(2)取本品5g, 研细, 加无水乙醇15ml超声处理30分钟, 滤过, 滤液作为供试品溶液。另取胡椒碱对照品, 置棕色量瓶中, 加无水乙醇制成每1ml含4mg的溶液, 作为对照品溶液。照薄层色谱法(通则0502)试验, 吸取上述两种溶液各2μl, 分别点于同一硅胶G薄层板上, 以甲苯-乙酸乙酯-丙酮(7:2:1)为展开剂, 展开, 取出, 晾干, 喷以10%硫酸乙醇溶液, 在105℃加热至斑点显色清晰。供试品色谱中, 在与对照品色谱相应的位置上, 显相同颜色的斑点。

【检查】 **乌头碱限量** 取本品适量, 研细, 取12g, 加氨试液 4ml, 拌匀, 放置 2 小时, 加乙醚60ml, 振摇 1 小时, 放置 24 小时, 滤过, 滤渣用乙醚 20ml 分次洗涤, 洗液与滤液合并, 低温蒸干, 残渣加无水乙醇1ml使溶解, 作为供试品溶液。另取乌头碱对照品, 加无水乙醇制成每1ml含1mg的溶液, 作为对照品溶液。照薄层色谱法(通则0502)试验, 吸取上述供试品溶液10μl、对照品溶液5μl, 分别点于同一硅胶 G 薄层板上, 以正己烷-乙酸乙酯-乙醇(6.4:3.6:1)为展开剂, 置用浓氨试液预饱和20分钟的展开缸中, 展开, 取出, 晾干, 喷以稀碘化铋钾试液。供试品色谱中, 在与对照品色谱相应的位置上, 出现的斑点应小于(颜色浅于)对照品的斑点或不出现斑点。

其他 应符合丸剂项下有关的各项规定(通则0108)。

【含量测定】 照高效液相色谱法(通则0512)测定。

色谱条件与系统适用性试验 以十八烷基硅烷键合硅胶为填充剂; 以甲醇-水(77:23)为流动相; 检测波长为343nm。理论板数按胡椒碱峰计算应不低于1500。

对照品溶液的制备 取胡椒碱对照品适量, 精密称定, 置棕色量瓶中, 加无水乙醇制成每1ml含20μg的溶液, 即得。

供试品溶液的制备 取本品适量, 研细, 取约0.3g, 精密称定, 置具塞锥形瓶中, 精密加入无水乙醇60ml, 密塞, 称定重量, 超声处理(功率250W, 频率40kHz)30分钟, 取出, 放冷, 再称定重量, 用无水乙醇补足减失的重量,摇匀,滤过,取续滤液,即得。

测定法　分别精密吸取对照品溶液与供试品溶液各10μl,注入液相色谱仪,测定,即得。

本品每1g含荜茇以胡椒碱($C_{17}H_{19}NO_3$)计,不得少于2.0mg。

【**功能与主治**】　杀黏,燥协日乌素,祛巴达干赫依,消肿,止痛。用于寒性协日乌素病,关节肿痛,腰腿冷痛,牙痛,白喉,虫疾。

【**用法与用量**】　口服。一次5~9丸,一日1次,温开水送服。

【**注意事项**】　孕妇禁服,年老体弱者及幼儿慎用。

【**规格**】　每10丸重2g。

【**贮藏**】　密封,防潮。

泵阿-5丸

Beng' a-5 Wan

【处方】　诃子汤泡草乌120g　　　诃　子120g　　　木　香30g　　　石菖蒲20g

人工麝香1g

共五味，重291g。

【制法】　以上五味，除人工麝香外，其余诃子等四味，粉碎成细粉，将人工麝香与上述细粉配研，过筛，混匀，用水泛丸，打光，干燥，分装，即得。

【性状】　本品为黄棕色至黄褐色的水丸；气香，味微苦、麻、涩。

【鉴别】　（1）取本品粉末，置显微镜下观察：石细胞呈类方形、长方形或梭形，壁稍厚，有的胞腔含棕色物或淀粉粒（诃子汤泡草乌）。石细胞成群或单个散在，呈类圆形、长卵形、长方形或长条形，孔沟细密而明显（诃子）。纤维束周围细胞中含草酸钙方晶，形成晶纤维（石菖蒲）。

（2）取本品1.2g，研细，加无水乙醇20ml，超声处理40分钟，滤过，滤液蒸干，残渣加无水乙醇1ml使溶解，作为供试品溶液。另取诃子对照药材0.5g，同法制成对照药材溶液。再取没食子酸对照品，加乙醇制成每1ml含0.5mg 的溶液，作为对照品溶液。照薄层色谱法（通则0502）试验，吸取上述三种溶液各5μl，分别点于同一硅胶G薄层板上，以三氯甲烷-乙酸乙酯-甲酸（6∶4∶1）为展开剂，展开，取出，晾干，喷以2%三氯化铁乙醇溶液。供试品色谱中，在与对照药材色谱和对照品色谱相应的位置上，显相同颜色的斑点。

【检查】　**乌头碱限量**　取本品适量，研细，取7.5g，加氨试液 4ml，拌匀，放置 2 小时，加乙醚60ml，振摇 1 小时，放置 24 小时，滤过，滤渣用乙醚 20ml 分次洗涤，洗液与滤液合并，低温蒸干，残渣加无水乙醇1ml使溶解，作为供试品溶液。另取乌头碱对照品，加无水乙醇制成每 1ml含1mg的溶液，作为对照品溶液。照薄层色谱法（通则 0502）试验，吸取上述供试品溶液10μl、对照品溶液5μl，分别点于同一硅胶 G 薄层板上，以正己烷-乙酸乙酯-乙醇（6.4∶3.6∶1）为展开剂，置用浓氨试液预饱和20分钟的展开缸中，展开，取出，晾干，喷以稀碘化铋钾试液。供试品色谱中，在与对照品色谱相应的位置上，出现的斑点应小于（颜色浅于）对照品的斑点或不出现斑点。

其他　应符合丸剂项下有关的各项规定（通则0108）。

【含量测定】　照高效液相色谱法（通则0512）测定。

色谱条件与系统适用性试验　以十八烷基硅烷键合硅胶为填充剂；以甲醇-水（65∶35）为流动相；检测波长为225nm。理论板数按木香烃内酯峰计算应不低于3000。

处方提供单位：内蒙古自治区国际蒙医医院　　　　　　　　起草单位：内蒙古盛唐国际蒙医药研究院

对照品溶液的制备　取木香烃内酯对照品、去氢木香内酯对照品适量,精密称定,加甲醇制成每1ml各含100μg的混合溶液,即得。

供试品溶液的制备　取本品适量,研细,取约3g,精密称定,置具塞锥形瓶中,精密加入甲醇50ml,密塞,称定重量,摇匀,放置12小时,超声处理(功率250W,频率40kHz)30分钟,取出,放冷,再称定重量,用甲醇补足减失的重量,摇匀,滤过,取续滤液,即得。

测定法　分别精密吸取对照品溶液与供试品溶液各10μl,注入液相色谱仪,测定,即得。

本品每1g含木香以木香烃内酯($C_{15}H_{20}O_2$)和去氢木香内酯($C_{15}H_{18}O_2$)的总量计,不得少于1.2mg。

【**功能与主治**】　杀黏,燥协日乌素,止痛,消肿。用于黏刺痛,白喉,炭疽,黏痧,胃胀,黏疫,丹毒,陶赖,赫如虎,吾亚曼,协日乌素症,肿胀。

【**用法与用量**】　口服。一次5~9丸,一日1次,温开水送服。

【**注意事项**】　孕妇忌服,年老体弱者和幼儿慎用。

【**规格**】　每10丸重2g。

【**贮藏**】　密闭,防潮。

哈日-10丸
Hari-10 Wan

【处方】　黑冰片200g　　　石　榴160g　　　止泻木100g　　　波棱瓜子100g

　　　　　诃　子80g　　　　豆　蔻80g　　　　光明盐60g　　　　牛胆粉50g

　　　　　荜　茇50g　　　　肉　桂18g

　　　　　共十味，重898g。

【制法】　以上十味，除牛胆粉外，其余黑冰片等九味，粉碎成细粉，将牛胆粉与上述细粉配研，过筛，混匀，用水泛丸，打光，干燥，分装，即得。

【性状】　本品为灰黑色至黑色的水丸；味辛、苦。

【鉴别】　取本品粉末，置显微镜下观察：不规则碎块黑色，大小不一，表面无光泽（黑冰片）。内种皮厚壁细胞黄棕色或棕红色，表面观类多角形，壁厚，胞腔含硅质块（豆蔻）。石细胞形大，壁厚，细胞形状不规则，长约120μm，直径23~76μm，层纹清晰，孔沟不明显（波棱瓜子）。石细胞无色，椭圆形或类圆形，壁厚，孔沟细密（石榴）。

【检查】　应符合丸剂项下有关的各项规定（通则0108）。

【含量测定】　照高效液相色谱法（通则0512）测定。

色谱条件与系统适用性试验　以十八烷基硅烷键合硅胶为填充剂；以甲醇-［水-磷酸（90：0.01）］（65：35）为流动相；检测波长为343nm。理论板数按胡椒碱峰计算应不低于1500。

对照品溶液的制备　取胡椒碱对照品适量，精密称定，置棕色量瓶中，加无水乙醇制成每1ml含24μg的溶液，即得。

供试品溶液的制备　取本品适量，研细，取约0.5g，精密称定，置100ml棕色量瓶中，加无水乙醇70ml，静置30分钟，超声处理（功率250W，频率40kHz）30分钟，取出，放冷，加无水乙醇至刻度，摇匀，滤过，取续滤液，即得。

测定法　分别精密吸取对照品溶液和供试品溶液各10μl，注入液相色谱仪，测定，即得。

本品每1g含荜茇以胡椒碱（$C_{17}H_{19}NO_3$）计，不得少于0.80mg。

【功能与主治】　消食，祛寒性希日。用于食积不消，赫依、巴达干、痞与其他病症合并而引起的寒性希日症，口苦，嗳气，胃胀痛，泛酸。

【用法与用量】　口服。一次11~15丸，一日1~2次，温开水送服。

处方提供单位：内蒙古自治区国际蒙医医院　　　　　　　　起草单位：内蒙古自治区国际蒙医医院

【规格】　每10丸重2g。

【贮藏】　密闭, 防潮。

哈登·细莫-9丸
Hadeng Ximo-9 Wan

【处方】　五灵脂30g　　　　甘　松18g　　　红　花18g　　　诃　子18g

　　　　　　砂　仁15g　　　　花香青兰15g　　麦　冬15g　　　拳　参15g

　　　　　　牛胆粉12g

　　　　　　共九味，重156g。

【制法】　以上九味，除牛胆粉外，其余五灵脂等八味，粉碎成细粉，将牛胆粉与上述细粉配研，过筛，混匀，用水泛丸，打光，干燥，分装，即得。

【性状】　本品为棕色至棕褐色的水丸；气香，味苦。

【鉴别】　（1）取本品粉末，置显微镜下观察：花粉粒类圆形、椭圆形或橄榄形，直径约60μm，具3个萌发孔，外壁有齿状突起（红花）。石细胞成群，呈类圆形、长卵形、长方形或长条形，孔沟细密而明显（诃子）。草酸钙簇晶，直径15～65μm（拳参）。

　　（2）取本品4.5g，研细，加石油醚（60～90℃）20ml，超声处理30分钟，滤过，滤液蒸干，残渣加石油醚2ml使溶解，作为供试品溶液。另取甘松对照药材0.5g，同法制成对照药材溶液。照薄层色谱法（通则0502）试验，吸取上述两种溶液各5μl，分别点于同一硅胶GF$_{254}$薄层板上，以石油醚（60～90℃）-乙酸乙酯（4:1）为展开剂，展开，取出，晾干，置紫外光灯（254nm）下检视。供试品色谱中，在与对照药材色谱相应的位置上，显相同颜色的斑点；再喷以0.5%香草醛硫酸溶液，在105℃加热至斑点显色清晰，在与对照药材色谱相应的位置上，显相同的橙黄色斑点。

【检查】　应符合丸剂项下有关的各项规定（通则0108）。

【含量测定】　照高效液相色谱法（通则0512）测定。

色谱条件与系统适用性试验　以十八烷基硅烷键合硅胶为填充剂；以甲醇-乙腈-0.7%磷酸溶液（用三乙胺调pH值为6.0±0.1）（22:2:76）为流动相；检测波长为403nm。理论板数按羟基红花黄色素A峰计算应不低于3000。

对照品溶液的制备　取羟基红花黄色素A对照品适量，精密称定，加25%甲醇制成每1ml含70μg的溶液，即得。

供试品溶液的制备　取本品适量，研细，取约0.8g，精密称定，置具塞锥形瓶中，精密加入25%甲醇50ml，密塞，称定重量，超声处理（功率250W，频率40kHz）40分钟，取出，放冷，再称定重量，用25%甲醇补足减失的重量，摇匀，滤过，取续滤液，即得。

测定法　分别精密吸取对照品溶液与供试品溶液各10μl, 注入液相色谱仪, 测定, 即得。

本品每1g含红花以羟基红花黄色素A(C$_{27}$H$_{32}$O$_{16}$)计, 不得少于0.80mg。

【**功能与主治**】　清胃血希日热, 止泻。用于胃血希日热, 胃、肠聚合疫热, 血热性上吐下泻。

【**用法与用量**】　口服。一次11~15丸, 一日1~2次, 温开水送服。

【**规格**】　每10丸重2g。

【**贮藏**】　密封, 防潮。

洪高乐召日–12丸
Honggaolezhaori–12 Wan

【处方】　草乌叶120g　　　角茴香120g　　　漏芦花95g　　　没　药85g

麦　冬65g　　　多叶棘豆60g　　　石　膏50g　　　红　花50g

檀　香50g　　　寒制红石膏50g　　　人工牛黄20　　　人工麝香1g

共十二味，重766g。

【制法】　以上十二味，除人工牛黄、人工麝香外，其余草乌叶等十味，粉碎成细粉，将人工麝香、人工牛黄与上述细粉配研，过筛，混匀，用水泛丸，打光，干燥，分装，即得。

【性状】　本品为浅棕色至灰棕色的水丸；气微，味淡。

【鉴别】　（1）取本品粉末，置显微镜下观察：内胚乳细胞多角形，含脂肪油滴和糊粉粒（角茴香）。草酸钙针晶束的黏液细胞，直径约10μm（麦冬）。含晶细胞方形或长方形，壁厚，木化，层纹明显，胞腔含草酸钙方晶（檀香）。

（2）取本品5g，研细，加甲醇10ml，超声处理5分钟，静置，取上清液，作为供试品溶液。另取胆酸对照品、猪去氧胆酸对照品，加甲醇制成每1ml各含1mg的混合溶液，作为对照品溶液。照薄层色谱法（通则0502）试验，吸取上述两种溶液各10μl，分别点于同一硅胶G薄层板上，以正己烷-乙酸乙酯-醋酸-甲醇（20∶25∶2∶3）上层溶液为展开剂，展开，取出，晾干，喷以10%磷钼酸乙醇溶液，在105℃加热至斑点显色清晰。供试品色谱中，在与对照品色谱相应的位置上，显相同颜色的斑点。

【检查】　应符合丸剂项下有关的各项规定（通则0108）。

【浸出物】　照醇溶性浸出物测定法（通则2201）项下的冷浸法测定，用乙醇作溶剂，不得少于5.0%。

【功能与主治】　杀黏，清热。用于黏热，疫热相讧，重症希日热，白喉，炭疽。

【用法与用量】　口服。一次11~15丸，一日1~2次，温开水送服。

【注意事项】　孕妇慎用。

【规格】　每10丸重2g。

【贮藏】　密封，防潮。

处方提供单位：内蒙古自治区国际蒙医医院　　　　　　　　起草单位：内蒙古盛唐国际蒙医药研究院

泰特古鲁其-17丸
Taiteguluqi-17 Wan

【处方】　诃　子60g　　　生草果仁60g　　　丁　香60g　　　草阿魏60g

丹　参45g　　　木　香45g　　　石菖蒲45g　　　诃子汤泡草乌30g

炒马钱子30g　　　山沉香30g　　　肉豆蔻30g　　　广　枣30g

闹羊花30g　　　姜　黄30g　　　盐飞雄黄20g　　　蟾酥粉6g

人工麝香1g

共十七味，重612g。

【制法】　以上十七味，除人工麝香、蟾酥粉、盐飞雄黄外，其余诃子等十四味，粉碎成细粉，将蟾酥粉、盐飞雄黄分别研细，与人工麝香和上述细粉配研，过筛，混匀，用水泛丸，干燥，打光，分装，即得。

【性状】　本品为灰棕色至黑棕色的水丸；气微，味苦。

【鉴别】　（1）取本品2g，研细，加无水乙醇30ml，振摇，放置30分钟，滤过，滤液蒸干，残渣加无水乙醇2ml使溶解，作为供试品溶液。另取姜黄对照药材0.2g，同法制成对照药材溶液。再取姜黄素对照品，加无水乙醇制成每1ml含0.5mg的溶液，作为对照品溶液。照薄层色谱法（通则0502）试验，吸取上述供试品溶液4μl、对照药材溶液和对照品溶液各2μl，分别点于同一硅胶G薄层板上，以三氯甲烷-甲醇-甲酸（96∶4∶0.7）为展开剂，展开，取出，晾干，分别置日光下及紫外光灯（365nm）下检视。供试品色谱中，在与对照药材色谱和对照品色谱相应的位置上，分别显相同颜色的斑点或荧光斑点。

（2）取本品3g，研细，置棕色量瓶中，加乙醚15ml，振摇，放置1小时，滤过，滤液挥干，残渣加乙酸乙酯1ml使溶解，作为供试品溶液。另取丹参酮ⅡA对照品，置棕色量瓶中，加乙酸乙酯制成每1ml含2mg的溶液，作为对照品溶液。照薄层色谱法（通则0502）试验，吸取上述供试品溶液10μl、对照品溶液5μl，分别点于同一硅胶G薄层板上，以环己烷-乙酸乙酯（6∶1）为展开剂，展开，取出，晾干。供试品色谱中，在与对照品色谱相应的位置上，显相同的暗红色斑点。

【检查】　乌头碱限量　取本品适量，研细，称取25g，置锥形瓶中，加氨试液15ml，拌匀，放置2小时，加乙醚120ml，振摇1小时，放置24小时，滤过，滤液加盐酸溶液（4→100）振摇提取3次（20ml，15ml，15ml），合并盐酸溶液，盐酸溶液加浓氨试液，调pH值至9~10，加入乙醚振摇提取3次，每次20ml，合并乙醚液，挥干，残渣加无水乙醇1ml使溶解，作为供试品溶液。另取乌头碱对照品，加无水乙醇制成每1ml含1mg的溶液，作为对照品溶液。照薄层色谱法（通则0502）试验，吸取上述供试品溶液20μl、对照品溶液4μl，分别点于同一硅胶G薄层板上，以正己烷–乙酸乙酯–二乙胺（5:2:1）为展开剂，展开，取出，晾干，喷以稀碘化铋钾试液。供试品色谱中，在与对照品色谱相应位置上，出现的斑点应小于（颜色浅于）对照品的斑点或不出现斑点。

其他　应符合丸剂项下有关的各项规定（通则0108）。

【含量测定】　照高效液相色谱法（通则0512）测定。

色谱条件与系统适用性试验　以十八烷基键合硅胶为填充剂；以乙腈–水（50:50）为流动相；检测波长为225nm；流速为0.8ml/min；柱温为35℃。理论板数按木香烃内酯峰计算应不低于3000。

对照品溶液的制备　取木香烃内酯对照品适量，精密称定，加甲醇制成每1ml含40μg的溶液，即得。

供试品溶液的制备　取本品适量，研细，取约1.5g，精密称定，置具塞锥形瓶中，精密加入甲醇50ml，密塞，称定重量，超声（功率350W，频率40kHz）30分钟，取出，放冷，再称定重量，用甲醇补足减失的重量，摇匀，滤过，取续滤液，即得。

测定法　分别精密吸取对照品溶液与供试品溶液各10μl，注入液相色谱仪，测定，即得。

本品每1g含木香以木香烃内酯（$C_{15}H_{20}O_2$）计，不得少于0.56mg。

【功能与主治】　清热、解毒，促赫依血运行，破瘀，止痛，安神。用于赫依血紊乱引起的周身疼痛，肿痛，奇哈、博特黑引起的疼痛，心悸，失眠，乏力，烦躁，郁闷，思绪紊乱，体衰病。

【用法与用量】　口服。一次5~9丸，一日1次，温开水送服。

【注意事项】　孕妇忌服，年老体弱者慎用。

【规格】　每10丸重2g。

【贮藏】　密封，防潮。

敖必德斯-25丸
Aobidesi-25 Wan

【处方】　寒制红石膏150g　　生草果仁150g　　丁　香150g　　苦地丁150g

制炉甘石93g　　蓝盆花75g　　木　香63g　　制木鳖60g

石　榴54g　　栀　子48g　　诃　子45g　　人工牛黄45g

麦　冬42g　　檀　香42g　　止泻木39g　　石　膏30g

豆　蔻30g　　沉　香24g　　山沉香24g　　降　香24g

肉豆蔻21g　　红　花21g　　紫　檀12g　　荜　茇12g

人工麝香3g

共二十五味，重1407g。

【制法】　以上二十五味，除人工牛黄、人工麝香外，其余寒制红石膏等二十三味，粉碎成细粉，将人工牛黄、人工麝香与上述细粉配研，过筛，混匀，用水泛丸，打光，干燥，分装，即得。

【性状】　本品为棕褐色的水丸；气芳香浓烈，味辛辣。

【鉴别】　（1）取本品粉末，置显微镜下观察：种皮石细胞黄色或淡棕色，多破碎，完整者长多角形、长方形或不规则形，壁厚，有大的圆形纹孔，胞腔棕红色（栀子）。不规则片状结晶，无色，有平直纹理（石膏）。花粉粒极面观三角形，赤道表面观双凸镜形，具3副合沟（丁香）。内种皮厚壁细胞黄棕色或棕红色，表面观类多角形，壁厚，胞腔含硅质块（豆蔻）。

（2）取本品1g，研细，置10ml量瓶中，加甲醇适量，超声处理5分钟，加甲醇稀释至刻度，摇匀，静置，取上清液，作为供试品溶液。另取胆酸对照品、猪去氧胆酸对照品，加甲醇制成每1ml各含1mg的混合溶液，作为对照品溶液。照薄层色谱法（通则0502）试验，吸取上述供试品溶液4μl、对照品溶液2μl，分别点于同一硅胶G薄层板上，以正己烷-乙酸乙酯-醋酸-甲醇（20∶25∶2∶3）上层溶液为展开剂，展开，取出，晾干，喷以10%磷钼酸乙醇溶液，在105℃加热至斑点显色清晰。供试品色谱中，在与对照品色谱相应的位置上，显相同颜色的斑点。

【检查】　应符合丸剂项下有关的各项规定（通则0108）。

【含量测定】　照高效液相色谱法（通则0512）测定。

色谱条件与系统适用性试验　以十八烷基硅烷键合硅胶为填充剂；以乙腈-水（10∶90）为流动相；检测波长为238nm。理论板数按栀子苷峰计算应不低于1500。

对照品溶液的制备　取栀子苷对照品适量，精密称定，加甲醇制成每1ml含30μg的溶液，即得。

供试品溶液的制备　取本品适量,研细,取约1g,精密称定,置具塞锥形瓶中,精密加入甲醇25ml,密塞,称定重量,超声处理(功率250W,频率40kHz)30分钟,取出,放冷,再称定重量,用甲醇补足减失的重量,摇匀,滤过,取续滤液,即得。

测定法　分别精密吸取对照品溶液与供试品溶液各10μl,注入液相色谱仪,测定,即得。

本品每1g含栀子以栀子苷($C_{17}H_{24}O_{10}$)计,不得少于0.35mg。

【**功能与主治**】　清瘟,解毒。用于疫热侵脉,肝脾血盛,毒热,宝日热等热盛之合并症、聚合症,巴达干热,热病后遗症。

【**用法与用量**】　口服。一次11~15丸,一日1~2次,温开水送服。

【**规格**】　每10丸重2g。

【**贮藏**】　密闭,防潮。

敖西根·哈伦-18丸
Aoxigen Halun-18 Wan

【处方】　　诃　子88g　　　石　膏87g　　　拳　参72g　　　甘　草50g

山沉香50g　　　北沙参48g　　　木　香47g　　　肉豆蔻45g

蒜　炭45g　　　没　药45g　　　苦　参45g　　　草乌叶36g

红　花27g　　　紫　檀23g　　　檀　香23g　　　朱砂粉23g

人工牛黄23g　　　人工麝香2g

共十八味,重779g。

【制法】　　以上十八味,除人工麝香、人工牛黄、朱砂粉外,其余石膏等十五味,粉碎成细粉,将人工麝香、人工牛黄、朱砂粉与上述细粉配研,过筛,混匀,用水泛丸,打光,干燥,分装,即得。

【性状】　　本品为黄褐色至棕褐色的水丸;气香,味苦。

【鉴别】　　(1)取本品粉末,置显微镜下观察:菊糖团块形状不规则,有时可见微细放射状纹理,加热后溶解(木香)。草酸钙簇晶,直径15~65μm(拳参)。纤维束周围薄壁细胞含草酸钙方晶,形成晶纤维(甘草)。脂肪油滴经水合氯醛试液加热后渐形成针簇状结晶(肉豆蔻)。

(2)取本品5g,研细,加甲醇10ml,超声处理5分钟,静置,取上清液,作为供试品溶液。另取胆酸对照品、猪去氧胆酸对照品,加甲醇制成每1ml各含1mg的混合溶液,作为对照品溶液。照薄层色谱法(通则0502)试验,吸取上述两种溶液各5μl,分别点于同一硅胶G薄层板上,以正己烷-乙酸乙酯-醋酸-甲醇(20:25:2:3)上层溶液为展开剂,展开,取出,晾干,喷以10%磷钼酸乙醇溶液,在105℃加热至斑点显色清晰。供试品色谱中,在与对照品色谱相应的位置上,显相同颜色的斑点。

【检查】　　应符合丸剂项下有关的各项规定(通则0108)。

【含量测定】　　照高效液相色谱法(通则0512)测定。

色谱条件与系统适用性试验　　以十八烷基硅烷键合硅胶为填充剂;以甲醇-水(65:35)为流动相;检测波长为225nm。理论板数按木香烃内酯峰计算应不低于3000。

对照品溶液的制备　　取木香烃内酯对照品适量,精密称定,加甲醇制成每1ml含100μg的溶液,即得。

供试品溶液的制备　　取本品适量,研细,取约2.5g,精密称定,置具塞锥形瓶中,精密加入甲醇25ml,密塞,称定重量,超声处理(功率250W,频率40kHz)30分钟,取出,放冷,再称定重量,用甲醇补足减失的重量,摇匀,滤过,取续滤液,即得。

处方提供单位:内蒙古自治区国际蒙医医院　　　　　　　　起草单位:内蒙古盛唐国际蒙医药研究院

测定法 分别精密吸取对照品溶液与供试品溶液各$10\mu l$,注入液相色谱仪,测定,即得。

本品每1g含木香以木香烃内酯($C_{15}H_{20}O_2$)计,不得少于0.30mg。

【**功能与主治**】 清黏热,止咳。用于肺热咳嗽,山川间赫依热,旧咳不止,痰呈赤黄、灰色带白沫,小儿肺炎,疫热咳嗽。

【**用法与用量**】 口服。一次11~15丸,一日1~2次,温开水送服。

【**注意事项**】 孕妇慎服。

【**规格**】 每10丸重2g。

【**贮藏**】 密封,防潮。

处方提供单位:内蒙古自治区国际蒙医医院   起草单位:内蒙古盛唐国际蒙医药研究院

敖西根–5丸
Aoxigen–5 Wan

【处方】 寒制红石膏200g　　　　天竺黄50g　　　川贝母25g　　　甘 草25g

朱砂粉25g

共五味, 重325g。

【制法】 以上述五味, 粉碎成细粉, 过筛, 混匀, 用水泛丸, 打光, 干燥, 分装, 即得。

【性状】 本品为黄白色至淡黄色的水丸; 气微, 味辛。

【鉴别】 (1)取本品粉末, 置显微镜下观察: 不规则细小颗粒暗棕红色, 有光泽, 边缘暗黑色(朱砂粉)。纤维束周围薄壁细胞含草酸钙方晶, 形成晶纤维(甘草)。

(2)取本品5g, 研细, 加甲醇40ml, 加热回流1小时, 滤过, 滤液蒸干, 残渣加水40ml使溶解, 用正丁醇提取3次, 每次20ml, 合并正丁醇液, 用水洗涤3次, 弃去水液, 正丁醇液蒸干, 残渣加甲醇2ml使溶解, 作为供试品溶液。另取甘草对照药材1g, 同法制成对照药材溶液。照薄层色谱法(通则0502)试验, 吸取上述两种溶液各2μl, 分别点于同一硅胶G薄层板上, 以乙酸乙酯-甲酸-冰醋酸-水(15:1:1:2)为展开剂, 展开, 取出, 晾干, 喷以10%硫酸乙醇溶液, 在105℃加热至斑点显色清晰, 置紫外光灯(365nm)下检视。供试品色谱中, 在与对照药材色谱相应的位置上, 显相同颜色的荧光斑点。

【检查】 可溶性汞盐 取本品5g, 研细, 加水50ml, 搅匀, 滤过, 静置, 滤液不得显汞盐的鉴别反应(通则0301)。

其他 应符合丸剂项下有关的各项规定(通则0108)。

【浸出物】 照醇溶性浸出物测定法(通则2201)项下的热浸法测定, 用乙醇作溶剂, 不得少于30.0%。

【含量测定】 取本品适量, 研细, 取约0.3g, 精密称定, 置锥形瓶中, 加硫酸10ml与硝酸钾1.5g, 缓缓加热至无色, 放冷, 用水50ml, 滴加1% 高锰酸钾溶液至显粉红色, 再滴加2%硫酸亚铁溶液至粉红色消失后, 加硫酸铁铵指示液2ml, 用硫氰酸铵滴定液(0.1mol/L)滴定。每1ml硫氰酸铵滴定液(0.1mol/L)相当于11.63mg的硫化汞(HgS)。

本品每1g含朱砂以硫化汞(HgS)计, 应为60~120mg。

【功能与主治】 清热, 止咳。用于肺热, 咳嗽, 天花, 麻疹引起的咳嗽。

【用法与用量】 口服。周岁以内小儿, 一次5~11丸, 一日1~2次; 满一周岁小儿, 一次15~25丸,

处方提供单位: 内蒙古自治区国际蒙医医院　　　　　　　　起草单位: 内蒙古医科大学蒙医药学院

一日1~2次；两至六周岁儿童，一次30~40丸，一日1~2次，或遵医嘱，温开水送服。

【规格】　　每10丸重0.5g。

【贮藏】　　密闭，防潮。

敖鲁盖·阿纳日-13丸
Aolugai Anari-13 Wan

【处方】　石　榴150g　　　豆　蔻150g　　　荜　茇100g　　　生草果仁100g

黑种草子100g　　香旱芹100g　　诃　子100g　　肉　桂50g

胡　椒50g　　　光明盐50g　　　红　花50g　　　干　姜50g

紫硇砂10g

共十三味，重1060g。

【制法】　以上十三味，粉碎成细粉，过筛，混匀，用水泛丸，打光，干燥，分装，即得。

【性状】　本品为浅黄色至棕黄色的水丸；气芳香，味咸。

【鉴别】　取本品粉末，置显微镜下观察：内种皮厚壁细胞黄棕色或棕红色，表面观类多角形，壁厚，胞腔含硅质块（豆蔻）。石细胞成群，呈类圆形、长卵形、长方形或长条形，孔沟细密而明显（诃子）。

【检查】　应符合丸剂项下有关的各项规定（通则0108）。

【含量测定】　照高效液相色谱法（通则0512）测定。

色谱条件与系统适用性试验　以十八烷基硅烷键合硅胶为填充剂；以甲醇–水（77∶23）为流动相；检测波长为343nm。理论板数按胡椒碱峰计算应不低于1500。

对照品溶液的制备　取胡椒碱对照品适量，精密称定，置棕色量瓶中，加无水乙醇制成每1ml含20μg的溶液，即得。

供试品溶液的制备　取本品适量，研细，取约0.35g，精密称定，置具塞锥形瓶中，精密加入无水乙醇50ml，密塞，称定重量，超声处理（功率250W，频率40kHz）30分钟，取出，放冷，再称定重量，用无水乙醇补足减失的重量，摇匀，滤过，取续滤液，即得。

测定法　分别精密吸取对照品溶液与供试品溶液各10μl，注入液相色谱仪，测定，即得。

本品每1g含荜茇和胡椒以胡椒碱（$C_{17}H_{19}NO_3$）计，不得少于2.5mg。

【功能与主治】　调胃火，通下行赫依。用于大肠之赫依所致的腹胀肠鸣，下行赫依受阻。

【用法与用量】　口服。一次11~15丸，每日1~2次，温开水送服。

【规格】　每10丸重2g。

【贮藏】　密闭，防潮。

处方提供单位：内蒙古自治区国际蒙医医院　　　　　　　起草单位：内蒙古盛唐国际蒙医药研究院

都日伯乐吉·乌日勒
Duriboleji Wurile

【处方】　　益智仁110g　　　　胆南星83g　　　　豆　蔻36g　　　　莲　子35g

沉　香35g　　　　丁　香35g　　　　肉豆蔻35g　　　　天　冬35g

手　参35g　　　　玉　竹35g　　　　木　香30g　　　　黄　柏30g

当　归30g　　　　枫香脂30g　　　　土木香30g　　　　熊胆粉27g

茜　草25g　　　　姜　黄25g　　　　枇杷叶25g　　　　光明盐25g

红　花25g　　　　燎鹿茸15g　　　　益母草15g

共二十三味，重806g。

【制法】　　以上二十三味，除熊胆粉、燎鹿茸外，其余沉香等二十一味，粉碎成细粉，将燎鹿茸研细，与熊胆粉和上述细粉配研，过筛，混均，每100g粉末加炼蜜120~150g，制成大蜜丸，分装，即得。

【性状】　　本品为黄棕色至棕褐色的大蜜丸；气香，味辛辣。

【鉴别】　　（1）取本品粉末，置显微镜下观察：花粉粒类圆形、椭圆形或橄榄形，直径约60μm，具3个萌发孔，外壁有齿状突起（红花）。纤维束鲜黄色，周围细胞含草酸钙方晶，形成晶纤维，含晶细胞壁木化增厚（黄柏）。脂肪油滴加水合氯醛试液加热后渐形成针簇状结晶（肉豆蔻）。具缘纹孔导管纹孔密，内含淡黄色或黄棕色树脂状物（沉香）。

（2）取本品6g，加硅藻土3g，研匀，加甲醇20ml，超声处理30分钟，滤过，滤液蒸干，残渣加甲醇1ml使溶解，作为供试品溶液。另取大叶茜草素对照品，加甲醇制成每1ml含0.5mg的溶液，作为对照品溶液。照薄层色谱法（通则0502）试验，吸取上述两种溶液各5μl，分别点于同一硅胶G薄层板上，以石油醚（60~90℃）–丙酮（4∶1）为展开剂，展开，取出，晾干，置紫外光灯（365nm）下检视。供试品色谱中，在与对照品色谱相应的位置上，显相同颜色的斑点。

【检查】　　应符合丸剂项下有关的各项规定（通则0108）。

【含量测定】　　照高效液相色谱法（通则0512）测定。

色谱条件与系统适用性试验　　以十八烷基硅烷键合硅胶为填充剂；以甲醇–水（65∶35）为流动相；检测波长为225nm。理论板数按木香烃内酯峰计算应不低于3000。

对照品溶液的制备　　取木香烃内酯对照品适量，精密称定，加甲醇制成每1ml含100μg的溶液，即得。

供试品溶液的制备　取本品适量, 剪碎, 取约4g, 精密称定, 置具塞锥形瓶中, 精密加入甲醇25ml, 密塞, 称定重量, 超声处理(功率250W, 频率40kHz)30分钟, 取出, 放冷, 再称定重量, 用甲醇补足减失的重量, 摇匀, 滤过, 取续滤液, 即得。

测定法　分别精密吸取对照品溶液与供试品溶液各10μl, 注入液相色谱仪, 测定, 即得。

本品每1g含木香以木香烃内酯($C_{15}H_{20}O_2$)计, 不得少于0.10mg。

【功能与主治】　调经活血, 温暖子宫, 祛寒止痛。用于心肾脏赫依病, 心神不宁, 腰膝无力, 小腹冷痛, 月经不调, 乳腺肿胀, 子宫肌瘤。

【用法与用量】　口服。一次1丸, 一日1~2次, 温开水送服。

【规格】　每丸重9g。

【贮藏】　密封, 防潮。

处方提供单位: 内蒙古民族大学附属医院　　　　　　　　起草单位: 内蒙古盛唐国际蒙医药研究院

特格喜–18丸
Tegexi–18 Wan

【处方】
红　花60g	手　参60g	闹羊花60g	生草果仁60g
水牛角浓缩粉60g	熊胆粉60g	甘　草60g	栀　子60g
黄　连60g	益智仁60g	诃　子50g	苏　木40g
紫草茸40g	茜　草40g	诃子汤泡草乌30g	人工牛黄20g
海金沙20g	人工麝香1g		

共十八味，重841g。

【制法】 以上十八味，除人工牛黄、人工麝香、熊胆粉、水牛角浓缩粉外，其余红花等十四味，粉碎成细粉，将熊胆粉、人工麝香、水牛角浓缩粉、人工牛黄与上述细粉配研，过筛，混匀，用水泛丸，打光，干燥，分装，即得。

【性状】 本品为黄棕色至棕褐色的水丸；气微，味辛、苦。

【鉴别】 （1）取本品2g，研细，加50%甲醇30ml，超声处理40分钟，滤过，滤液蒸干，残渣加甲醇1ml使溶解，作为供试品溶液。另取栀子苷对照品，加乙醇制成1ml含4mg的溶液，作为对照品溶液。照薄层色谱法（通则0502）试验，吸取上述供试品溶液10μl、对照品溶液5μl，分别点于同一硅胶G薄层板上，以乙酸乙酯–丙酮–甲酸–水（5∶5∶1∶1）为展开剂，展开，取出，晾干，喷以10%硫酸乙醇溶液，在105℃加热至斑点显色清晰。供试品色谱中，在与对照品色谱相应的位置上，显相同颜色的斑点。

（2）取本品3g，研细，加甲醇20ml，超声处理20分钟，滤过，滤液蒸干，残渣加甲醇1ml使溶解，作为供试品溶液。另取人工牛黄对照药材5mg，加甲醇10ml，同法制成对照药材溶液。再取胆酸对照品、猪去氧胆酸对照品，分别加甲醇制成每1ml含1mg的溶液，作为对照品溶液。照薄层色谱法（通则0502）试验，吸取上述供试品溶液5μl、对照药材溶液及对照品溶液各2μl，分别点于同一硅胶G薄层板上，以正己烷–乙酸乙酯–醋酸–甲醇（20∶25∶2∶3）上层溶液为展开剂，展开，取出，晾干，喷以10%硫酸乙醇溶液，在105℃加热至斑点显色清晰，置紫外光灯（365nm）下检视。供试品色谱中，在与对照药材及对照品色谱相应位置上，显相同颜色的荧光斑点。

【检查】 **乌头碱限量** 取本品适量，研细，称取34g，置锥形瓶中，加氨试液15ml，拌匀，放置2小时，加乙醚120ml，振摇1小时，放置24小时，滤过，滤液加盐酸溶液（4→100）振摇提取3次（20ml，15ml，15ml），合并盐酸溶液，盐酸溶液加浓氨试液，调pH值至9~10，加入乙醚振摇提取3

次，每次20ml，合并乙醚液，挥干，残渣加无水乙醇1ml使溶解，作为供试品溶液。另取乌头碱对照品，加无水乙醇制成每1ml含1mg的溶液，作为对照品溶液。吸取上述供试品溶液20μl，对照品溶液4μl，分别点于同一硅胶G薄层板上，以正己烷–乙酸乙酯–二乙胺（5:2:1）为展开剂，展开，取出，晾干，喷以稀碘化铋钾试液。供试品色谱中，在与对照品色谱相应位置上，出现的斑点应小于对照品的斑点或不出现斑点。

其他　应符合丸剂项下有关的各项规定（通则0108）。

【含量测定】　照高效液相色谱法（通则0512）测定。

色谱条件与系统适用性试验　色谱柱以十八烷基键合硅胶为填充剂；以甲醇–乙腈–0.7%磷酸溶液（用三乙胺调pH值为6.0±0.1）（20:2:78）为流动相；检测波长为403nm；流速为0.8ml/min；柱温为30℃。理论板数按羟基红花黄色素A峰计算不低于3000。

对照品溶液的制备　取羟基红花黄色素A对照品适量，精密称定，加25%甲醇制成每1ml含13μg的溶液，即得。

供试品溶液的制备　取本品适量，研细，取约1g，精密称定，置具塞锥形瓶中，精密加入25%甲醇50ml，密塞，称定重量，超声处理（功率250W，频率40kHz）40分钟，取出，放冷，再称定重量，用25%甲醇补足减失的重量，摇匀，滤过，取续滤液，即得。

测定法　分别精密吸取对照品溶液与供试品溶液各10μl，注入液相色谱仪，测定，即得。

本品每1g含红花以羟基红花黄色素A（$C_{27}H_{32}O_{16}$）计，不得少于0.50mg。

【功能与主治】　清热，解毒，杀黏，止痛，消肿，燥协日乌素，利尿。用于血热，肾热，浮肿，类风湿，风湿，巴木病，皮肤协日乌素病，牛皮癣，天疱疮。

【用法与用量】　口服。一次9~13丸，一日1次，温开水送服。

【注意事项】　孕妇忌服，年老体弱者慎用。

【规格】　每10丸重2g。

【贮藏】　密封，防潮。

笋·奥日浩代–18丸
Sun Aorihaodai–18 Wan

【处方】
党　参100g	石菖蒲100g	苦　参80g	川楝子80g
茼麻子75g	手　参70g	没　药70g	檀香70g
栀　子60g	诃　子60g	木　香60g	文冠木60g
决明子60g	闹羊花60g	诃子汤泡草乌50g	生草果仁50g
甘　松25g	熊胆粉20g		

共十八味, 重1150g。

【制法】　以上十八味, 除熊胆粉外, 其余党参等十七味, 粉碎成细粉, 将熊胆粉研细, 与上述细粉配研, 过筛, 混匀, 用水泛丸, 打光, 干燥, 分装, 即得。

【性状】　本品为黄棕色至棕色的水丸; 气微, 味苦。

【鉴别】　（1）取本品2g, 研细, 加50%甲醇30ml, 超声处理40分钟, 滤过, 滤液蒸干, 残渣加甲醇1ml使溶解, 作为供试品溶液。另取栀子苷对照品, 加乙醇制成1ml含4mg的溶液, 作为对照品溶液。照薄层色谱法（通则0502）试验, 吸取上述供试品溶液10μl、对照品溶液5μl, 分别点于同一硅胶G薄层板上, 以乙酸乙酯–丙酮–甲酸–水（5∶5∶1∶1）为展开剂, 展开, 取出, 晾干, 喷以10%硫酸乙醇溶液, 在105℃加热至斑点显色清晰。供试品色谱中, 在与对照品色谱相应的位置上, 显相同颜色的斑点。

（2）取本品2g, 研细, 加甲醇10ml, 超声处理30分钟, 滤过, 滤液作为供试品溶液。另取去氢木香内酯对照品、木香烃内酯对照品, 加甲醇制成每1ml各含0.5mg的混合溶液, 作为对照品溶液。照薄层色谱法（通则0502）试验, 吸取上述供试品溶液10μl、对照品溶液5μl, 分别点于同一硅胶G薄层板上, 以环己烷–甲酸乙酯–甲酸（15∶5∶1）的上层溶液为展开剂, 展开, 取出, 晾干, 喷以1%香草醛硫酸溶液, 在105℃加热至斑点显色清晰。供试品色谱中, 在与对照品色谱相应的位置上, 显相同颜色的斑点。

【检查】　乌头碱限量　取本品适量, 研细, 称取28g, 置锥形瓶中, 加氨试液15ml, 拌匀, 放置2小时, 加乙醚120ml, 振摇1小时, 放置24小时, 滤过, 滤液加盐酸溶液（4→100）振摇提取3次（20ml, 15ml, 15ml）, 合并盐酸溶液, 盐酸溶液加浓氨试液, 调pH值至9~10, 加入乙醚振摇提取3次, 每次20ml, 合并乙醚液, 挥干, 残渣加无水乙醇1ml使溶解, 作为供试品溶液。另取乌头碱对照品, 加无水乙醇制成每1ml含1mg的溶液, 作为对照品溶液。照薄层色谱法（通则0502）试验, 吸取上述供试品溶液20μl、对照品溶液4μl,分别点于同一硅胶G薄层板上,以正己烷-乙酸乙酯-二乙胺(5:2:1)为展开剂,展开,取出,晾干,喷以稀碘化铋钾试液。供试品色谱中,在与对照品色谱相应位置上,出现的斑点应小于对照品的斑点或不出现斑点。

其他　应符合丸剂项下有关的各项规定(通则0108)。

【含量测定】　照高效液相色谱法(通则0512)测定。

色谱条件与系统适用性试验　以十八烷基硅烷键合硅胶为填充剂;以乙腈-水(50:50)为流动相;流速为0.8ml/min;柱温为35℃;检测波长为225nm。理论板数按木香烃内酯峰计算应不低于3000。

对照品溶液的制备　取木香烃内酯对照品适量,精密称定,加甲醇制成每1ml含40μg的溶液,即得。

供试品溶液的制备　取本品适量,研细,取约2g,精密称定,置具塞锥形瓶中,精密加入甲醇50ml,密塞,称定重量,超声处理(功率350W,频率40kHz)30分钟,放冷,取出,再称定重量,用甲醇补足减失的重量,摇匀,滤过,取续滤液,即得。

测定法　分别精密吸取对照品溶液与供试品溶液各10μl,注入液相色谱仪,测定,即得。

本品每1g含木香以木香烃内酯($C_{15}H_{20}O_2$)计,不得少于0.40mg。

【功能与主治】　清热,解毒,燥协日乌素,杀黏。用于风湿,类风湿,巴木病,牛皮癣,天疱疮,湿疹,白癜风。

【用法与用量】　口服。一次9~13丸,一日1次,温开水送服。

【注意事项】　孕妇忌服,年老体弱者慎用。

【规格】　每10丸重2g。

【贮藏】　密封,防潮。

处方提供单位:内蒙古自治区国际蒙医医院　杭盖巴特尔经验方　　　起草单位:内蒙古自治区国际蒙医医院

脑日冲-9丸
Naorichong-9 Wan

【处方】　诃　子150g　　　红　花150g　　　齿叶草150g　　　诃子汤泡草乌120g

没　药75g　　　　甘　松75g　　　木　香75g　　　　石菖蒲20g

人工麝香1g

共九味, 重816g。

【制法】　以上九味, 除人工麝香外, 其余诃子等八味, 粉碎成细粉, 将人工麝香与上述细粉配研, 过筛, 混匀, 用水泛丸, 干燥, 打光, 分装, 即得。

【性状】　本品为黄棕色至深棕色的水丸; 气香, 味微酸、微甘、微苦、涩。

【鉴别】　(1) 取本品粉末, 置显微镜下观察: 石细胞成群, 呈类圆形、长卵形、长方形或长条形, 孔沟细密而明显 (诃子)。花粉粒类圆形、椭圆形或橄榄形, 直径约60μm, 具3个萌发孔, 外壁有齿状突起 (红花)。石细胞呈类方形、长方形或梭形, 壁稍厚, 有的胞腔含棕色物或淀粉粒 (诃子汤泡草乌)。

(2) 取本品5g, 研细, 加甲醇10ml, 超声处理30分钟, 滤过, 滤液作为供试品溶液。另取木香对照药材0.5g, 同法制成对照药材溶液。再取木香烃内酯对照品、去氢木香内酯对照品, 加甲醇制成每1ml各含0.5mg的混合溶液, 作为对照品溶液。照薄层色谱法 (通则0502) 试验, 吸取上述三种溶液各5μl, 分别点于同一硅胶G薄层板上, 以环己烷-丙酮 (5:1) 为展开剂, 展开, 取出, 晾干, 喷以1%香草醛硫酸溶液, 在105℃加热至斑点显色清晰。供试品色谱中, 在与对照药材色谱和对照品色谱相应的位置上, 显相同颜色的斑点。

【检查】　应符合丸剂项下有关的各项规定 (通则0108)。

【含量测定】　照高效液相色谱法 (通则0512) 测定。

色谱条件与系统适用性试验　以十八烷基硅烷键合硅胶为填充剂; 以甲醇-乙腈-0.1%磷酸溶液 (26:2:72) 为流动相; 检测波长为403nm。理论板数按羟基红花黄色素A峰计算应不低于3000。

对照品溶液的制备　取羟基红花黄色素A对照品适量, 精密称定, 加25%甲醇制成每1ml含100μg的溶液, 即得。

供试品溶液的制备　取本品适量, 研细, 取约2.0g, 精密称定, 置具塞锥形瓶中, 精密加入25%甲醇50ml, 密塞, 称定重量, 超声处理 (功率300W, 频率50kHz) 40分钟, 取出, 放冷, 再称定重量, 用25%甲醇补足减失的重量, 摇匀, 滤过, 取续滤液, 即得。

处方提供单位: 内蒙古自治区国际蒙医医院　特木其乐经验方　　　　起草单位: 内蒙古自治区国际蒙医医院

测定法　分别精密吸取对照品溶液与供试品溶液各10μl, 注入液相色谱仪, 测定, 即得。

本品每1g含红花以羟基红花黄色素A ($C_{27}H_{32}O_{16}$) 计, 不得少于2.0mg。

【功能与主治】　清热, 消黏, 镇静, 止痛。用于血热引起的头痛, 希日引起的头痛, 黏性头痛, 目赤红肿, 过敏性鼻炎。

【用法与用量】　口服。一次7~11丸, 一日1次, 温开水送服。

【注意事项】　孕妇忌用。

【规格】　每10丸重2g。

【贮藏】　密闭, 防潮。

处方提供单位: 内蒙古自治区国际蒙医医院　特木其乐经验方　　　　起草单位: 内蒙古自治区国际蒙医医院

高乐因·赫依-13丸
Gaoleyin Heyi-13 Wan

【处方】　槟　榔30g　　　　山沉香60g　　　　肉豆蔻30g　　　广　枣30g

当　归30g　　　　赤爬子30g　　　　丁　香24g　　　干　姜21g

荜　茇21g　　　　胡　椒21g　　　　诃子汤泡草乌20g　木　香18g

紫硇砂15g

共十三味，重350g。

【制法】　以上十三味，粉碎成细粉，过筛，混匀，用水泛丸，打光，干燥，分装，即得。

【性状】　本品为浅黄色至黄棕色的水丸；气香，味辛、涩。

【鉴别】　（1）取本品粉末，置显微镜下观察：脂肪油滴经水合氯醛试液加热后渐形成针簇状结晶（肉豆蔻）。花粉粒众多，极面观三角形，赤道表面观双凸镜形，具3副合沟（丁香）。菊糖团块形状不规则，有时可见微细放射状纹理，加热后溶解（木香）。内果皮石细胞类圆形、椭圆形，壁厚，孔沟明显，胞腔内充满淡黄棕色或棕红色颗粒状物（广枣）。

（2）取本品5g，研细，加乙醚20ml，超声处理10分钟，滤过，滤液蒸干，残渣加乙醇1ml使溶解，作为供试品溶液。另取当归对照药材0.5g，同法制成对照药材溶液。照薄层色谱法（通则0502）试验，吸取上述两种溶液各5μl，分别点于同一硅胶G薄层板上，以正己烷-乙酸乙酯（4∶1）为展开剂，展开，取出，晾干，置紫外光灯（365nm）下检视。供试品色谱中，在与对照药材色谱相应的位置上，显相同颜色的荧光斑点。

【检查】　**乌头碱限量**　取本品44g，置锥形瓶中，加氨试液20ml，拌匀，密塞，放置2小时，加乙醚100ml，振摇1小时，放置24小时，滤过，滤渣用乙醚洗涤2次，每次15ml，合并乙醚液，低温蒸干，残渣加无水乙醇1ml使溶解，作为供试品溶液。取乌头碱对照品，加无水乙醇制成每1ml含1.0mg的溶液，作为对照品溶液。照薄层色谱法（通则0502）试验，吸取上述供试品溶液12μl、对照品溶液5μl，分别点于同一硅胶G薄层板上，以正己烷-乙酸乙酯-甲醇（6.4∶3.6∶1）为展开剂，置用浓氨试液预饱和20分钟的展开缸中，展开，取出，晾干，喷以稀碘化铋钾试液。供试品色谱中，在与对照品色谱相应的位置上，出现的斑点应小于（颜色浅于）对照品的斑点或不出现斑点。

其他　应符合丸剂项下有关的各项规定（通则0108）。

【含量测定】　照高效液相色谱法（通则0512）测定。

色谱条件与系统适用性试验　以十八烷基硅烷键合硅胶为填充剂；以甲醇-水（65∶35）为流动

相;检测波长为225nm。理论板数按木香烃内酯峰计算应不低于3000。

对照品溶液的制备　取木香烃内酯对照品适量,精密称定,加甲醇制成每1ml含100μg的溶液,即得。

供试品溶液的制备　取本品适量,研细,取约3g,精密称定,置具塞锥形瓶中,精密加入甲醇25ml,密塞,称定重量,超声处理(功率250W,频率40kHz)30分钟,取出,放冷,再称定重量,用甲醇补足减失的重量,摇匀,滤过,取续滤液,即得。

测定法　分别精密吸取对照品溶液与供试品溶液各10μl,注入液相色谱仪,测定,即得。

本品每1g含木香以木香烃内酯($C_{15}H_{20}O_2$)计,不得少于0.25mg。

【功能与主治】　镇赫依,止刺痛。用于赫依性刺痛,尤其命脉赫依症,心颤、癫狂、失眠症。

【用法与用量】　口服。一次9~13丸,一日1次,温开水送服。

【注意事项】　孕妇忌服,年老体弱者慎用。

【规格】　每10丸重2g。

【贮藏】　密封,防潮。

处方提供单位:内蒙古自治区国际蒙医医院　　　　　起草单位:内蒙古盛唐国际蒙医药研究院

陶德哈其-25丸
Taodehaqi-25 Wan

【处方】　枸杞子120g　　　红　参90g　　　玉　竹120g　　　五味子120g

茺蔚子120g　　　菟丝子120g　　　麦　冬120g　　　煅石决明120g

炒蒺藜120g　　　决明子90g　　　土茯苓90g　　　青葙子90g

车前子90g　　　密蒙花90g　　　川楝子90g　　　茜　草90g

牛　膝90g　　　野菊花90g　　　当　归90g　　　红　花60g

羚羊角30g　　　三　七18g　　　炒珍珠18g　　　人工牛黄10g

人工麝香2g

共二十五味，重2088g。

【制法】　以上二十五味，除红参、羚羊角、人工牛黄、炒珍珠、人工麝香外，其余决明子等二十味，粉碎成细粉，将红参、羚羊角、炒珍珠分别研细，与人工牛黄、人工麝香和上述细粉配研，过筛，混匀，用水泛丸，打光，干燥，分装，即得。

【性状】　本品为黄棕色至棕色的水丸；气微香，味苦、涩。

【鉴别】　（1）取本品粉末，置显微镜下观察：花粉粒类圆形、椭圆形或橄榄形，直径约60μm，具3个萌发孔，外壁有齿状突起（红花）。种皮外表皮细胞碎片暗棕红色，表面观多角形至长多角形，外平周壁有网状增厚纹理（青葙子）。果皮纤维束旁的细胞中含草酸钙方晶或少数簇晶，形成晶纤维，含晶细胞壁厚薄不一，木化（川楝子）。种皮石细胞淡黄色，表面观多角形或长多角形，多碎断，壁深波状弯曲（五味子）。

（2）取本品10g，研细，加三氯甲烷40ml，加热回流1小时，放冷，滤过，滤液备用，滤渣挥干溶剂，加水2ml拌匀湿润后，加水饱和的正丁醇20ml，超声处理30分钟，滤过，滤液加1%氢氧化钠溶液洗涤2次，每次20ml，弃去碱液，再用正丁醇饱和的水20ml洗涤，弃水液，取正丁醇液，蒸干，残渣加甲醇1ml使溶解，作为供试品溶液。另取人参皂苷Rg1对照品、人参皂苷Rb1对照品，加甲醇制成每1ml各含1mg的混合溶液，作为对照品溶液。照薄层色谱法（通则0502）试验，吸取上述供试品溶液10μl、对照品溶液5μl，分别点于同一硅胶G薄层板上，以三氯甲烷-乙酸乙酯-甲醇-水（15∶40∶22∶10）10℃以下放置的下层溶液为展开剂，展开，取出，晾干，喷以10%硫酸乙醇溶液，在105℃加热至斑点显色清晰。供试品色谱中，在与对照品色谱相应的位置上，显相同颜色的斑点。

（3）取【鉴别】（2）项下的三氯甲烷提取液，浓缩至2ml，作为供试品溶液。另取五味子对照药材

1g, 加三氯甲烷20ml, 同法制成对照药材溶液。照薄层色谱法（通则0502）试验, 吸取上述两种溶液各10μl, 分别点于同一硅胶GF$_{254}$薄层板上, 以石油醚（30~60℃）–甲酸乙酯–甲酸（15:5:1）的上层溶液为展开剂, 展开, 取出, 晾干, 置紫外光灯（254nm）下检视。供试品色谱中, 在与对照药材色谱相应的位置上, 显相同颜色的斑点。

【检查】　应符合丸剂项下有关的各项规定（通则0108）。

【含量测定】　照高效液相色谱法（通则0512）测定。

色谱条件与系统适用性试验　用十八烷基硅烷键合硅胶为填充剂; 甲醇–水（85:15）为流动相; 检测波长为250nm。理论板数按大叶茜草素峰计算应不低于4000。

对照品溶液的制备　取大叶茜草素对照品适量, 精密称定, 加甲醇制成每1ml含80μg的溶液, 即得。

供试品溶液的制备　取本品适量, 研细, 取约4g, 精密称定, 置具塞锥形瓶中, 精密加入甲醇25ml, 密塞, 称定重量, 摇匀, 浸渍过夜, 超声处理（功率250W, 频率40kHz）30分钟, 取出, 放冷, 再称定重量, 用甲醇补足减失的重量, 摇匀, 滤过, 取续滤液, 即得。

测定法　分别精密吸取对照品溶液与供试品溶液各10μl, 注入液相色谱仪, 测定, 即得。

本品每1g含茜草以大叶茜草素（C$_{17}$H$_{15}$O$_4$）计, 不得少于0.16mg。

【功能与主治】　清血热, 明目, 祛翳。用于眼花, 翳障, 胬肉, 血热或肝热引起的目赤肿痛。

【用法与用量】　口服。一次11~15丸, 一日1~2次, 温开水送服。

【注意事项】　孕妇忌服。

【规格】　每10丸重2g。

【贮藏】　密封, 防潮。

处方提供单位: 内蒙古自治区国际蒙医医院　　　　　　　　起草单位: 内蒙古自治区国际蒙医医院

通拉嘎·乌日勒
Tonglaga Wurile

【处方】　　石　榴80g　　　　　　红　花40g　　　　　　益智仁10g　　　　　　肉　桂10g

　　　　　　荜　茇10g

　　　　　　共五味,重150g。

【制法】　　以上五味,粉碎成细粉,过筛,混匀,用水泛丸,打光,干燥,分装,即得。

【性状】　　本品为黄色至黄棕色的水丸;气香,味酸、辛、微涩。

【鉴别】　　(1)取本品粉末,置显微镜下观察:花粉粒类圆形或椭圆形,直径约60μm,具3个萌发孔,外壁有齿状突起(红花)。

　　(2)取本品10g,研细,加丙酮20ml,超声处理15分钟,滤过,滤液作为供试品溶液。另取桂皮醛对照品,加乙醇制成每1ml含2μl的溶液,作为对照品溶液。照薄层色谱法(通则0502)试验,吸取上述供试品溶液6μl、对照品溶液3μl,分别点于同一硅胶G薄层板上,以石油醚(60~90℃)–乙酸乙酯(17:3)为展开剂,展开,取出,晾干,喷以二硝基苯肼乙醇试液。供试品色谱中,在与对照品色谱相应的位置上,显相同颜色的斑点。

　　(3)取本品2g,研细,加80%丙酮20ml,密塞,振摇15分钟,静置,取上清液,作为供试品溶液。另取红花对照药材0.5g,加80%丙酮5ml,同法制成对照药材溶液。照薄层色谱法(通则0502)试验,吸取上述供试品溶液10μl、对照药材溶液5μl,分别点于同一硅胶H薄层板上(呈条状),以乙酸乙酯–甲醇–甲酸–水(7:0.4:2:3)为展开剂,展开,取出,晾干。供试品色谱中,在与对照药材色谱相应的位置上,显相同颜色的条斑。

　　(4)取本品5g,研细,加无水乙醇25ml,超声处理30分钟,滤过,滤液置棕色量瓶中,作为供试品溶液。另取荜茇对照药材0.5g,加无水乙醇5ml,同法制成对照药材溶液。照薄层色谱法(通则0502)试验,吸取上述供试品溶液6μl、对照药材溶液3μl,分别点于同一硅胶G薄层板上,以环己烷–乙酸乙酯–无水乙醇(8:2:1)为展开剂,展开,取出,晾干,置紫外光灯(365nm)下检视。供试品色谱中,在与对照药材色谱相应的位置上,显相同的蓝色荧光斑点;再喷以10%硫酸乙醇溶液,在105℃加热至斑点显色清晰,在与对照药材色谱相应的位置上,显相同颜色的斑点。

【检查】　　应符合丸剂项下有关的各项规定(通则0108)。

【功能与主治】　　温胃,固精华,揭隐伏热盖,清巴达干黏液。用于胃火衰退,精华不消,巴达干黏液阻于脉道,不思饮食,寒热合并,隐伏热。

处方提供单位:内蒙古自治区国际蒙医医院　　　　　　　　　起草单位:内蒙古自治区国际蒙医医院

【用法与用量】　口服。一次11~15丸，一日1~2次，温开水送服。

【规格】　每10丸重2g。

【贮藏】　密闭，防潮。

处方提供单位：内蒙古自治区国际蒙医医院　　　　　　　起草单位：内蒙古自治区国际蒙医医院

萨仁·嘎日迪
Saren Garidi

【处方】

诃子汤泡草乌50g	诃　子50g	热制水银40g	石菖蒲30g
木　香30g	豆　蔻30g	生草果仁30g	肉豆蔻20g
丁　香20g	红　花20g	海金沙20g	方　海20g
枫香脂20g	没　药20g	苘麻子20g	决明子20g
炒硇砂20g	石　膏20g	人工牛黄5g	人工麝香1g

共二十一味，重486g。注：热制水银40g（水银20g+硫黄20g）。

【制法】　以上二十一味，除人工麝香、人工牛黄、热制水银外，其余诃子汤泡草乌等十七味，粉碎成细粉，将热制水银研细，与人工麝香、人工牛黄和上述细粉配研，过筛，混匀，用水泛丸，打光，干燥，分装，即得。

【性状】　本品为黑褐色的水丸；气香，味涩、微辛。

【鉴别】　（1）取本品粉末，置显微镜下观察：石细胞呈类方形、长方形或梭形，壁稍厚，有的胞腔含棕色物或淀粉粒（诃子汤泡草乌）。不规则片状结晶无色，有平直纹理（石膏）。花粉粒类圆形、椭圆形或橄榄形，直径约60μm，具3个萌发孔，外壁有齿状突起（红花）。

（2）取本品2g，研细，加乙醚10ml，振摇15分钟，滤过，滤液挥至0.5ml，作为供试品溶液。另取丁香酚对照品，加乙醚制成每 1ml含1mg的溶液，作为对照品溶液。照薄层色谱法（通则0502）试验，吸取上述两种溶液各10μl，分别点于同一硅胶G薄层板上，以石油醚（60~90℃）-乙酸乙酯（9:1）为展开剂，展开，取出，晾干，喷以5％香草醛硫酸溶液，在105℃加热至斑点显色清晰。供试品色谱中，在与对照品色谱相应的位置上，显相同颜色的斑点。

（3）取本品2g，研细，加甲醇10ml，超声处理30分钟，摇匀，静置，取上清液，作为供试品溶液。另取人工牛黄对照药材20mg，加甲醇5ml，同法制成对照药材溶液。再取胆酸对照品，加甲醇制成每1ml含1mg的溶液，作为对照品溶液。照薄层色谱法（通则0502）试验，吸取上述三种溶液各5μl，分别点于同一硅胶G薄层板上，以正己烷-乙酸乙酯-甲醇-醋酸（20:25:3:2）的上层溶液为展开剂，展开，取出，晾干，喷以10%硫酸乙醇溶液，在105℃加热至斑点显色清晰，置紫外光灯（365nm）下检视。供试品色谱中，在与对照药材色谱和对照品色谱相应的位置上，显相同颜色的荧光斑点。

【检查】　可溶性汞盐　取本品10g，加水100ml，搅匀，滤过，静置，滤液不得显汞盐的鉴别反应（通则0301）。

处方提供单位：内蒙古自治区国际蒙医医院　　　　　　　　　　起草单位：内蒙古医科大学蒙医药学院

乌头碱限量　取本品适量,研细,称取25g,置锥形瓶中,加氨试液20ml润湿,拌匀,密塞,放置2小时,加乙醚200ml,超声处理30分钟,滤过,滤渣用乙醚洗涤2次,每次15ml,合并乙醚液,低温蒸干,残渣加无水乙醇1ml使溶解,作为供试品溶液。另取乌头碱对照品,加无水乙醇制成每1ml含1.0mg的溶液,作为对照品溶液。照薄层色谱法(通则0502)试验,吸取上述供试品溶液12μl、对照品溶液5μl,分别点于同一硅胶G薄层板上,以正己烷–乙酸乙酯–甲醇(6.4∶3.6∶1)为展开剂,置用浓氨试液预饱和20分钟的展开缸中,展开,取出,晾干,喷以稀碘化铋钾试液。在供试品色谱中,在与对照品色谱相应的位置上,出现的斑点应小于(颜色浅于)对照品的斑点或不出现斑点。

其他　除溶散时限规定为应在2小时内全部溶散外,其他应符合丸剂项下有关的各项规定(通则0108)。

【浸出物】　照浸出物测定法(通则2201),以水为溶剂,冷浸法测定。水溶性浸出物的含量不得低于18.0%。

【含量测定】　照高效液相色谱法(通则0512)测定。

色谱条件与系统适用性试验　十八烷基硅烷键合硅胶为填充剂;以甲醇–乙腈–0.7%磷酸溶液(26∶2∶72)为流动相;检测波长为403nm。理论板数按羟基红花黄色素A计算应不低于3000。

对照品溶液的制备　取羟基红花黄色素A对照品适量,精密称定,加25%甲醇制成每1ml含1.0mg的溶液,即得。

供试品溶液的制备　取本品适量,研细,取约1g,精密称定,置具塞锥形瓶中,精密加入25%甲醇50ml,密塞,称定重量,超声处理(功率250W,频率40kHz)40分钟,取出,放冷,再称定重量,用25%甲醇补足减失的重量,摇匀,滤过,取续滤液,即得。

测定法　分别精密吸取对照品溶液和供试品溶液各10μl,注入液相色谱仪,测定,即得。

本品每1g含红花以羟基红花黄色素A($C_{27}H_{32}O_{16}$)计,不得少于0.30mg。

【功能与主治】　燥协日乌素,消肿,杀黏,愈白脉损伤。用于陶赖,赫如虎,关节疼痛,吾亚曼,白喉,炭疽,丘疹,疱疹,白脉病。

【用法与用量】　口服。一次7~11丸,一日1次,温开水送服。

【注意事项】　孕妇忌服,年老体弱者禁用;本品含热制水银,不易长期服用,使用一疗程后,应间断一疗程,定期检查肝、肾功能。

【规格】　每丸10丸重2g。

【贮藏】　密闭,防潮。

塔米日-15丸
Tamiri-15 Wan

【处方】　　石　榴60g　　　　玉　竹60g　　　　益智仁60g　　　　黄　精60g

　　　　　　红　花60g　　　　天　冬60g　　　　手　参60g　　　　锁　阳60g

　　　　　　广　枣60g　　　　紫茉莉40g　　　　炒菱角40g　　　　荜　茇40g

　　　　　　炒马钱子40g　　　肉　桂20g　　　　冬虫夏草10g

　　　　　　共十五味,重730g。

【制法】　　以上十五味,除冬虫夏草外,其余石榴等十四味,粉碎成细粉,将冬虫夏草研细,与上述细粉配研,过筛,混匀,用水泛丸,打光,干燥,分装,即得。

【性状】　　本品为棕色至棕褐色的水丸;气微,味苦、辛、咸。

【鉴别】　　(1)取本品7g,研细,加无水乙醇10ml,超声处理30分钟,离心10分钟(转速为10000r/min),取上清液,作为供试品溶液。另取胡椒碱对照品,置棕色量瓶中,加无水乙醇制成每1ml含4mg的溶液,作为对照品溶液。照薄层色谱法(通则0502)试验,吸取上述供试品溶液10μl、对照品溶液5μl,分别点于同一硅胶G薄层板上,以甲苯-乙酸乙酯-丙酮(7:2:1)为展开剂,展开,取出,晾干,置紫外光灯(365nm)下检视。供试品色谱中,在与对照品色谱相应的位置上,显相同的蓝色荧光斑点;再喷以10%硫酸乙醇溶液,在105℃加热至斑点显色清晰,在与对照品色谱相应的位置上,显相同的褐黄色斑点。

　　(2)取本品6g,研细,加无水乙醇10ml,超声处理30分钟,滤过,滤液作为供试品溶液。另取益智对照药材1g,同法制成对照药材溶液。照薄层色谱法(通则0502)试验,吸取上述供试品溶液10μl、对照溶液20μl,分别点于同一硅胶G薄层板上,以环己烷-醋酸乙酯(8:2)为展开剂,展开,取出,晾干,喷以10%硫酸乙醇溶液,在105℃加热至斑点显色清晰,分别置日光和紫外光灯(365nm)下检视。供试品色谱中,在与对照药材色谱相应的位置上,分别显相同颜色的斑点或荧光斑点。

【检查】　　应符合丸剂项下有关的各项规定(通则0108)。

【含量测定】　　照高效液相色谱法(通则0512)测定。

　　色谱条件与系统适用性试验　　以十八烷基键合硅胶为填充剂;以甲醇-乙腈-0.7%磷酸(用三乙胺调pH值至6.0±0.1)(26:2:72)为流动相;检测波长为403nm。理论板数按羟基红花黄色素A峰计算应不低于5000。

　　对照品溶液制备　　取羟基红花黄色素A对照品适量,精密称定,加25%甲醇制成每1ml含130μg

的溶液,即得。

供试品溶液的制备　取本品适量,研细,取约1g,精密称定,置具塞锥形瓶中,精密加入25%甲醇10mL,密塞,称定重量,超声处理(功率250W,频率40kHz)40分钟,取出,放冷,再称定重量,用25%甲醇补足减失的重量,摇匀,滤过,取续滤液,即得。

测定法　分别精密吸取对照溶液与供试品溶液各5μl,注入液相色谱仪,测定,即得。

本品每1g含红花以羟基红花黄色素A($C_{27}H_{32}O_{16}$)计,不得少于0.60mg。

【**功能与主治**】　镇赫依,促进血液运行,燥协日乌素,补精,止痛。用于肾虚,精气衰竭,遗精,阳痿,失眠,早泄症。

【**用法与用量**】　口服。一次11~15丸,一日1~2次,温开水送服。

【**规格**】　每10丸重2g。

【**贮藏**】　密封,防潮。

处方提供单位:内蒙古自治区国际蒙医医院 杭盖巴特尔经验方　　　起草单位:内蒙古自治区国际蒙医医院

塔米日-23丸
Tamiri-23 Wan

【处方】　玉　竹28g　　　　天　冬28g　　　　黄　精28g　　　　红　参28g

　　　　　手　参28g　　　　黑冰片28g　　　　党　参28g　　　　诃　子28g

　　　　　益智仁28g　　　　生草果仁28g　　　石　榴28g　　　　炒珍珠28g

　　　　　鹿　茸21g　　　　锁　阳21g　　　　肉苁蓉21g　　　　闹羊花21g

　　　　　丹　参21g　　　　红　花21g　　　　紫草茸21g　　　　红茜草21g

　　　　　栀　子21g　　　　人工牛黄21g　　　冬虫夏草7g

　　　　　共二十三味，重553g。

【制法】　以上二十三味，除人工牛黄、冬虫夏草、鹿茸、炒珍珠、红参外，其余玉竹等十八味，粉碎成细粉，将冬虫夏草、鹿茸、炒珍珠、红参分别研细，与人工牛黄和上述细粉配研，过筛，混匀，用水泛丸，打光，干燥，分装，即得。

【性状】　本品为褐色至黑褐色的水丸；气微，味苦。

【鉴别】　（1）取本品2.5g，研细，置10ml量瓶中，加甲醇适量，超声处理5分钟，加甲醇稀释至刻度，摇匀，静置，取上清液，作为供试品溶液。另取胆酸对照品、猪去氧胆酸对照品，加甲醇制成每1ml各含1mg 的混合溶液，作为对照品溶液。照薄层色谱法（通则0502）试验，吸取上述供试品溶液10μl，对照品溶液5μl，分别点于同一硅胶G薄层板上，以正己烷-乙酸乙酯-醋酸-甲醇（20：25：2：3）的上层溶液为展开剂，展开，取出，晾干，喷以10%磷钼酸乙醇溶液，在105℃加热至斑点显色清晰。供试品色谱中，在与对照品色谱相应的位置上，显相同颜色的斑点。

　　　　　（2）取本品6.5g，研细，加50%甲醇10ml，超声处理40分钟，离心10分钟（转速为10000r/min），取上清液作为供试品溶液。另取栀子对照药材1g，同法制成对照药材溶液。再取栀子苷对照品，加乙醇制成每1ml含4mg的溶液，作为对照品溶液。照薄层色谱法（通则0502）试验，吸取上述供试品溶液10μl，对照药材溶液及对照品溶液各4μl，分别点于同一硅胶G薄层板上，以乙酸乙酯-丙酮-甲酸-水（5：5：1：1）为展开剂，展开，取出，晾干。供试品色谱中，在与对照药材色谱相应的位置上，显相同颜色的黄色斑点；再喷以10%硫酸乙醇溶液，在105℃加热至斑点显色清晰。供试品色谱中，在与对照药材色谱和对照品色谱相应的位置上，显相同颜色的斑点。

【检查】　应符合丸剂项下有关的各项规定（通则0108）。

【含量测定】　照高效液相色谱法（通则0512）测定。

处方提供单位：内蒙古自治区国际蒙医医院 杭盖巴特尔经验方　　　起草单位：内蒙古自治区国际蒙医医院

色谱条件与系统适用性试验　以十八烷基硅烷键合硅胶为填充剂；以甲醇–乙腈–0.7%磷酸（用三乙胺调pH值至6.0±0.1）（2 6∶2∶7 2）为流动相；检测波长为403nm。理论板数按羟基红花黄色素A峰计算应不低于5000。

对照品溶液的制备　取羟基红花黄色素A对照品适量，精密称定，加25%甲醇制成每1mL含0.13mg的溶液，即得。

供试品溶液的制备　取本品适量，研细，取约2g，精密称定，置具塞锥形瓶中，精密加入25%甲醇10ml，密塞，称定重量，超声处理（功率300W，频率40kHz）40分钟，取出，放冷，再称定重量，用25%甲醇补足减失的重量，摇匀，滤过，取续滤液，即得。

测定法　分别精密吸取对照溶液与供试品溶液各10μl，注入液相色谱仪，测定，即得。

本品每1g含红花以羟基红花黄色素A（$C_{27}H_{32}O_{16}$）计，不得少于0.35mg。

【功能与主治】　镇赫依，解毒，温养，化浊清血，平衡赫依、希日、巴达干。用于血精衰竭，毒素侵扰症，血衰症，亏血症。

【用法与用量】　口服。一次11~15粒，一日1~2次，温开水送服。

【规格】　每10丸重2g。

【贮藏】　密封，防潮。

处方提供单位：内蒙古自治区国际蒙医医院　杭盖巴特尔经验方　　　　起草单位：内蒙古自治区国际蒙医医院

博格仁-11丸
Bogeren-11 Wan

【处方】　　豆　蔻75g　　　　方　海75g　　　　炒菱角30g　　　　冬葵果30g

　　　　　　荜　茇30g　　　　芒果核30g　　　　大托叶云实30g　　　蒲　桃30g

　　　　　　干　姜30g　　　　炒硇砂30g　　　　人工麝香1g

　　　　　　共十一味, 重391g。

【制法】　　以上十一味, 除人工麝香外, 其余豆蔻等十味, 粉碎成细粉, 将人工麝香与上述细粉研配, 过筛, 混匀, 用水泛丸, 打光, 干燥, 分装, 即得。

【性状】　　本品为浅黄棕色至棕色的水丸; 气香, 味辛、咸。

【鉴别】　　(1)取本品粉末, 置显微镜下观察: 内种皮厚壁细胞黄棕色或棕红色, 表面观类多角形, 壁厚, 胞腔含硅质块(豆蔻)。种皮细胞红棕色, 长多角形, 壁连珠状增厚(荜茇)。多细胞星状毛, 多破碎(冬葵果)。

　　　　　　(2)取本品5g, 研细, 加乙酸乙酯20ml, 超声处理10分钟, 滤过, 滤液作为供试品溶液。另取干姜对照药材1g, 同法制成对照药材溶液。再取6-姜辣素对照品, 加乙酸乙酯制成每1ml含0.5mg的溶液, 作为对照品溶液。照薄层色谱法(通则0502)试验, 吸取上述三种溶液各10μl, 分别点于同一硅胶G薄层板上, 以石油醚(60~90℃)-三氯甲烷-乙酸乙酯(2:1:1)为展开剂, 展开, 取出, 晾干, 喷以香草醛硫酸试液, 在105℃加热至斑点显色清晰。供试品色谱中, 在与对照药材色谱和对照品色谱相应的位置上, 显相同颜色的斑点。

【检查】　　应符合丸剂项下有关的各项规定(通则0108)。

【含量测定】　　照高效液相色谱法(通则0512)测定。

色谱条件与系统适用性试验　　以十八烷基硅烷键合硅胶为填充剂; 以甲醇-水(77:23)为流动相; 检测波长为343nm。理论板数按胡椒碱峰计算应不低于1500。

对照品溶液的制备　　取胡椒碱对照品适量, 精密称定, 置棕色量瓶中, 加无水乙醇制成每1ml含20μg的溶液, 即得。

供试品溶液的制备　　取本品适量, 研细, 取约0.65g, 精密称定, 置具塞棕色锥形瓶中, 精密加入无水乙醇60ml, 密塞, 称定重量, 超声处理(功率250W, 频率40kHz)30分钟, 取出, 放冷, 再称定重量, 用无水乙醇补足减失的重量, 摇匀, 滤过, 取续滤液, 即得。

测定法　　分别精密吸取对照品溶液与供试品溶液各10μl, 注入液相色谱仪, 测定, 即得。

本品每1g含荜茇以胡椒碱（$C_{17}H_{19}NO_3$）计, 不得少于1.0mg。

【功能与主治】　祛巴达干, 滋补, 利尿。用于浮肿, 水肿, 水臌, 肾寒, 遗精, 尿闭, 腰肾酸痛。

【用法与用量】　口服。一次11~15丸, 一日1~2次, 温开水送服。

【规格】　每10丸重2g。

【贮藏】　密封, 防潮。

处方提供单位: 内蒙古自治区国际蒙医医院　　　　　　　　　　　　起草单位: 内蒙古自治区国际蒙医医院

朝灰-6丸
Chaohui-6 Wan

【处方】　煅万年灰30g　　　山　奈48g　　　　木　香24g　　　沙　棘24g

荜　茇18g　　　紫硇砂12g

共六味, 重156g。

【制法】　以上六味, 粉碎成细粉, 过筛, 混匀, 用水泛丸, 打光, 干燥, 分装, 即得。

【性状】　本品为浅棕色至灰棕色的水丸; 味咸、辛。

【鉴别】　(1)取本品粉末, 置显微镜下观察: 菊糖团块形状不规则, 有时可见微细放射状纹理, 加热后溶解(木香)。种皮细胞红棕色, 长多角形, 壁连珠状增厚(荜茇)。

(2)取本品2g, 研细, 加甲醇5ml, 超声处理10分钟, 滤过, 取滤液, 作为供试品溶液。另取山奈对照药材0.5g, 同法制成对照药材溶液。照薄层色谱法(通则0502)试验, 吸取上述两种溶液各5μl, 分别点于同一硅胶GF$_{254}$薄层板上, 以正己烷-乙酸乙酯(18∶1)为展开剂, 展开, 取出, 晾干, 置紫外光灯(254nm)下检视。供试品色谱中, 在与对照品色谱相应的位置上, 显相同颜色的斑点。

【检查】　应符合丸剂项下有关的各项规定(通则0108)。

【含量测定】　照高效液相色谱法(通则0512)测定。

色谱条件与系统适用性试验　以十八烷基硅烷键合硅胶为填充剂; 以甲醇-水(65∶35)为流动相; 检测波长为225nm。理论板数按木香烃内酯峰计算应不低于3000。

对照品溶液的制备　取木香烃内酯对照品、去氢木香内酯对照品适量, 精密称定, 加甲醇制成每1ml各含100μg的混合溶液, 即得。

供试品溶液的制备　取本品适量, 研细, 取约3g, 精密称定, 置具塞锥形瓶中, 精密加入甲醇25ml, 密塞, 称定重量, 超声处理(功率250W, 频率40kHz)30分钟, 取出, 放冷, 再称定重量, 用甲醇补足减失的重量, 摇匀, 滤过, 取续滤液, 即得。

测定法　分别精密吸取对照品溶液与供试品溶液各10μl, 注入液相色谱仪, 测定, 即得。

本品每1g含木香以木香烃内酯($C_{15}H_{20}O_2$)和去氢木香内酯($C_{15}H_{18}O_2$)的总量计, 不得少于1.6mg。

【功能与主治】　温胃, 祛巴达干, 助消化, 消肿。用于食积不消, 胸突痞, 铁垢巴达干, 痧症, 浮肿, 寒性虫病。

【用法与用量】　口服。一次11~15丸, 一日1~2次, 温开水送服。

【规格】　每10丸重2g。

【贮藏】　密封, 防潮。

处方提供单位: 内蒙古自治区国际蒙医医院　　　　　　　起草单位: 内蒙古自治区国际蒙医医院

混其勒-13丸 ᠬᠤᠨᠴᠢᠯᠡ-13
Hunqile-13 Wan

【处方】 诃　子45g　　广　枣45g　　红　花30g　　石　膏30g

　　　　 石　榴30g　　木　香30g　　枫香脂30g　　胡黄连30g

　　　　 丁　香20g　　豆　蔻20g　　肉豆蔻15g　　炒马钱子10g

　　　　 沉　香10g

　　　　 共十三味,重345g。

【制法】 以上十三味,粉碎成细粉,过筛,混匀,用水泛丸,打光,干燥,分装,即得。

【性状】 本品为浅棕褐色至棕褐色的水丸;气香,味甘、苦、辛、微酸。

【鉴别】 (1)取本品粉末,置显微镜下观察:石细胞成群,呈类圆形、长卵形、长方形或长条形,孔沟细密而明显(诃子)。内果皮石细胞类圆形、椭圆形,壁厚,孔沟明显,胞腔内充满淡黄棕色或棕红色颗粒状物(广枣)。可见类圆形、椭圆形或橄榄形花粉粒,直径约至60μm,具3个萌发孔,外壁有齿状突起(红花)。不规则片状结晶,无色,有平直纹理(石膏)。具缘纹孔导管,纹孔密,内含淡黄色或黄棕色树脂状物(沉香)。

(2)取本品2g,研细,加甲醇10ml,超声处理20分钟,静置,取上清液作为供试品溶液。另取枫香脂对照药材0.2g,同法制成对照药材溶液。照薄层色谱法(通则0502)试验,吸取上述两种溶液各5μl,分别点于同一硅胶GF$_{254}$薄层板上,以正己烷-石油醚(60~90℃)-乙酸乙酯-冰醋酸(6:2:3:0.2)为展开剂,展开,取出,晾干,置紫外光灯(254nm)下检视。供试品色谱中,在与对照药材色谱相应的位置上,显相同颜色的斑点。

【检查】 应符合丸剂项下有关的各项规定(通则0108)。

【含量测定】 照高效液相色谱法(通则0512)测定。

色谱条件与系统适用性试验 以十八烷基硅烷键合硅胶为填充剂;以甲醇-乙腈-0.7%磷酸溶液(28:2:70)(用三乙胺调pH值至6.0±0.1)为流动相;检测波长为403nm。理论板数按羟基红花黄色素A峰计算应不低于3000。

对照品溶液的制备 取羟基红花黄色素A对照品适量,精密称定,加25%甲醇制成每1ml含60μg的溶液,即得。

供试品溶液的制备 取本品适量,研细,取约2g,精密称定,置具塞锥形瓶中,精密加入25%甲醇25ml,密塞,称定重量,超声处理(功率250W,频率40kHz)40分钟,取出,放冷,再次称定重量,用

25%甲醇补足减失的重量,摇匀,滤过,取续滤液,即得。

测定法　分别精密吸取对照品溶液与供试品溶液各10μl,注入液相色谱仪,测定,即得。

本品每1g含红花以羟基红花黄色素A($C_{27}H_{32}O_{16}$)计,不得少于0.60mg。

【**功能与主治**】　镇赫依,清血热。用于胸部赫依血相讧症,赫依性心肺刺痛,胸闷、气短。

【**用法与用量**】　口服。一次11~15丸,一日1~2次,温开水送服。

【**注意事项**】　孕妇慎用。

【**规格**】　每10丸重2g。

【**贮藏**】　密封,防潮。

处方提供单位:呼伦贝尔市蒙医医院　　　　　　　　　　　　　　　起草单位:内蒙古医科大学药学院

新·萨乌日勒
Xin Sawurile

【处方】 枫香脂150g　　　红　花150g　　　炒珍珠100g　　　紫草茸100g

苦地丁70g　　　山　奈50g　　　人工麝香5g

共七味,重625g。

【制法】 以上七味,除人工麝香、炒珍珠外,其余五味,粉碎成细粉,将炒珍珠研细,与人工麝香和上述细粉配研,过筛,混匀,用水泛丸,打光,干燥,分装,即得。

【性状】 本品为棕黄色至棕褐色的水丸;气香,味酸、甘而苦、涩。

【鉴别】 （1）取本品粉末,置显微镜下观察:淀粉粒圆形、椭圆形或类三角形,直径10~30μm,脐点及层纹不明显（山奈）。

（2）取本品3g,研细,加甲醇10ml,超声处理20分钟,静置,取上清液,作为供试品溶液。另取枫香脂对照药材0.2g,同法制成对照药材溶液。照薄层色谱法（通则0502）试验,吸取上述两种溶液各5μl,分别点于同一硅胶GF$_{254}$薄层板上,以正己烷-石油醚（60~90℃）-乙酸乙酯-冰醋酸（6:7:3:0.2）为展开剂,展开,取出,晾干,置紫外光灯（254nm）下检视。供试品色谱中,在与对照药材色谱相应的位置上,显相同颜色的斑点。

【检查】 应符合丸剂项下有关的各项规定（通则0108）。

【含量测定】 照高效液相色谱法（通则0512）测定。

色谱条件与系统适用性试验 以十八烷基硅烷键合硅胶为填充剂;以甲醇-乙腈-0.1%磷酸溶液（26:2:72）为流动相;检测波长为403nm。理论板数按羟基红花黄色素A峰计算应不低于3000。

对照品溶液的制备 取羟基红花黄色素A对照品适量,精密称定,加25%甲醇制成每1ml含100μg的溶液,即得。

供试品溶液的制备 取本品适量,研细,取约1.5g,精密称定,置具塞锥形瓶中,精密加入25%甲醇50ml,密塞,称定重量,超声处理（功率300W,频率40kHz）40分钟,取出,放冷,再称定重量,用25%甲醇补足减失的重量,摇匀,滤过,取续滤液,即得。

测定法 分别精密吸取对照品溶液与供试品溶液各10μl,注入液相色谱仪,测定,即得。

本品每1g含红花以羟基红花黄色素A（$C_{27}H_{32}O_{16}$）计,不得少于1.4mg。

【功能与主治】 愈白脉损伤,清热,解毒,燥协日乌素。用于萨病初期,热症显著者,肌肉、白脉损伤所致的疼痛、肿胀、功能障碍。

处方提供单位:内蒙古自治区国际蒙医医院 特木其乐经验方　　　起草单位:内蒙古自治区国际蒙医医院

【**用法与用量**】 口服。一次11~15丸，一日1~2次，温开水送服。

【**注意事项**】 孕妇忌服。

【**规格**】 每10丸重2g。

【**贮藏**】 密闭，防潮。

嘎日迪-17丸
Garidi-17 Wan

【处方】　诃子汤泡草乌50g　　诃　子50g　　豆　蔻50g　　木　香50g

紫草茸44g　　刀　豆35g　　蜀葵紫花35g　　石菖蒲30g

炒菱角30g　　没　药24g　　煅石决明24g　　枇杷叶24g

熊胆粉12g　　红　花12g　　茜　草10g　　香　墨10g

人工麝香1g

共十七味，重491g。

【制法】　以上十七味，除人工麝香、熊胆粉外，其余诃子等十五味，粉碎成细粉，将人工麝香、熊胆粉与上述细分配研，过筛，混匀，用水泛丸，打光，干燥，分装，即得。

【性状】　本品为棕褐色至黑褐色的水丸；气香，味苦。

【鉴别】　（1）取本品粉末，置显微镜下观察：菊糖团块形状不规则，有时可见微细放射状纹理，加热后溶解（木香）。花粉粒类圆形、椭圆形或橄榄形，直径约60μm，具3个萌发孔，外壁有齿状突起（红花）。

（2）取本品3.5g，研细，加石油醚（60～90℃）20ml，加热回流1小时，滤过，滤液蒸干，残渣加石油醚（60～90℃）1ml使溶解，作为供试品溶液。另取石菖蒲对照药材0.2g，同法制成对照药材溶液。照薄层色谱法（通则0502）试验，吸取上述供试品溶液5μl、对照药材溶液2μl，分别点于同一硅胶G薄层板上，以石油醚（60～90℃）-乙酸乙酯（4:1）为展开剂，展开，取出，晾干，放置约1小时，置紫外光灯（365nm）下检视。供试品色谱中，在与对照药材色谱相应的位置上，显相同颜色的荧光斑点。

（3）取本品2g，研细，加乙酸乙酯20ml，超声处理30分钟，滤过，滤液置分液漏斗中，用水洗涤3次，每次30ml，弃去水液，乙酸乙酯液浓缩至2ml，作为供试品溶液。另取紫草茸对照药材0.2g，同法制成对照药材溶液。照薄层色谱法（通则0502）试验，吸取上述两种溶液各10μl，分别点于同一硅胶G薄层板上，以石油醚（60～90℃）-乙酸乙酯-甲酸（10:5:0.3）为展开剂，展开，取出，晾干。供试品色谱中，在与对照药材色谱相应的位置上，显相同颜色的斑点。

【检查】　乌头碱限量　取本品20g，研细，置锥形瓶中，加氨试液5ml，拌匀，密塞，放置2小时，加乙醚50ml，振摇1小时，放置过夜，滤过，滤渣用乙醚洗涤2次，每次15ml，合并乙醚液，蒸干，残渣用无水乙醇分次溶解并转移至1ml量瓶中，稀释至刻度，摇匀，作为供试品溶液。另取乌头碱对照品，加无水乙醇制成每1ml含1mg的溶液，作为对照品溶液。照薄层色谱法（通则0502）试验，吸取上述供试品溶液12μl、对照品溶液5μl,分别点于同一硅胶G薄层板上,以二氯甲烷(经无水硫酸钠脱水处理)–丙酮–甲醇(6:1:1)为展开剂,展开,取出,晾干,喷以稀碘化铋钾试液。供试品色谱中,在与对照品色谱相应的位置上,出现的斑点应小于(颜色浅于)对照品的斑点或不出现斑点。

其他 除溶散时限规定为应在2小时内全部溶散外,其他应符合丸剂项下有关的各项规定(通则0108)。

【含量测定】 照高效液相色谱法(通则0512)测定。

色谱条件与系统适用性试验 以十八烷基硅烷键合硅胶为填充剂;以乙腈–甲醇(45:10)为流动相A,水为流动相B(A:B为52:48);检测波长为225nm。理论板数按木香烃内酯峰计算应不低于5000。

对照品溶液的制备 取木香烃内酯对照品、去氢木香内酯对照品适量,精密称定,加甲醇制成每1ml各含60μg的混合溶液,即得。

供试品溶液的制备 取本品适量,研细,取约2.5g,精密称定,置具塞锥形瓶中,精密加入甲醇25ml,密塞,称定重量,超声处理(功率350W,频率40kHz)30分钟,取出,放冷,再称定重量,用甲醇补足减失的重量,摇匀,滤过,精密量取续滤液5ml,置10ml量瓶中,用50%甲醇溶液稀释至刻度,摇匀,滤过,取续滤液,即得。

测定法 分别精密吸取对照品溶液与供试品溶液各10μl,注入液相色谱仪,测定,即得。

本品每1g含木香以木香烃内酯($C_{15}H_{20}O_2$)和去氢木香内酯($C_{15}H_{18}O_2$)的总量计,不得少于1.0mg。

【功能与主治】 清肾热,杀黏,治遗精。用于肾热,尿浊,黏疫,虫痧症,腰肾酸痛,睾丸肿,热性协日乌素症,滑精,遗精。

【用法与用量】 口服。一次7~11丸,一日1次,温开水送服。

【注意事项】 孕妇忌服,年老体弱者慎用。

【规格】 每10丸重2g。

【贮藏】 密闭,防潮。

嘎日迪-9丸

Garidi-9 Wan

【处方】　诃子汤泡草乌25g　　　诃　子25g　　　土木香15g　　　多叶棘豆15g

漏芦花15g　　　　胡黄连10g　　　　拳　参10g　　　北沙参10g

没　药10g

共九味，重135g。

【制法】　以上九味，粉碎成细粉，过筛，混匀，用水泛丸，打光，干燥、即得。

【性状】　本品为黄褐色至黑褐色的水丸；气微香，味苦、麻。

【鉴别】　（1）取本品粉末，置显微镜下观察：石细胞呈类方形、长方形或梭形，壁稍厚，有的胞腔含棕色物或淀粉粒（诃子汤泡草乌）。石细胞单个或成群，呈类圆形、长卵形、长方形或长条形，孔沟细密而明显（诃子）。花粉粒黄色，呈类圆形、椭圆形或橄榄形，表面具细颗粒状及短刺状雕纹（漏芦花）。草酸钙簇晶，直径15~65μm（拳参）。分泌道内含黄棕色物，多破碎，呈团块状（北沙参）。花粉粒类球形，具有3个孔沟或球形，直径25μm，外壁光滑，表面有细小颗粒状雕纹（多叶棘豆）。

（2）取本品5g，研细，加乙醚30ml，振摇10分钟，弃去乙醚液，药渣挥干乙醚，加乙酸乙酯20ml，加热回流1小时，滤过，滤液蒸干，残渣加无水乙醇2ml使溶解，作为供试品溶液。另取诃子对照药材0.5g，同法制成对照药材溶液。照薄层色谱法（通则0502）试验，吸取上述两种溶液各 5μl，分别点于同一硅胶G薄层板上，以三氯甲烷-乙酸乙酯-甲酸（6：4：1）为展开剂，展开，取出，晾干，喷以 5% 三氯化铁乙醇溶液。供试品色谱中，在与对照药材色谱相应的位置上，显相同颜色的斑点。

【检查】　乌头碱限量　取本品适量，研细，取14g，加氨试液4ml，拌匀，密塞，放置2小时，再加乙醚60ml，振摇1小时，密塞，放置24小时，滤过，药渣用乙醚洗涤3~4次，每次15ml，滤过，洗液与滤液合并，低温蒸干，残渣加三氯甲烷3ml使溶解，转入分液漏斗中，用三氯甲烷3ml分次洗涤容器，洗液并入分液漏斗中，用0.05mol/L硫酸溶液提取3次，每次5ml，合并酸液，加氨试液调节pH值至9，再用三氯甲烷提取3次，每次10ml，合并三氯甲烷液，低温蒸干，残渣加无水乙醇1ml使溶解，作为供试品溶液。另取乌头碱对照品，加无水乙醇制成每1ml含1mg的溶液，作为对照品溶液。照薄层色谱法（通则 0502）试验，精密吸取上述供试品溶液12μl、对照品溶液5μl，分别点于同一硅胶G薄层板上，以正己烷-醋酸乙酯-乙醇（64：36：10）为展开剂，置用浓氨试液预饱和20分钟的展开缸中，展开，展距约12cm，取出，晾干，喷以稀碘化铋钾试液。供试品色谱中，在与对照品色谱相应的位置上，出现的斑点应小于(颜色浅于)对照品的斑点或不出现斑点。

其他　除溶散时限规定为应在2小时内全部溶散外,其他应符合丸剂项下有关的各项规定(通则0108)。

【含量测定】　照高效液相色谱法(通则0512)测定。

色谱条件与系统适用性试验　用十八烷基硅烷键合硅胶为填充剂;乙腈-1%冰醋酸(15:85)为流动相;检测波长为275nm;柱温为40℃。理论板数按胡黄连苷-Ⅱ峰计算应不低于3000。

对照品溶液的制备　取胡黄连苷-Ⅰ、胡黄连苷-Ⅱ对照品适量,精密称定,加甲醇制成每1ml各含胡黄连苷-Ⅰ20μg、胡黄连苷-Ⅱ80μg的混合溶液,即得。

供试品溶液的制备　取本品适量,研细,取约0.5g,精密称定,置具塞锥形瓶中,精密加入甲醇25ml,密塞,摇匀,称定重量,放置过夜,超声处理(功率250W,频率40kHz)30分钟,取出,放冷,再称定重量,用甲醇补足减失的重量,摇匀,滤过,取续滤液,即得。

测定法　分别精密吸取对照品溶液与供试品溶液各10μl,注入液相色谱仪,测定,即得。

本品每1g含胡黄连以胡黄连苷-Ⅰ($C_{24}H_{28}O_{11}$)与胡黄连苷-Ⅱ($C_{23}H_{28}O_{13}$)的总量计,不得少于4.5mg。

【功能与主治】　杀黏,止咳,利咽。用于瘟疫相讧,黏热,咽喉肿痛,流行性感冒,肺感冒,肺热。

【用法与用量】　口服。一次9~13丸,一日1次,温开水送服。

【注意事项】　孕妇忌服,年老体弱者慎用。

【规格】　每10丸重2g。

【贮藏】　密闭,防潮。

处方提供单位:通辽市扎鲁特旗蒙医医院　　　　起草单位:内蒙古自治区国际蒙医医院

嘎拉·萨乌日勒

Gala Sawurile

【处方】　诃　子200g　　　　石菖蒲180g　　　　木　香100g　　　　枫香脂60g

合成冰片12g

共五味，重552g。

【制法】　以上五味，粉碎成细粉，过筛，混匀，用水泛丸，打光，干燥，分装，即得。

【性状】　本品为棕黄色至棕褐色的水丸；气香，味苦、涩。

【鉴别】　（1）取本品粉末，置显微镜下观察：石细胞成群或散在，呈类圆形，长卵形，长方形或长条形，孔沟细密而明显（诃子）。菊糖团块形状不规则，有时可见微细放射状纹理，加热后溶解（木香）。

（2）取本品1g，研细，加石油醚（60~90℃）20ml，加热回流1小时，滤过，滤液蒸干，残渣加石油醚（60~90℃）1ml使溶解，作为供试品溶液。另取石菖蒲对照药材0.3g，同法制成对照药材溶液。照薄层色谱法（通则0502）试验，吸取上述两种溶液各2μl，分别点于同一硅胶G薄层板上，以石油醚（60~90℃）–乙酸乙酯（4：1）为展开剂，展开，取出，晾干，放置约1小时，置紫外光灯（365nm）下检视。供试品色谱中，在与对照药材色谱相应的位置上，显相同颜色的荧光斑点。

【检查】　应符合丸剂项下有关的各项规定（通则0108）。

【含量测定】　照高效液相色谱法（通则0512）测定。

色谱条件与系统适用性试验　以十八烷基硅烷键合硅胶为填充剂；以乙腈–0.7%磷酸溶液（用三乙胺调pH值为6.0±0.1）（1：99）为流动相；检测波长为273nm。理论板数按没食子酸峰计算应不低于2000。

对照品溶液的制备　取没食子酸对照品适量，精密称定，加50%甲醇制成每1ml含20μg的溶液，即得。

供试品溶液的制备　取本品适量，研细，取约0.8g，精密称定，置具塞锥形瓶中，精密加入50%甲醇50ml，密塞，称定重量，超声处理（功率250W，频率40kHz）30分钟，取出，放冷，再称定重量，用50%甲醇补足减失的重量，摇匀，滤过，取续滤液，即得。

测定法　分别精密吸取对照品溶液与供试品溶液各10μl，注入液相色谱仪，测定，即得。

本品每1g含诃子以没食子酸（$C_7H_6O_5$）计，不得少于3.0mg。

【功能与主治】　清热，消肿，止痛。用于嘎拉萨病所致机体活动障碍，神昏，身热，烦躁，头疼, 失眠, 偏头痛, 关节肌肉刺痛症。

【用法与用量】　口服。一次11~15丸, 一日1~2次, 温开水送服。

【规格】　每10丸重2g。

【贮藏】　密闭, 防潮。

德伦-19丸
Delun-19 Wan

【处方】 生草果仁100g　　寒制红石膏60g　　豆　蔻40g　　　木棉花40g

缬　草20g　　　栀　子20g　　　瞿　麦20g　　　紫　草20g

诃　子20g　　　水柏枝20g　　　紫草茸20g　　　木　香20g

麦　冬20g　　　红　花14g　　　大托叶云实10g　　苦地丁10g

波棱瓜子10g　　菥蓂子10g　　　石　膏10g

共十九味,重484g。

【制法】 以上十九味,粉碎成细粉,过筛,混匀,用水泛丸,打光,干燥,分装,即得。

【性状】 本品为棕黄色至棕褐色的水丸;气微,味淡。

【鉴别】 (1)取本品粉末,置显微镜下观察:纤维多成束,纤维束外侧的细胞中含草酸钙簇晶,形成晶纤维,含晶细胞类圆形(瞿麦)。花粉粒类圆形、椭圆形或橄榄形,直径约60μm,具3个萌发孔,外壁有齿状突起(红花)。种皮石细胞黄色或淡棕色,多破碎,完整者长多角形、长方形或不规则形,壁厚,有大的圆形纹孔,胞腔棕红色(栀子)。花粉粒类三角形,直径50～60μm,表面有网状纹理,具3个萌发孔(木棉花)。石细胞成群,呈类圆形、长卵形、长方形或长条形,孔沟细密而明显(诃子)。

(2)取本品5g,加甲醇15ml,超声处理30分钟,滤过,滤液作为供试品溶液。另取去氢木香内酯对照品,加甲醇制成每1ml含0.1mg的溶液,作为对照品溶液。照薄层色谱法(通则0502)试验,吸取上述两种溶液各10μl,分别点于同一硅胶G薄层板上,以环己烷-甲酸乙酯-甲酸(15:5:1)的上层溶液为展开剂,展开,取出,晾干,喷以1%香草醛硫酸溶液,在105℃加热至斑点显色清晰。供试品色谱中,在与对照品色谱相应的位置上,显相同颜色的斑点。

【检查】 应符合丸剂项下有关的各项规定(通则0108)。

【含量测定】 照高效液相色谱法(通则0512)测定。

色谱条件与系统适用性试验 以十八烷基硅烷键合硅胶为填充剂;以乙腈-水(15:85)为流动相;检测波长为238nm。理论板数按栀子苷峰计算应不低于1500。

对照品溶液的制备 取栀子苷对照品适量,精密称定,加甲醇制成每1ml含30μg的溶液,即得。

供试品溶液的制备 取本品适量,研细,取0.5g,精密称定,置具塞锥形瓶中,精密加入甲醇

25ml,密塞,称定重量,超声处理(功率250W,频率40kHz)30分钟,取出,放冷,再称定重量,用甲醇补足减失的重量,摇匀,滤过,取续滤液,即得。

测定法　分别精密吸取对照品溶液与供试品溶液各10μl,注入液相色谱仪,测定,即得。

本品每1g含栀子以栀子苷($C_{17}H_{24}O_{10}$)计,不得少于0.60mg。

【功能与主治】　健脾。用于脾热,脾肿大,脾赫依,脾巴达干。

【用法与用量】　口服。一次11~15丸,一日1~2次,温开水送服。

【规格】　每10丸重2g。

【贮藏】　密封,防潮。

处方提供单位:内蒙古自治区国际蒙医医院　　　　　　　起草单位:内蒙古盛唐国际蒙医药研究院

德格都-7丸
Degedu-7 Wan

【处方】　红　花25g　　　　　天竺黄15g　　　　麻　黄15g　　　　蓝盆花10g

　　　　　川木通10g　　　　　苦地丁10g　　　　诃　子10g

　　　　　共七味,重95g。

【制法】　以上七味,粉碎成细粉,过筛,混匀,用水泛丸,打光,干燥,分装,即得。

【性状】　本品为浅褐色至棕褐色的水丸;气微香,味苦,性凉。

【鉴别】　(1)取本品粉末,置显微镜下观察:花粉粒类圆形、椭圆形或橄榄形,直径约至60μm,具3个萌发孔,外壁有齿状突起(红花)。气孔特异,下陷,保卫细胞侧面观呈哑铃形或电话筒状(麻黄)。石细胞类长方形、梭形或类三角形,壁厚而木化,孔沟及纹孔明显(川木通)。石细胞成群,呈类圆形、长卵形、长方形或长条形,孔沟细密而明显(诃子)。不规则块片无色透明,边缘多平直,有棱角,遇水合氯醛试液溶化(天竺黄)。

　　　(2)取本品3g,研细,加浓氨试液10滴,再加三氯甲烷30ml,时时振摇2小时,滤过,滤液回收溶剂至干,残渣加甲醇2ml使溶解,作为供试品溶液。另取盐酸麻黄碱对照品,加甲醇制成每1ml含1mg的溶液,作为对照品溶液。照薄层色谱法(通则0502)试验,吸取上述两种溶液各10μl,分别点于同一硅胶G薄层板上,以正丁醇-冰醋酸-水(8:2:1)为展开剂,展开,取出,晾干,喷以茚三酮试液,在105℃加热至斑点显色清晰。供试品色谱中,在与对照品色谱相应的位置上,显相同颜色的斑点。

【检查】　应符合丸剂项下有关的各项规定(通则0108)。

【含量测定】　照高效液相色谱法(通则0512)测定。

　　色谱条件与系统适用性试验　以十八烷基硅烷键合硅胶为填充剂;以甲醇-乙腈-0.7%磷酸溶液(用三乙胺调pH值为6.0±0.1)(26:2:72)为流动相;检测波长为403nm。理论板数按羟基红花黄色素A峰计算应不低于4000。

　　对照品溶液的制备　取羟基红花黄色素A对照品适量,精密称定,加25%甲醇制成每1ml含25μg的溶液,即得。

　　供试品溶液的制备　取本品适量,研细,取约1.5g,精密称定,置具塞锥形瓶中,精密加入25%甲醇25ml,密塞,称定重量,超声处理(功率300W,频率40kHz)40分钟,取出,放冷,再称定重量,用25%甲醇补足减失的重量,摇匀,滤过,取续滤液,即得。

　　测定法　分别精密吸取对照品溶液与供试品溶液各10μl,注入液相色谱仪,测定,即得。

处方提供单位:锡林郭勒盟镶黄旗蒙医医院　　　　　　　　　　起草单位:内蒙古医科大学药学院

本品每1g含红花以羟基红花黄色素A（$C_{27}H_{32}O_{16}$）计，不得少于1.0mg。

【功能与主治】　清肝热。用于肝损伤，肝血增盛，目及皮肤发黄，肝热症。

【用法与用量】　口服。一次11～15丸，一日1～2次，温开水送服。

【规格】　每10丸重2g。

【贮藏】　密闭，防潮。

额力根-13丸 　ᠡᠯᠢᠭᠡᠨ-13
Eligen-13 Wan

【处方】　红　花60g　　　　紫　檀60g　　　　麦　冬60g　　　　人工牛黄26g

　　　　　丁　香20g　　　　木　香20g　　　　大托叶云实20g　　西青果20g

　　　　　余甘子20g　　　　毛诃子20g　　　　鹿　角20g　　　　朱砂粉20g

　　　　　甘　松10g

　　　　　共十三味，重376g。

【制法】　以上十三味，除人工牛黄、鹿角、朱砂粉外，其余红花等十味，粉碎成细粉，将鹿角研细，与人工牛黄、朱砂粉和上述细粉配研，过筛，混匀，用水泛丸，打光，干燥，分装，即得。

【性状】　本品为棕红色至红褐色的水丸；气香，味甘、苦、辛、微酸。

【鉴别】　（1）取本品粉末，置显微镜下观察：花粉粒类圆形、椭圆形或橄榄形，直径约60μm，具3个萌发孔，外壁有齿状突起（红花）。石细胞类圆形、卵圆形或长方形，孔沟明显，具层纹（毛诃子）。

　　　　（2）取本品1g，研细，置10ml量瓶中，加甲醇适量，超声处理5分钟，加甲醇稀释至刻度，摇匀，静置，取上清液，作为供试品溶液。另取胆酸对照品、猪去氧胆酸对照品，加甲醇制成每1ml各含1mg的混合溶液，作为对照品溶液。照薄层色谱法（通则0502）试验，吸取上述供试品溶液4μl、对照品溶液2μl，分别点于同一硅胶G薄层板上，以正己烷-乙酸乙酯-醋酸-甲醇（20∶25∶2∶3）上层溶液为展开剂，展开，取出，晾干，喷以10%磷钼酸乙醇溶液，在105℃加热至斑点显色清晰。供试品色谱中，在与对照品色谱相应的位置上，显相同颜色的斑点。

【检查】　应符合丸剂项下有关的各项规定（通则0108）。

【含量测定】　照高效液相色谱法（通则0512）测定。

色谱条件与系统适用性试验　以十八烷基硅烷键合硅胶为填充剂；以甲醇-乙腈-0.7%磷酸溶液（用三乙胺调pH值为6.0±0.1）（22∶2∶76）为流动相；检测波长为403nm。理论板数按羟基红花黄色素A峰计算应不低于3000。

对照品溶液的制备　取羟基红花黄色素A对照品适量，精密称定，加25%甲醇制成每1ml含120μg的溶液，即得。

供试品溶液的制备　取本品适量，研细，取约1g，精密称定，置具塞锥形瓶中，精密加入25%甲醇25ml，密塞，称定重量，超声处理（功率250W，频率40kHz）40分钟，取出，放冷，再次称定重量，用

25%甲醇补足减失的重量,摇匀,滤过,取续滤液,即得。

测定法　分别精密吸取对照品溶液与供试品溶液各10μl,注入液相色谱仪,测定,即得。

本品每1g含红花以羟基红花黄色素A($C_{27}H_{32}O_{16}$)计,不得少于1.2mg。

【功能与主治】　清肝热,杀黏,解毒。用于肝肿大,肝衰,配制毒,肝硬化,肝中毒,肾损伤,尿闭,热性亚玛症。

【用法与用量】　口服。一次11~15丸,一日1~2次,温开水送服。

【规格】　每10丸重2g。

【贮藏】　密封,防潮。

额力根-25丸
Eligen-25 Wan

【处方】
西红花80g	石 榴60g	寒制红石膏20g	天竺黄20g
漏芦花20g	肉豆蔻20g	丁 香20g	豆 蔻20g
生草果仁20g	麦 冬20g	诃 子20g	川楝子20g
栀 子20g	木 香20g	水牛角浓缩粉20g	人工牛黄20g
花香青兰20g	野菊花20g	瞿 麦20g	沉 香20g
制木鳖20g	紫 檀20g	檀 香20g	熊胆粉10g
人工麝香2g			

共二十五味,重572g。

【制法】 上述二十五味,除人工牛黄、熊胆粉、人工麝香、水牛角浓缩粉、西红花外,其余二十味,粉碎成细粉,将西红花研细,与人工麝香、水牛角浓缩粉、熊胆粉、人工牛黄和上述细粉配研,过筛,混匀,用水泛丸,打光,干燥,分装,即得。

【性状】 本品为浅黄色至黄色的水丸;气香,味苦。

【鉴别】 (1)取本品粉末,置显微镜下观察:表皮细胞表面观长条形,壁薄,微弯曲,有的外壁凸出呈乳头状或绒毛状,表面隐约可见纤细纹理(西红花)。内种皮厚壁细胞黄棕色、红棕色或深棕色,表面观多角形,壁厚,胞腔内含硅质块(豆蔻)。种皮石细胞黄色或淡棕色,多破碎,完整者长多角形、长方形或形状不规则,纹孔甚大,胞腔棕红色(栀子)。花粉粒类球形,直径$32\sim37\mu m$,表面有网状纹及短刺,具3孔沟(野菊花)。纤维束周围的薄壁细胞含草酸钙簇晶,形成晶纤维,含晶细胞纵向成行(瞿麦)。木射线棕红色1~3列细胞,纹孔较密(紫檀)。

(2)取本品2.8g,研细,加甲醇10ml,超声处理5分钟,静置,取上清液,作为供试品溶液。另取胆酸对照品、猪去氧胆酸对照品,加甲醇制成每1ml各含1mg的混合溶液,作为对照品溶液。照薄层色谱法(通则0502)试验,吸取上述供试品溶液$4\mu l$、对照品溶液$2\mu l$,分别点于同一硅胶G薄层板上,以正己烷-乙酸乙酯-醋酸-甲醇(20∶25∶2∶3)上层溶液为展开剂,展开,取出,晾干,喷以10%磷钼酸乙醇溶液,在105℃加热至斑点显色清晰。供试品色谱中,在与对照品色谱相应的位置上,显相同颜色的斑点。

【检查】 应符合丸剂项下有关的各项规定(通则0108)。

【含量测定】 照高效液相色谱法(通则0512)测定。

处方提供单位:呼伦贝尔市蒙医医院   起草单位:内蒙古医科大学药学院

色谱条件与系统适用性试验　　以十八烷基硅烷键合硅胶为填充剂；以乙腈-水（10∶90）为流动相；检测波长为238nm。理论板数按栀子苷峰计算应不低于1500。

对照品溶液的制备　　取栀子苷对照品适量，精密称定，加甲醇制成每1ml含30μg的溶液，即得。

供试品溶液的制备　　取本品适量，研细，取约0.7g，精密称定，置具塞锥形瓶中，精密加入甲醇25ml，密塞，称定重量，超声处理（功率250W，频率40kHz）30分钟，取出，放冷，再称定重量，用甲醇补足减失的重量，摇匀，滤过，取续滤液，即得。

测定法　　分别精密吸取对照品溶液与供试品溶液各10μl，注入液相色谱仪，测定，即得。

本品每1g含栀子以栀子苷（$C_{17}H_{24}O_{10}$）计，不得少于0.50mg。

【功能与主治】　　清血热，清希日热。用于血热引起的各种肝病，肝陈热，肝、胃区疼痛。

【用法与用量】　　口服。一次11~15丸，一日1~2次，温开水送服。

【注意事项】　　孕妇忌服。

【规格】　　每10丸重2g。

【贮藏】　　密封，防潮。

额勒吉根·绰斯–25丸
Elejigen Chuosi–25 Wan

【处方】　驴　血250g　　　决明子75g　　　苘麻子75g　　　枫香脂75g

肉豆蔻60g　　　瞿　麦50g　　　紫　檀50g　　　红　花50g

栀　子50g　　　苦　参50g　　　杜　仲40g　　　丁　香40g

木棉花80g　　　漏芦花35g　　　诃　子35g　　　白花龙胆35g

苦地丁35g　　　豆　蔻35g　　　川楝子35g　　　生草果仁35g

人工牛黄35g　　　檀　香30g　　　石　膏10g　　　人工麝香2g

共二十五味，重1267g。注：木棉花80g（木棉花蕊40g＋木棉花瓣40g）。

【制法】　以上二十五味，除人工牛黄、人工麝香外，其余驴血等二十二味，粉碎成细粉，将人工麝香、人工牛黄与上述细粉配研，过筛，混匀，用水泛丸，打光，干燥，分装，即得。

【性状】　本品为黄棕色至棕褐色的水丸；气微香，味微苦。

【鉴别】　（1）取本品粉末，置显微镜下观察：橡胶丝成条或扭曲成团，表面显颗粒性（杜仲）。花粉粒类圆形、椭圆形或橄榄形，直径约至60μm，具3个萌发孔，外壁有齿状突起（红花）。种皮栅状细胞无色或淡黄色，侧面观细胞1列，呈长方形，排列稍不平整，长42~53μm，壁较厚，光辉带2条（决明子）。

（2）取本品2g，研细，加甲醇10ml，超声处理5分钟，滤过，滤液作为供试品溶液。另取人工牛黄对照药材20mg，加甲醇5ml，同法制成对照药材溶液。另取胆酸对照品，加甲醇制成每1ml含1mg的溶液，作为对照品溶液。照薄层色谱法（通则0502）试验，吸取上述供试品溶液5μl、对照药材溶液4μl、对照品溶液2μl，分别点于同一硅胶G薄层板上，以正己烷–乙酸乙酯–醋酸–甲醇（20∶25∶2∶3）的上层溶液为展开剂，展开，取出，晾干，喷以10%磷钼酸乙醇溶液，在105℃加热至斑点显色清晰。供试品色谱中，在与对照药材色谱和对照品色谱相应的位置上，显相同颜色的斑点。

（3）取本品6g，研细，加浓氨试液0.5ml，三氯甲烷30ml，放置过夜，滤过，滤液蒸干，残渣加三氯甲烷2ml使溶解，作为供试品溶液。另取苦参碱对照品，加乙醇制成每1ml含0.2mg的溶液，作为对照品溶液。照薄层色谱法（通则0502）试验，吸取上述供试品溶液5μl、对照品溶液4μl，分别点于同一用2%氢氧化钠溶液制备的硅胶G薄层板上，以甲苯–丙酮–甲醇（8∶3∶0.5）为展开剂，展开，展距8cm，取出，晾干，再以甲苯–乙酸乙酯–甲醇–水（2∶4∶2∶1）10℃以下放置的上层溶液为展开剂，展开，取出，晾干，依次喷以碘化铋钾试液和亚硝酸钠乙醇试液。供试品色谱中，在与对照品色谱相应的位置上, 显相同的橙色斑点。

（4）取本品6g, 研细, 加甲醇30ml, 超声处理20分钟, 滤过, 滤液蒸干, 残渣加水4ml与盐酸1ml使溶解, 蒸干, 放冷, 残渣加石油醚（60～90℃）5ml使溶解, 作为供试品溶液。另取决明子对照药材0.3g, 同法制成对照药材溶液。照薄层色谱法（通则0502）试验, 吸取上述两种溶液各15μl, 分别点于同一硅胶H薄层板上, 以石油醚（60～90℃）–乙酸乙酯–甲酸（15:5:1）为展开剂, 展开, 取出, 晾干。供试品色谱中, 在与对照药材色谱相应的位置上, 显相同颜色的斑点; 置氨蒸气中熏后, 斑点变为亮黄色。

【检查】　应符合丸剂项下有关的各项规定（通则0108）。

【功能与主治】　燥协日乌素, 消肿。用于陶赖, 赫如虎, 巴木病, 关节疼痛及各种皮肤病。

【用法与用量】　口服。一次11~15丸, 一日1~2次, 温开水送服。

【规格】　每10丸重2g。

【贮藏】　密闭, 防潮。

黏-7丸 ᠪᠣᠷ

Nian-7 Wan

【处方】 草乌叶50g   诃 子50g   茜 草20g   多叶棘豆20g

没 药20g   闹羊花10g   麝 香2g

共七味, 重172g。

【制法】 以上七味, 除麝香外, 其余草乌叶等六味, 粉碎成细粉, 将麝香与上述细粉配研, 过筛, 混匀, 用水泛丸, 打光, 干燥, 分装, 即得。

【性状】 本品为棕褐色至黑褐色的水丸; 气香, 味涩麻、微苦。

【鉴别】 (1) 取本品粉末, 置显微镜下观察: 石细胞成群, 呈类圆形、长卵形、长方形或长条形, 孔沟细密而明显 (诃子)。花粉粒四面体形, 直径18~54μm, 具3个萌发孔 (闹羊花)。

(2) 取本品3g, 研细, 加甲醇20ml, 超声处理30分钟, 滤过, 滤液浓缩至2ml, 作为供试品溶液。另取没食子酸对照品, 置棕色量瓶中, 加甲醇制成每1ml含0.2mg的溶液, 作为对照品溶液。照薄层色谱法 (通则0502) 试验, 吸取上述两种溶液各10μl, 分别点于同一硅胶G薄层板上, 以三氯甲烷-乙酸乙酯-甲酸 (6:4:1) 为展开剂, 展开, 取出, 晾干, 喷以2%三氯化铁乙醇溶液。供试品色谱中, 在与对照品色谱相应的位置上, 显相同颜色的斑点。

【检查】 除溶散时限规定为应在2小时内全部溶散外, 其他应符合丸剂项下有关的各项规定 (通则0108)。

【含量测定】 照高效液相色谱法 (通则0512) 测定。

色谱条件与系统适用性试验 以十八烷基硅烷键合硅胶为填充剂; 以甲醇-水 (85:15) 为流动相; 柱温为30℃; 检测波长为250nm。理论板数按大叶茜草素峰计算应不低于5000。

对照品溶液的制备 取大叶茜草素对照品适量, 精密称定, 加甲醇制成每1ml含50μg的溶液, 即得。

供试品溶液的制备 取本品适量, 研细, 取约4g, 精密称定, 置具塞锥形瓶中, 精密加入甲醇100ml, 密塞, 称定重量, 摇匀, 放置5~8小时, 超声处理 (功率300W, 频率40kHz) 30分钟, 取出, 放冷, 再称定重量, 用甲醇补足减失的重量, 摇匀, 滤过, 精密量取续滤液50ml, 蒸干, 残渣加甲醇-25%盐酸 (4:1) 混合溶液20ml使溶解, 置水浴中加热水解30分钟, 立即冷却, 加入三乙胺3ml, 混匀, 转移至25ml量瓶中, 加甲醇至刻度, 摇匀, 即得。

测定法 分别精密吸取对照品溶液与供试品溶液各20μl, 注入液相色谱仪, 测定, 即得。

处方提供单位: 内蒙古自治区国际蒙医医院 杭盖巴特尔经验方   起草单位: 内蒙古自治区国际蒙医医院

本品每1g含茜草以大叶茜草素（$C_{17}H_{15}O_4$）计，不得少于0.35mg。

【功能与主治】 杀黏，清热。用于瘟疫，天花，麻疹，肠刺痛，脑刺痛，胸刺痛，喉塞，转筋，疹症，白喉，炭疽。

【用法与用量】 口服。一次9~13丸，一日1次，温开水送服。

【注意事项】 孕妇禁忌。

【规格】 每10丸重2g。

【贮藏】 密封，防潮。

散　剂

乌莫黑·达布日海-8散
Wumohei Daburihai-8 San

【处方】　草阿魏20g　　　　山沉香20g　　　　肉豆蔻20g　　　　木　香20g

　　　　　丁　香20g　　　　小茴香14g　　　　没　药14g　　　　当　归10g

　　　　　共八味, 重138g。

【制法】　以上八味, 粉碎成细粉, 过筛, 混匀, 分装, 即得。

【性状】　本品为黄棕色至黄褐色的粉末; 气香, 味微苦。

【鉴别】　(1)取本品, 置显微镜下观察: 花粉粒众多, 极面观三角形, 赤道表面观双凸镜形, 具3副合沟(丁香)。脂肪油滴经水合氯醛试液加热后渐形成针簇状结晶(肉豆蔻)。草酸钙簇晶细小, 直径约5μm, 一个细胞含多个簇晶(小茴香)。菊糖团块形状不规则, 有时可见微细放射状纹理, 加热后溶解(木香)。

　　(2)取本品1.6g, 加乙醚20ml, 超声处理10分钟, 滤过, 滤液蒸干, 残渣加乙醇1ml使溶解, 作为供试品溶液, 另取当归对照药材0.2g, 同法制成对照药材溶液。照薄层色谱法(通则0502)试验, 吸取上述两种溶液各5μl, 分别点于同一硅胶G薄层板上, 以正己烷-乙酸乙酯(4:1)为展开剂, 展开, 取出, 晾干, 置紫外光灯(365nm)下检视。供试品色谱中, 在与对照药材色谱相应的位置上, 显相同颜色的荧光斑点。

【检查】　应符合散剂项下有关的各项规定(通则0115)。

【含量测定】　照高效液相色谱法(通则0512)测定。

　　色谱条件与系统适用性试验　以十八烷基硅烷键合硅胶为填充剂; 以甲醇-水(65:35)为流动相; 检测波长为225nm。理论板数按木香烃内酯峰计算应不低于3000。

　　对照品溶液的制备　取木香烃内酯对照品适量, 精密称定, 加甲醇制成每1ml含100μg的溶液, 即得。

　　供试品溶液的制备　取本品细粉约1g, 精密称定, 置具塞锥形瓶中, 精密加入甲醇25ml, 密塞, 称定重量, 超声处理(功率250W, 频率40kHz)30分钟, 取出, 放冷, 再称定重量, 用甲醇补足减失的重量, 摇匀, 滤过, 取续滤液, 即得。

　　测定法　分别精密吸取对照品溶液与供试品溶液各10μl, 注入液相色谱仪, 测定, 即得。

　　本品每1g含木香以木香烃内酯($C_{15}H_{20}O_2$)计, 不得少于0.90mg。

【功能与主治】　镇赫依。用于心脏赫依病, 心脏激荡症, 心悸, 失眠, 胃、大肠赫依病。

处方提供单位: 内蒙古自治区国际蒙医医院　　　　　　　　起草单位: 内蒙古盛唐国际蒙医药研究院

【用法与用量】　口服。一次1.5~3g, 一日1~2次, 温开水送服。

【规格】　每袋: (1) 3g; (2) 15g; (3) 250g。

【贮藏】　密封, 防潮。

巴嘎·绰森古日古木-8散

Baga Chuosengurigumu-8 San

【处方】 红 花20g   牛胆粉20g   扁豆花16g   紫 檀14g

地锦草14g   波棱瓜子10g   射 干10g   寒制红石膏10g

共八味, 重114g。

【制法】 以上八味, 除牛胆粉外, 其余红花等七味, 粉碎成细粉, 将牛胆粉与上述细粉配研, 过筛, 混匀, 分装, 即得。

【性状】 本品为红色至棕红色的粉末; 气微, 味微涩、苦。

【鉴别】 (1)取本品, 置显微镜下观察: 花粉粒类圆形、椭圆形或橄榄形, 直径约60μm, 具3个萌发孔, 外壁有齿状突起(红花)。木射线细胞切向纵断面观呈类圆形或类三角形, 壁稍厚, 木化, 孔沟明显, 胞腔内含草酸钙方晶(紫檀)。

(2)取本品3g, 加甲醇10ml, 超声处理30分钟, 滤过, 滤液作为供试品溶液。另取紫檀对照药材1g, 加甲醇5ml, 同法制成对照药材溶液。照薄层色谱法(通则0502)试验, 吸取上述两种溶液各10μl, 分别点于同一硅胶G薄层板上, 以甲苯–丙酮(7:3)为展开剂, 展开, 取出, 晾干, 喷以5%香草醛硫酸溶液, 在105℃加热至斑点显色清晰。供试品色谱中, 在与对照药材色谱相应的位置上, 显相同颜色的斑点。

【检查】 应符合散剂项下有关的各项规定(通则0115)。

【含量测定】 照高效液相色谱法(通则0512)测定。

色谱条件与系统适用性试验 以十八烷基硅烷键合硅胶为填充剂; 以甲醇–乙腈–0.7%磷酸溶液(用三乙胺调pH值为6.0±0.1)(26:2:72)为流动相; 检测波长为403nm。理论板数按羟基红花黄色素A峰计算应不低于3000。

对照品溶液的制备 取羟基红花黄色素A对照品适量, 精密称定, 加25%甲醇制成每1ml含100μg的溶液, 即得。

供试品溶液的制备 取本品细粉约0.8g, 精密称定, 置具塞锥形瓶中, 精密加入25%甲醇25ml, 密塞, 称定重量, 超声处理(功率250W, 频率40kHz)40分钟, 取出, 放冷, 再次称定重量, 用25%甲醇补足减失的重量, 摇匀, 滤过, 取续滤液, 即得。

测定法 分别精密吸取对照品溶液与供试品溶液各10μl, 注入液相色谱仪, 测定, 即得。

本品每1g含红花以羟基红花黄色素A($C_{27}H_{32}O_{16}$)计, 不得少于1.5mg。

处方提供单位: 内蒙古自治区国际蒙医医院   起草单位: 内蒙古盛唐国际蒙医药研究院

【**功能与主治**】　止血。用于上、下渗出之宝日, 胃肠出血, 月经淋漓, 吐血, 咯血, 外伤出血, 鼻衄。

【**用法与用量**】　口服。一次1.5~3g, 一日1~2次, 温开水送服。

【**规格**】　每袋: (1) 3g; (2) 15g; (3) 250g。

【**贮藏**】　密封, 防潮。

达格布–15散
Dagebu–15 San

【处方】　照山白炭1000g　　铁线莲炭1000g　　奶制红石膏1000g　　大青盐100g

白萝卜25g　　炒火硝25g　　肉豆蔻25g　　土木香25g

紫硇砂25g　　荜　茇25g　　芫荽子25g　　干　姜25g

胡　椒25g　　紫花高乌头25g　　炒硇砂25g

共十五味，重3375g。

【制法】　以上十五味，粉碎成细粉，过筛，混匀，分装，即得。

【性状】　本品为灰黑色至黑色的粉末；气微，味辛、涩。

【鉴别】　取本品，置显微镜下观察：脂肪油滴经水合氯醛试液加热后渐形成针簇状结晶（肉豆蔻）。薄壁细胞无色，长圆形或长多角形，含扇形菊糖块（土木香）。

【检查】　应符合散剂项下有关的各项规定（通则0115）。

【含量测定】　照高效液相色谱法（通则0512）测定。

色谱条件与系统适用性试验　以十八烷基硅烷键合硅胶为填充剂；以甲醇–水（77∶23）为流动相；检测波长为343nm。理论板数按胡椒碱峰计算应不低于1500。

对照品溶液的制备　取胡椒碱对照品适量，精密称定，置棕色量瓶中，加无水乙醇制成每1ml含20μg的溶液，即得。

供试品溶液的制备　取本品细粉约3.0g，精密称定，置具塞棕色锥形瓶中，精密加入无水乙醇60ml，密塞，超声处理（功率250W，频率40kHz）30分钟，取出，放冷，再称定重量，用无水乙醇补足减失的重量，摇匀，滤过，取续滤液，即得。

测定法　分别精密吸取对照品溶液与供试品溶液各10μl，注入液相色谱仪，测定，即得。

本品每1g含荜茇和胡椒以胡椒碱（$C_{17}H_{19}NO_3$）计，不得少于0.30mg。

【功能与主治】　化积，消食，止泻。用于慢性肠炎引起的腹泻，宝日病引起的吐血、便血、胃胀，铁垢巴达干，胃火衰败，呃逆频作。

【用法与用量】　口服。一次1.5～3g，一日1～2次，温开水送服。

【规格】　每袋：（1）3g；（2）15g；（3）250g。

【贮藏】　密封，防潮。

处方提供单位：巴彦淖尔市蒙医医院　　　　　　　　起草单位：内蒙古盛唐国际蒙医药研究院

朱勒根·其木格–15散
Zhulegen Qimuge-15 San

【处方】
白花龙胆90g	栀　子105g	石　膏54g	齿叶草39g
诃　子36g	木　香36g	苦　参33g	北沙参33g
肉豆蔻30g	广　枣30g	甘　草24g	山沉香24g
丁　香18g	川楝子15g	檀　香15g	

共十五味，重582g。

【制法】　以上十五味，粉碎成细粉，过筛，混匀，分装，即得。

【性状】　本品为淡黄色至棕黄色的粉末；气微，味苦、微涩。

【鉴别】　（1）取本品，置显微镜下观察：石细胞成群，呈类圆形、长卵形、长方形或长条形，孔沟细密而明显（诃子）。种皮石细胞黄色或淡棕色，多破碎，完整者长多角形、长方形或不规则形，壁厚，有大的圆形纹孔，胞腔棕红色（栀子）。菊糖团块形状不规则，有时可见微细放射状纹理，加热后溶解（木香）。花粉粒众多，极面观三角形，赤道表面观双凸镜形，具3副合沟（丁香）。

（2）取本品5g，加甲醇15ml，超声处理30分钟，滤过，滤液作为供试品溶液。另取去氢木香内酯对照品，加甲醇制成每1ml含0.5mg的溶液，作为对照品溶液。照薄层色谱法（通则0502）试验，吸取上述两种溶液各5μl，分别点于同一硅胶G薄层板上，以环己烷-甲酸乙酯-甲酸（15∶5∶1）的上层溶液为展开剂，展开，取出，晾干，喷以1%香草醛硫酸溶液，在105℃加热至斑点显色清晰。供试品色谱中，在与对照品色谱相应的位置上，显相同颜色的斑点。

【检查】　应符合散剂项下有关的各项规定（通则0115）。

【含量测定】　照高效液相色谱法（通则0512）测定。

色谱条件与系统适用性试验　以十八烷基硅烷键合硅胶为填充剂；以乙腈-水（15∶85）为流动相；检测波长为238nm。理论板数按栀子苷峰计算应不低于1500。

对照品溶液的制备　取栀子苷对照品适量，精密称定，加甲醇制成每1ml含30μg的溶液，即得。

供试品溶液的制备　取本品细粉约0.4g，精密称定，置具塞锥形瓶中，精密加入甲醇25ml，密塞，称定重量，超声处理（功率250W，频率40kHz）20分钟，取出，放冷，再称定重量，用甲醇补足减失的重量，摇匀，滤过，取续滤液，即得。

测定法　分别精密吸取对照品溶液与供试品溶液各10μl，注入液相色谱仪，测定，即得。

处方提供单位：内蒙古自治区国际蒙医医院　　　　　　　　起草单位：内蒙古盛唐国际蒙医药研究院

本品每1g含栀子以栀子苷($C_{17}H_{24}O_{10}$)计,不得少于2.8mg。

【**功能与主治**】　清巴达干热,消肿,止咳,平喘。用于感冒引起的咽喉肿痛,胸满,气喘,胸胁作痛,肺热咳嗽,巴达干热。

【**用法与用量**】　口服。一次1.5~3g,一日1~2次,温开水送服。

【**规格**】　每袋:(1)3g;(2)15g;(3)250g。

【**贮藏**】　密封,防潮。

处方提供单位:内蒙古自治区国际蒙医医院　　　　　　　　　　起草单位:内蒙古盛唐国际蒙医药研究院

伊和·绰森古日古木-8散
Yihe Chuosengurigumu-8 San

【处方】　西红花20g　　　　熊胆粉20g　　　　扁豆花16g　　　紫　檀14g

地锦草14g　　　　寒制红石膏10g　　波棱瓜子10g　　射　干10g

共八味,重114g。

【制法】　以上八味,除西红花、熊胆粉外,其余扁豆花等六味,粉碎成细粉,将西红花研细,与熊胆粉和上述细粉配研,过筛,混匀,分装,即得。

【性状】　本品为浅棕红色至棕红色的粉末;气微香,味微涩、苦。

【鉴别】　(1)取本品,置显微镜下观察:表皮细胞表面观长条形,壁薄,微弯曲,有的外壁凸出呈乳头状或绒毛状,表面隐约可见纤细纹理(西红花)。木射线细胞切向纵断面观呈类圆形或类三角形,壁稍厚,木化,孔沟明显,胞腔内含草酸钙方晶(紫檀)。

(2)取本品3g,加甲醇10ml,超声处理30分钟,滤过,滤液浓缩至1ml,作为供试品溶液。另取紫檀对照药材1g,同法制成对照药材溶液。照薄层色谱法(通则0502)试验,吸取上述两种溶液各10μl,分别点于同一硅胶G薄层板上,以甲苯-丙酮(7∶3)为展开剂,展开,取出,晾干,喷以5%香草醛硫酸溶液,在105℃加热至斑点显色清晰。供试品色谱中,在与对照药材色谱相应的位置上,显相同颜色的斑点。

【检查】　应符合散剂项下有关的各项规定(通则0115)。

【含量测定】　避光操作。照高效液相色谱法(通则0512)测定。

色谱条件与系统适用性试验　以十八烷基硅烷键合硅胶为填充剂;以甲醇-水(45∶55)为流动相;检测波长为440nm。理论板数按西红花苷-I峰计算应不低于3500。

对照品溶液的制备　取西红花苷-I对照品、西红花苷-II对照品适量,精密称定,加稀乙醇制成每1ml各含西红花苷-I 30μg、西红花苷-II 12μg的溶液,即得。

供试品溶液的制备　取本品细粉约50mg,精密称定,置50ml棕色量瓶中,加稀乙醇适量,超声处理(功率250W,频率40kHz)20分钟,取出,放冷,加稀乙醇稀释至刻度,摇匀,滤过,取续滤液,即得。

测定法　分别精密吸取对照品溶液与供试品溶液各10μl,注入液相色谱仪,测定,即得。

本品每1g含西红花以西红花苷-I($C_{44}H_{64}O_{24}$)和西红花苷-II($C_{38}H_{54}O_{19}$)的总量计,不得少于12.0mg。

处方提供单位:内蒙古自治区国际蒙医医院　　　　　　　　起草单位:内蒙古盛唐国际蒙医药研究院

【功能与主治】　止血。用于上、下渗出之宝日, 胃肠出血、月经淋漓、吐血、咯血、外伤出血、鼻衄。

【用法与用量】　口服。一次1.5~3g, 一日1~2次, 温开水送服。

【规格】　每袋: (1) 3g; (2) 15g; (3) 250g。

【贮藏】　密封, 防潮。

伊顺·哈日-9散
Yishun Hari-9 San

【处方】　没　药100g　　　石菖蒲100g　　　　草　乌100g　　　阿　魏100g

　　　　　雄　黄100g　　　人工牛黄100g　　　大　蒜100g　　　红　花100g

　　　　　人工麝香1g

　　　　　共九味，重801g。

【制法】　以上九味，除人工麝香、人工牛黄外，其余没药等七味，粉碎成细粉，将人工麝香、人工牛黄与上述细粉配研，过筛，混匀，分装，即得。

【性状】　本品为黄色至棕黄色的粉末；具特异气，味苦、微辛。

【鉴别】　（1）取本品，置显微镜下观察：花粉粒类圆形、椭圆形或橄榄形，直径约至60μm，具3个萌发孔，外壁有齿状突起（红花）。不规则碎块橙黄色，具光泽（雄黄）。

　　　（2）取本品1g，加甲醇10ml，超声处理10分钟，滤过，滤液作为供试品溶液。另取胆酸对照品、猪去氧胆酸对照品，加甲醇制每1ml各含1mg的混合溶液，作为对照品溶液。照薄层色谱法（通则0502）试验，吸取上述两种溶液各5μl，分别点于同一硅胶G薄层板上，以正己烷-乙酸乙酯-醋酸-甲醇（20∶25∶2∶3）的上层溶液为展开剂，展开，取出，晾干，喷以10%磷钼酸乙醇溶液，在105℃加热至斑点显色清晰。供试品色谱中，在与对照品色谱相应的位置上，显相同颜色的斑点。

【检查】　应符合散剂项下有关的各项规定（通则0115）。

【含量测定】　照高效液相色谱法测定（通则0512）。

色谱条件与系统适用性试验　用十八烷基硅烷键合硅胶为填充剂；以甲醇-乙腈-0.7%磷酸溶液（用三乙胺调pH值为6.0±0.1）（26∶2∶72）为流动相；检测波长为403nm。理论板数按羟基红花黄色素A峰计算应不低于3000。

对照品溶液的制备　取羟基红花黄色素A对照品适量，精密称定，加25%甲醇制成每1ml含50μg的溶液，即得。

供试品溶液的制备　取本品细粉约1.5g，精密称定，置具塞锥形瓶中，精密加25%甲醇50ml，密塞，称定重量，超声处理（功率250W，40kHz）30分钟，取出，放冷，再称定重量，用25%甲醇补足减失的重量，摇匀，滤过，取续滤液，即得。

测定法　分别精密吸取对照品溶液与供试品溶液各10μl，注入液相色谱仪，测定，即得。

本品每1g含红花以羟基红花黄色素A（$C_{27}H_{32}O_{16}$）计，不得少于1.0mg。

【功能与主治】 杀黏,抑毒,防疫,止刺痛。用于黏疫,炭疽,黑、白、花亚玛病,痘疹,脉病,胆汁窜脉,时疫,脑刺痛症,胸刺痛症。

【用法与用量】 外用。佩戴胸前或随身携带1~2周,可涂身或烟熏。

【注意事项】 忌口服。孕妇忌带。

【规格】 每袋: (1)3g;(2)5g。

【贮藏】 密闭、防潮。

多图日嘎-6散
Duoturiga-6 San

【处方】　甘　草10g　　　　大米（微炒）10g　　　　小茴香10g　　　　芫荽子10g

酸藤果10g　　　　酸梨干10g

共六味，重60g。

【制法】　以上六味，粉碎成细粉，过筛，混匀，分装，即得。

【性状】　本品应为黄色至棕黄色的粉末；气香，味甘。

【鉴别】　（1）取本品，置显微镜下观察：纤维束周围薄壁细胞含草酸钙方晶，形成晶纤维（甘草）。淀粉粒单粒，脐点点状，层纹不明显，直径20～40μm（炒大米）。果皮下皮纤维成片，微木化，分层交错，有的呈波状（芫荽子）。种皮石细胞成群，类圆形，壁厚腔细，纹孔道不明显，直径10～40μm（酸藤果）。果实石细胞类三角形、类方形等，壁厚腔细，纹孔道明显，直径60～110μm（酸梨干）。

（2）取本品5g，加盐酸1ml，三氯甲烷15ml，加热回流1小时，放冷，滤过，滤液蒸干，残渣加乙醇2ml使溶解，作为供试品溶液。另取甘草次酸对照品，加无水乙醇制成每1ml含1mg的溶液，作为对照品溶液。照薄层色谱法（通则0502）试验，吸取上述两种溶液各5μl，分别点于同一硅胶G薄层板上，以正己烷-乙酸乙酯-丙酮-甲酸（10∶2∶4∶0.1）为展开剂，展开，取出，晾干，喷以10%磷钼酸乙醇溶液，在105℃加热至斑点显色清晰。供试品色谱中，在与对照品色谱相应的位置上，显相同颜色的斑点。

（3）取本品9g，加无水乙醇25ml，超声处理30分钟，滤过，滤液作为供试品溶液。另取芳樟醇对照品，加无水乙醇制成制每1ml含28mg的溶液，作为对照品溶液。照薄层色谱法（通则0502）试验，吸取上述供试品溶液5μl、对照品溶液3μl，分别点于同一硅胶G薄层板上，以石油醚（60～90℃）-乙酸乙酯（8.5∶1.5）为展开剂，预饱和30分钟，展开，取出，晾干，喷以5%香草醛硫酸乙醇溶液，在105℃加热至斑点显色清晰。供试品色谱中，在与对照品色谱相应的位置上，显相同颜色的斑点。

【检查】　应符合散剂项下有关的各项规定（通则0115）。

【浸出物】　照水溶性浸出物测定法（通则2201）项下的热浸法测定，不得少于6.0%。

【功能与主治】　止吐。用于食欲不振，恶心呕吐，妊娠呕吐，巴达干性呕吐，晕车呕吐。

【用法与用量】　口服。一次1.5～3g，每日1～2次，温开水送服。

处方提供单位：内蒙古自治区国际蒙医医院　　　　　　　起草单位：内蒙古医科大学蒙医药学院

【规格】 每袋：(1) 3g；(2) 15g；(3) 250g。

【贮藏】 密闭，防潮。

芒来–8散

Manglai–8 San

【处方】　檀　香10g　　　　石　膏10g　　　　红　花10g　　　　苦地丁10g

　　　　　齿叶草10g　　　　胡黄连10g　　　　紫花高乌头10g　　　人工牛黄10g

　　　　　共八味，重80g。

【制法】　以上八味，除人工牛黄外，其余檀香等七味，粉碎成细粉，将人工牛黄与上述细粉配研，过筛，混匀，分装，即得。

【性状】　本品为浅黄色至黄色的粉末；气香，味苦。

【鉴别】　　(1)取本品，置显微镜下观察：含晶细胞方形或长方形，壁厚，木化，层纹明显，胞腔含草酸钙方晶(檀香)。花粉粒类圆形、椭圆形或橄榄形，直径约60μm，具3个萌发孔，外壁有齿状突起(红花)。

　　(2)取本品10g，加甲醇 30ml，超声处理30分钟，滤过，回收溶剂至干，残渣加水30ml溶解，用稀盐酸调pH值1~2，加乙酸乙酯 20ml振摇提取，分取乙酸乙酯液，回收溶剂至干，残渣加甲醇0.5ml使溶解，作为供试品溶液。另取胡黄连对照药材1g，同法制成对照药材溶液。照薄层色谱法(通则0502)试验，吸取上述两种溶液各10μl，分别点于同一硅胶GF$_{254}$薄层板上，以石油醚(30~60℃)–乙酸乙酯–甲酸(5:1:0.1)为展开剂，展开，取出，晾干，置紫外光灯(254nm)下检视。供试品色谱中，在与对照药材色谱相应的位置上，显相同的暗色斑点。

　　(3)取本品3g，加甲醇 20ml，超声处理30分钟，滤过，回收溶剂至干，残渣加甲醇 1ml 使溶解，作为供试品溶液。另取人工牛黄对照药材 50mg，同法制成对照药材溶液。再取胆酸对照品，加甲醇制成每1ml含1mg的溶液，作为对照品溶液。照薄层色谱法(通则0502)试验，吸取上述三种溶液各5μl，分别点于同一硅胶G薄层板上，以正己烷–乙酸乙酯–甲醇–醋酸(20:25:3:2)的上层溶液为展开剂，展开，取出，晾干，置紫外光灯(365nm)下检视。供试品色谱中，在与对照药材色谱和对照品色谱相应的位置上，显相同的蓝色荧光斑点；再喷以10%硫酸乙醇溶液，在105℃加热至斑点显色清晰，在与对照药材色谱和对照品色谱相应的位置上，显相同颜色的斑点。

【检查】　应符合散剂项下有关的各项规定(通则0115)。

【含量测定】　照高效液相色谱法(通则0512)测定。

色谱条件与系统适用性试验　以十八烷基硅烷键合硅胶为填充剂；以甲醇–乙腈–0.7%磷酸(6:12:82)为流动相；检测波长为403nm。理论板数按羟基红花黄色素A峰计算应不低于3000。

对照品溶液的制备　取羟基红花黄色素A对照品适量,精密称定,加甲醇制成每1ml含100μg的溶液,即得。

供试品溶液的制备　取本品细粉约1.0g,精密称定,置具塞锥形瓶中,精密加入25%甲醇25ml,密塞,称定重量,超声处理(功率250W,频率40kHz)30分钟,取出,放冷,再称定重量,用25%甲醇补足减失的重量,摇匀,滤过,取续滤液,即得。

测定法　分别精密吸取对照品溶液与供试品溶液各10μl,注入液相色谱仪,测定,即得。

本品每1g含红花以羟基红花黄色素 A($C_{27}H_{32}O_{16}$)计,不得少于1.0mg。

【**功能与主治**】　清热解毒。用于炽热,脏腑之热,肺热咳嗽,肝热,血、希日热。

【**用法与用量**】　口服。一次1.5~3g,一日1~2次,温开水送服。

【**规格**】　每袋:(1)3g;(2)15g;(3)250g。

【**贮藏**】　密闭,防潮。

处方提供单位:内蒙古自治区国际蒙医医院　　　　　　　起草单位:内蒙古自治区国际蒙医医院

讷布其勒–12散
Nebuqile–12 San

讷布其勒–12

【处方】　石　榴1400g　　　豆　蔻140g　　　木　香60g　　　栀　子60g

紫茉莉40g　　　天　冬30g　　　玉　竹30g　　　大　黄20g

荜　茇20g　　　碱　面20g　　　诃　子20g　　　肉　桂10g

共十二味，重1850g。

【制法】　以上十二味，粉碎成细粉，过筛，混匀，分装，即得。

【性状】　本品为棕黄色至棕褐色的粉末；气香，味甘、辛。

【鉴别】　(1)取本品，置显微镜下观察：菊糖团块形状不规则，有时可见微细放射状纹理，加热后溶解(木香)。种皮细胞红棕色，长多角形，壁连珠状增厚(荜茇)。

(2)取本品5g，加甲醇15ml，超声处理30分钟，滤过，滤液作为供试品溶液。另取去氢木香内酯对照品，加甲醇制成每1ml含0.1mg的溶液，作为对照品溶液。照薄层色谱法(通则0502)试验，吸取上述供试品溶液5µl、对照品溶液10µl，分别点于同一硅胶G薄层板上，以环己烷–甲酸乙酯–甲酸(15:5:1)的上层溶液为展开剂，展开，取出，晾干，喷以1%香草醛硫酸溶液，在105℃加热至斑点显色清晰。供试品色谱中，在与对照品色谱相应的位置上，显相同颜色的斑点。

【检查】　应符合散剂项下有关的各项规定(通则0115)。

【含量测定】　照高效液相色谱法(通则0512)测定。

色谱条件与系统适用性试验　以十八烷基硅烷键合硅胶为填充剂；以乙腈–水(9:91)为流动相；检测波长为238nm。理论板数按栀子苷峰计算应不低于1500。

对照品溶液的制备　取栀子苷对照品适量，精密称定，加甲醇制成每1ml含30µg的溶液，即得。

供试品溶液的制备　取本品细粉约0.4g，精密称定，置具塞锥形瓶中，精密加入甲醇25ml，称定重量，密塞，超声处理(功率250W，频率40kHz)20分钟，取出，放冷，再称定重量，用甲醇补足减失的重量，摇匀，滤过，取续滤液，即得。

测定法　分别精密吸取对照品溶液与供试品溶液各10µl，注入液相色谱仪，测定，即得。

本品每1g含栀子以栀子苷($C_{17}H_{24}O_{10}$)计，不得少于0.45mg。

【功能与主治】　祛宝日隐伏并聚合，止便血。用于胃、肝、大小肠宝日隐伏并聚合，血痞，尿闭，寒性疾病，肾腰部疼痛，因寒而血下渗。

【用法与用量】　口服。一次1.5~3g，一日1~2次，温开水送服。

【规格】　每袋：（1）3g；（2）15g；（3）250g。

【贮藏】　密封，防潮。

处方提供单位：锡林郭勒盟西乌珠穆沁旗蒙医医院　　　　　　　　　起草单位：内蒙古医科大学药学院

如西散　ᠵᠤ

Ruxi San

【处方】　木　香192g　　　奶制寒水石250g　　　大　黄150g　　　石　榴120g

山　　　瞿　麦115 g　　　碱　面100g　　　山　奈100g　　　荜　茇96g

栀　子96g　　　豆　蔻86g　　　土木香50g　　　诃　子50g

共十二味，重1405g。

【制法】　以上十二味，粉碎成细粉，过筛，混匀，分装，即得。

【性状】　本品为浅黄色至棕黄色的粉末；气香，味苦涩、微咸。

【鉴别】　（1）取本品，置显微镜下观察：种皮石细胞黄色或淡棕色，多破碎，完整者长多角形、长方形或形状不规则，壁厚，有大的圆形纹孔，胞腔棕红色（栀子）。石细胞无色，椭圆形或类圆形，壁厚，孔沟细密（石榴）。内种皮厚壁细胞黄棕色或棕红色，表面观类多角形，壁厚，胞腔含硅质块（豆蔻）。种皮细胞红棕色，长多角形，壁连珠状增厚（荜茇）。菊糖团块形状不规则，有时可见微细放射状纹理，加热后溶解（木香）。淀粉粒圆形、椭圆形或类三角形，直径10~30μm，脐点及层纹不明显（山奈）。

（2）取本品2g，加甲醇20ml，超声处理10分钟，滤过，滤液浓缩至4ml，作为供试品溶液。另取大黄对照药材0.3g、山奈对照药材0.2g，同法制成对照药材溶液。照薄层色谱法（通则0502）试验，吸取上述三种溶液各5μl，分别点于同一硅胶GF$_{254}$薄层板上，以环己烷-乙酸乙酯-甲酸（12:3:0.1）为展开剂，展开，取出，晾干，置紫外光灯（365nm）下检视。供试品色谱中，在与对照药材色谱相应的位置上，显相同颜色的荧光斑点；置紫外光灯（254nm）下检视，在与对照药材色谱相应的位置上，显相同颜色的斑点。

【检查】　应符合散剂项下有关的各项规定（通则0115）。

【含量测定】　照高效液相色谱法（通则0512）测定。

色谱条件与系统适用性试验　以十八烷基硅烷键含硅胶为填充剂；以乙腈-甲醇-0.1%磷酸溶液（42:23:35）为流动相；检测波长为254nm。理论板数按大黄酚峰计算应不低于3000。

对照品溶液的制备　取大黄酚对照品适量，精密称定，加甲醇制成每1ml含18μg溶液，即得。

供试品溶液的制备　取本品细粉约2g，精密称定，置具塞锥形瓶中，精密加入甲醇-盐酸（10:1）混合溶液25ml，称定重量，加热回流30分钟，取出，放冷，再称定重量，用甲醇补足减失的重量，摇匀，滤过，精密量取续滤液2ml，置5ml量瓶中，加2%氢氧化钠溶液1ml，加甲醇稀释至刻度，摇匀,即得。

　　测定法　分别精密吸取对照品溶液与供试品溶液各10μl,注入液相色谱仪,测定,即得。

　　本品每1g含大黄以大黄酚(C$_{15}$H$_{10}$O$_4$)计,不得少于0.60mg。

　　【功能与主治】　消食,化积,解痉。用于食积不消,胃腹胀满疼痛,大便干燥,宝日痧,胃痧症。

　　【用法与用量】　口服。一次1.5~3g,一日1~2次,温开水送服。

　　【规格】　每袋:(1)3g;(2)15g;(3)250g。

　　【贮藏】　密闭,防潮。

处方提供单位:内蒙古自治区国际蒙医医院　　　　　　　　起草单位:内蒙古自治区国际蒙医医院

沏其日甘-6散
Qiqirigan-6 San

【处方】　　沙　棘60g　　　　　木　香50g　　　　　白葡萄40g　　　　　甘　草30g

　　　　　　栀　子20g　　　　　荜　茇10g

　　　　　　共六味，重210g。

【制法】　　以上六味，除沙棘、白葡萄外，其余木香等四味，粉碎成粗粉，加白葡萄、沙棘，粉碎，烘干，粉碎成细粉，过筛，混匀，分装，即得。

【性状】　　本品为黄棕色至深棕色的粉末；气香，甘而苦、涩。

【鉴别】　　（1）取本品，置显微镜下观察：种皮石细胞黄色或淡棕色，多破碎，完整者长多角形、长方形或不规则形，壁厚，有大的圆形纹孔，胞腔棕红色（栀子）。纤维束周围薄壁细胞含草酸钙方晶，形成晶纤维（甘草）。盾状毛由多个单细胞毛毗连而成，末端分离（沙棘）。

（2）取本品3g，加乙醚15ml，振摇10分钟，弃去乙醚液，残渣挥干乙醚，加乙酸乙酯15ml，置水浴上加热回流1小时，放冷，滤过，滤液蒸干，残渣加乙醇1ml使溶解，作为供试品溶液。另取栀子苷对照品，加乙醇制成每1ml含2mg的溶液，作为对照品溶液。照薄层色谱法（通则0502）试验，吸取上述两种溶液各5μl，分别点于同一硅胶G薄层板上，以乙酸乙酯-丙酮-甲酸-水（10：7：2：0.5）为展开剂，展开，取出，晾干，喷以10%硫酸乙醇溶液，在105℃加热至斑点显色清晰。供试品色谱中，在与对照品色谱相应的位置上，显相同颜色的斑点。

【检查】　　应符合散剂项下有关的各项规定（通则0115）。

【含量测定】　　照高效液相色谱法（通则0512）测定。

色谱条件与系统适用性试验　　以十八烷基硅烷键合硅胶为填充剂；以甲醇-水（65：35）为流动相；检测波长为225nm。理论板数按木香烃内酯峰计算应不低于5000。

对照品溶液的制备　　取木香烃内酯对照品、去氢木香内酯对照品适量，精密称定，加甲醇制成每1ml各含40μg的混合溶液，即得。

供试品溶液的制备　　取本品细粉约1g，精密称定，置具塞锥形瓶中，精密加甲醇50ml，密塞，称定重量，摇匀，放置12小时，超声处理（功率250W，频率40kHz）30分钟，取出，放冷，再称定重量，用甲醇补足减失的重量，摇匀，滤过，取续滤液，即得。

测定法　　分别精密吸取对照品溶液与供试品溶液各10μl，注入液相色谱仪，测定，即得。

本品每1g含木香以木香烃内酯（$C_{15}H_{20}O_2$）和去氢木香内酯（$C_{15}H_{18}O_2$）的总量计，不得少于

4.0mg。

　　【功能与主治】　　清陈旧型、潜伏型肺热，止咳，祛痰。用于感冒咳嗽，慢性支气管炎，肺脓痈，咳痰不利。

　　【用法与用量】　　口服。一次1.5~3g，一日1~2次，温开水送服。

　　【规格】　　每袋：(1)3g；(2)15g；(3)250g。

　　【贮藏】　　密闭，防潮。

希日因-12散

Xiriyin-12 San

【处方】　冰　糖45g　　　黑冰片35g　　　土木香25g　　　天竺黄10g

　　　　　红　花10g　　　肋柱花10g　　　胡黄连10g　　　诃　子10g

　　　　　苦楝子10g　　　余甘子10g　　　人工牛黄10g　　　甘　松10g

　　　　　共十二味，重195g。

【制法】　以上十二味，除人工牛黄外，其余冰糖等十一味，粉碎成细粉，将人工牛黄与上述细粉配研，过筛，混匀，分装，即得。

【性状】　本品为灰黑色至黑色的粉末；气微香，味苦、涩。

【鉴别】　（1）取本品，置显微镜下观察：花粉粒类圆形、椭圆形或橄榄形，直径约60μm，具3个萌发孔，外壁有齿状突起（红花）。石细胞成群，呈类圆形、长卵形、长方形或长条形，孔沟细密而明显（诃子）。薄壁细胞无色，长圆形或长多角形，含扇形菊糖块（土木香）。

　　（2）取本品2.0g，加甲醇10ml，超声处理10分钟，静置，取上清液，作为供试品溶液。另取胆酸对照品、猪去氧胆酸对照品，加甲醇制成每1ml各含1mg的混合溶液，作为对照品溶液。照薄层色谱法（通则0502）试验，吸取上述两种溶液各5μl，分别点于同一硅胶G薄层板上，以正己烷-乙酸乙酯-醋酸-甲醇（20：25：2：3）上层溶液为展开剂，展开，取出，晾干，喷以10%磷钼酸乙醇溶液，在105℃加热至斑点显色清晰。供试品色谱中，在与对照品色谱相应的位置上，显相同颜色的斑点。

【检查】　应符合散剂项下有关的各项规定（通则0115）。

【含量测定】　照高效液相色谱法（通则0512）测定。

色谱条件与系统适用性试验　以十八烷基硅烷键合硅胶为填充剂；以甲醇-乙腈-0.7%磷酸溶液（用三乙胺调pH值为6.0±0.1）（20：2：78）为流动相；检测波长为403nm。理论板数按羟基红花黄色素A峰计算应不低于3000。

对照品溶液的制备　取羟基红花黄色素A对照品适量，精密称定，加25%甲醇制成每1ml含100μg的溶液，即得。

供试品溶液的制备　取本品细粉约2g，精密称定，置具塞锥形瓶中，精密加入25%甲醇25ml，密塞，称定重量，超声处理（功率250W，频率40kHz）40分钟，取出，放冷，再称定重量，用25%甲醇补足减失的重量，摇匀，滤过，取续滤液，即得。

测定法　分别精密吸取对照品溶液与供试品溶液各10μl，注入液相色谱仪，测定，即得。

处方提供单位：锡林郭勒盟蒙医医院　　　　　　　　　　　　　　　　　　起草单位：内蒙古医科大学药学院

本品每1g含红花以羟基红花黄色素A（$C_{27}H_{32}O_{16}$）计，不得少于0.35mg。

【**功能与主治**】　清希日，清热，助消化。用于胃希日，肝热，瘟疫，各种刺痛症，食积不消，目、肤黄染，希日热。

【**用法与用量**】　口服。一次1.5~3g，一日1~2次，温开水送服。

【**规格**】　每袋：（1）3g；（2）15g；（3）250g。

【**贮藏**】　密封，防潮。

处方提供单位：锡林郭勒盟蒙医医院　　　　　　　　　　　　　　　　　起草单位：内蒙古医科大学药学院

沙日·嘎-7散　　ᠰ

Shari Ga-7 San

【处方】　姜　黄20g　　　甘　草20g　　　枫香脂16g　　　益智仁16g

　　　　　栀　子15g　　　荜　茇10g　　　胡　椒10g

　　　　　共七味，重107g。

【制法】　以上七味，粉碎成细粉，过筛，混匀，分装，即得。

【性状】　本品为黄色至棕黄色的粉末；气微，味苦。

【鉴别】　（1）取本品，置显微镜下观察：纤维束周围薄壁细胞含草酸钙方晶，形成晶纤维（甘草）。内种皮厚壁细胞黄棕色或棕色，表面观多角形，壁厚，非木化，胞腔内含硅质块（益智仁）。种皮石细胞黄色或淡棕色，多破碎，完整者长多角形、长方形或不规则形，壁厚，有大的圆形纹孔，胞腔棕红色（栀子）。

　　（2）取本品0.2g，加无水乙醇20ml，振摇，放置30分钟，滤过，滤液蒸干，残渣加无水乙醇2ml使溶解，作为供试品溶液。另取姜黄对照药材0.2g，同法制成对照药材溶液。照薄层色谱法（通则0502）试验，吸取上述两种溶液各5μl，分别点于同一硅胶G薄层板上，以三氯甲烷-甲醇-甲酸（96：4：0.7）为展开剂，展开，取出，晾干，分别置日光和紫外光灯（365nm）下检视。供试品色谱中，在与对照药材色谱相应的位置上，分别显相同颜色的斑点或荧光斑点。

【检查】　应符合散剂项下有关的各项规定（通则0115）。

【含量测定】　照高效液相色谱法（通则0512）测定。

　　色谱条件与系统适用性试验　以十八烷基硅烷键合硅胶为填充剂；以乙腈-水（9：91）为流动相；检测波长为238nm。理论板数按栀子苷峰计算应不低于1500。

　　对照品溶液的制备　取栀子苷对照品适量，精密称定，加甲醇制成每1ml含30μg的溶液，即得。

　　供试品溶液的制备　取本品细粉约0.2g，精密称定，置具塞锥形瓶中，精密加入甲醇25ml，密塞，称定重量，超声处理（功率250W，频率40kHz）30分钟，取出，放冷，再称定重量，用甲醇补足减失的重量，摇匀，滤过，取续滤液，即得。

　　测定法　分别精密吸取对照品溶液与供试品溶液各10μl，注入液相色谱仪，测定，即得。

　　本品每1g含栀子以栀子苷（$C_{17}H_{24}O_{10}$）计，不得少于1.8mg。

【功能与主治】　杀黏，清巴达干热。用于肾热，膀胱热，尿血，遗精症。

【用法与用量】　口服。一次1.5~3g，一日1~2次，温开水送服。

【规格】　每袋:(1)3g;(2)15g;(3)250g。

【贮藏】　密封,防潮。

阿木日古鲁其–6散
Amuriguluqi–6 San

【处方】   奶制红石膏50g   碱 面60g   大 黄40g   诃 子30g

山 奈20g   土木香10g

共六味, 重210g。

【制法】   以上六味, 粉碎成细粉, 过筛, 混匀, 分装, 即得。

【性状】   本品为灰黄色至黄棕色的粉末; 气香, 味苦涩、微咸。

【鉴别】   (1) 取本品, 置显微镜下观察: 淀粉粒圆形、椭圆形或类三角形, 直径10~30μm, 脐点及层纹不明显 (山奈)。草酸钙簇晶大, 直径60~140μm (大黄)。薄壁细胞无色, 长圆形或长多角形, 含扇形菊糖块 (土木香)。

(2) 取本品1.5g, 加甲醇4ml, 超声处理10分钟, 滤过, 滤液作为供试品溶液。另取山奈对照药材0.2g, 同法制成对照药材溶液。照薄层色谱法 (通则0502) 试验, 吸取上述两种溶液各5μl, 分别点于同一硅胶GF$_{254}$薄层板上, 以环己烷–乙酸乙酯–甲酸 (12∶3∶0.1) 为展开剂, 展开, 取出, 晾干, 置紫外光灯 (254nm) 下检视。供试品色谱中, 在与对照药材色谱相应的位置上, 显相同颜色的斑点。

【检查】   应符合散剂项下有关的各项规定 (通则0115)。

【含量测定】   照高效液相色谱法 (通则0512) 测定。

色谱条件与系统适用性试验   以十八烷基硅烷键含硅胶为填充剂; 以乙腈–甲醇–0.1%磷酸溶液 (42∶23∶35) 为流动相; 检测波长为254nm。理论板数按大黄酚峰计算应不低于3000。

对照品溶液的制备   取大黄酚对照品、大黄素对照品适量, 精密称定, 加甲醇制成每1ml各含大黄酚18μg、大黄素8μg的混合溶液, 即得。

供试品溶液的制备   取本品细粉约0.8g, 精密称定, 置具塞锥形瓶中, 精密加入甲醇–盐酸 (10∶1) 混合溶液25ml, 称定重量, 加热回流30分钟, 取出, 放冷, 再称定重量, 用甲醇补足减失的重量, 摇匀, 滤过, 精密量取续滤液2ml, 置5ml量瓶中, 加2%氢氧化钠溶液1ml, 加甲醇稀释至刻度, 摇匀, 即得。

测定法   分别精密吸取对照品溶液与供试品溶液各10μl, 注入液相色谱仪, 测定, 即得。

本品每1g含大黄以大黄酚 ($C_{15}H_{10}O_4$) 和大黄素 ($C_{15}H_{10}O_5$) 的总量计, 不得少于1.2mg。

【功能与主治】   消食, 和胃, 润肠。用于食积不消, 痞症, 胃火衰败, 大便秘结, 泛酸, 下清赫依功能异常。

处方提供单位: 内蒙古自治区国际蒙医医院   起草单位: 内蒙古自治区国际蒙医医院

【用法与用量】 口服。一次1.5~3g,一日1~2次,温开水送服。

【注意事项】 孕妇忌服。

【规格】 每袋:(1)3g;(2)15g;(3)250g。

【贮藏】 密闭,防潮。

处方提供单位:内蒙古自治区国际蒙医医院 起草单位:内蒙古自治区国际蒙医医院

阿如日阿-18散
Aruri' a-18 San

【处方】　　　诃　子25g　　　　刺柏叶25g　　　　文冠木20g　　　　芒果核15g

　　　　　　　　方　海15g　　　　红　花15g　　　　五灵脂15g　　　　枇杷叶15g

　　　　　　　　大托叶云实15g　　草乌叶15g　　　　蒲　桃15g　　　　豆　蔻15g

　　　　　　　　茜　草15g　　　　制木鳖15g　　　　刀　豆15g　　　　紫草茸10g

　　　　　　　　苦地丁10g　　　　甘　松10g

　　　　　　　　共十八味，重280g。

【制法】　　　以上十八味，粉碎成细粉，过筛，混匀，分装，即得。

【性状】　　　本品为浅棕色至黄棕色的粉末；气微，味苦、涩。

【鉴别】　　（1）取本品，置显微镜下观察：石细胞成群，呈类圆形、长卵形、长方形或长条形，孔沟细密而明显（诃子）。花粉粒类圆形、椭圆形或橄榄形，直径约60μm，具3个萌发孔，外壁有齿状突起（红花）。

　　　　　　　　（2）取本品10g，加石油醚（60~90℃）40ml，超声处理30分钟，滤过，滤液蒸干，残渣加石油醚（60~90℃）2ml使溶解，作为供试品溶液。另取甘松对照药材0.5g，同法制成对照药材溶液。照薄层色谱法（通则0502）试验，吸取上述两种溶液各5μl，分别点于同一硅胶GF$_{254}$薄层板上，以石油醚（60~90℃）-乙酸乙酯（4:1）为展开剂，展开，取出，晾干，喷以0.5%香草醛硫酸溶液，在105℃加热至斑点显色清晰。供试品色谱中，在与对照药材色谱相应的位置上，显相同颜色的斑点。

【检查】　　　应符合散剂项下有关的各项规定（通则0115）。

【含量测定】　　照高效液相色谱法（通则0512）测定。

　　色谱条件与系统适用性试验　　以十八烷基硅烷键合硅胶为填充剂；以甲醇-乙腈-0.7%磷酸溶液（28:2:70）为流动相；检测波长为403nm。理论板数按羟基红花黄色素A峰计算应不低于3000。

　　对照品溶液的制备　　取羟基红花黄色素A对照品适量，精密称定，加25%甲醇制成每1ml含130μg的溶液，即得。

　　供试品溶液的制备　　取本品细粉约1.5g，精密称定，置具塞锥形瓶中，精密加入25%甲醇25ml，密塞，称定重量，超声处理（功率250W，频率40kHz）40分钟，取出，放冷，再次称定重量，用25%甲醇补足减失的重量，摇匀，滤过，取续滤液，即得。

　　测定法　　分别精密吸取对照品溶液与供试品溶液各10μl，注入液相色谱仪，测定，即得。

处方提供单位：内蒙古自治区国际蒙医医院　　　　　　　起草单位：内蒙古盛唐国际蒙医药研究院

本品每1g含红花以羟基红花黄色素A（C_{27}H_{32}O_{16}）计, 不得少于0.45mg。

【**功能与主治**】　　祛肾热, 利尿, 杀黏。用于肾热, 肾脉震伤, 小便不利, 尿频, 腰腿酸痛, 肾瘀血, 睾丸肿痛, 遗精。

【**用法与用量**】　　口服。一次1.5~3g, 一日1~2次, 温开水送服。

【**规格**】　　每袋:（1）3g;（2）15g;（3）250g。

【**贮藏**】　　密封, 防潮。

处方提供单位:内蒙古自治区国际蒙医医院　　　　　　　　　　　起草单位:内蒙古盛唐国际蒙医药研究院

阿纳日·莲花-8散
Anari Lianhua-8 San

【处方】　　石　榴80g　　　　荜　茇20g　　　　波棱瓜子15g　　　　黑冰片15g

豆　蔻15g　　　　诃　子15g　　　　肉　桂10g　　　　刺玫果10g

共八味, 重180g。

【制法】　　以上八味, 粉碎成细粉, 过筛, 混匀, 分装, 即得。

【性状】　　本品为灰绿色至灰黑色的粉末; 气香, 味辛、微苦。

【鉴别】　　(1)取本品, 置显微镜下观察: 石细胞成群或散在, 椭圆形或类圆形, 壁厚, 孔沟细密(石榴)。内种皮厚壁细胞黄棕色或棕红色, 表面观类多角形, 壁厚, 胞腔含硅质块(豆蔻)。石细胞形大, 壁厚, 细胞形状不规则, 长约 120μm, 直径 23~76μm, 层纹清晰, 孔沟不明显(波棱瓜子)。石细胞类方形或类圆形, 直径32~88μm, 壁厚, 有的一面菲薄(肉桂)。不规则碎块黑色, 大小不一, 表面无光泽(黑冰片)。

(2)取本品6g, 加无水乙醇30ml, 超声处理40分钟, 滤过, 滤液蒸干, 残渣加无水乙醇2ml使溶解, 作为供试品溶液。另取诃子对照药材0.5g, 同法制成对照药材溶液。照薄层色谱法(通则0502)试验, 吸取上述两种溶液各5μl, 分别点于同一硅胶G薄层板上, 以三氯甲烷-乙酸乙酯-甲酸(6:4:1)为展开剂, 展开, 取出, 晾干, 喷以 2%三氯化铁乙醇溶液。供试品色谱中, 在与对照药材色谱相应的位置上, 显相同颜色的斑点。

【检查】　　应符合散剂项下有关的各项规定(通则 0115)。

【含量测定】　　照高效液相色谱法(通则0512)测定。

色谱条件与系统适用性试验　　以十八烷基硅烷键合硅胶为填充剂; 以甲醇和水(70:30)为流动相; 检测波长为343nm。理论板数按胡椒碱峰计算应不低于5000。

对照品溶液的制备　　取胡椒碱对照品适量, 精密称定, 置棕色量瓶中, 加无水乙醇制成每1ml含15μg的溶液, 即得。

供试品溶液的制备　　取本品细粉约1g, 精密称定, 置50ml棕色量瓶中, 加无水乙醇40ml, 超声处理(功率250W, 频率40kHz)30分钟, 取出, 放冷, 加无水乙醇至刻度, 摇匀, 滤过, 取续滤液, 即得。

测定法　　分别精密吸取对照品溶液与供试品溶液各10μl, 注入液相色谱仪, 测定, 即得。

本品每1g含荜茇以胡椒碱($C_{17}H_{19}NO_3$)计, 不得少于1.5mg。

【功能与主治】　祛巴达干希日,助消化。用于灰白巴达干病、宝日巴达干、巴达干希日病和胃瘟疫,食积不消。

【用法与用量】　口服。一次1.5~3g,一日1~2次,温开水送服。

【规格】　每袋:(1)3g;(2)15g;(3)250g。

【贮藏】　密闭,防潮。

胡吉日-7散

Hujiri-7 San

【处方】　碱　面60g　　　　大　黄50g　　　　沙　棘30g　　　　山　奈30g

　　　　　木　香20g　　　　芒　硝20g　　　　赤爬子10g

　　　　　共七味，重220g。

【制法】　以上七味，粉碎成细粉，过筛，混匀，分装，即得。

【性状】　本品为浅黄色至棕黄色的粉末；气微香，味苦、涩。

【鉴别】　（1）取本品，置显微镜下观察：草酸钙簇晶大，直径20~140μm（大黄）。盾状毛由多个单细胞毛毗连而成，末端分离（沙棘）。

　　（2）取本品2g，加甲醇5ml，超声处理10分钟，滤过，滤液作为供试品溶液。另取山奈对照药材0.25g，同法制成对照药材溶液。照薄层色谱法（通则0502）试验，吸取上述两种溶液各10μl，分别点于同一硅胶GF$_{254}$薄层板上，以正己烷-乙酸乙酯（4:1）为展开剂，展开，取出，晾干，置紫外光灯（254nm）下检视。供试品色谱中，在与对照药材色谱相应的位置上，显相同颜色的斑点。

【检查】　应符合散剂项下有关的各项规定（通则0115）。

【含量测定】　照高效液相色谱法（通则0512）测定。

　色谱条件与系统适用性试验　以十八烷基硅烷键合硅胶为填充剂；以甲醇-水（65:35）为流动相；检测波长为225nm。理论板数按木香烃内酯峰计算应不低于3000。

　对照品溶液的制备　取木香烃内酯对照品适量，精密称定，加甲醇制成每1ml含100μg的溶液，即得。

　供试品溶液的制备　取本品细粉约1.8g，精密称定，置具塞锥形瓶中，精密加入甲醇25ml，密塞，称定重量，超声处理（功率250W，频率40kHz）30分钟，取出，放冷，再称定重量，用甲醇补足减失的重量，摇匀，滤过，取续滤液，即得。

　测定法　分别精密吸取对照品溶液与供试品溶液各10μl，注入液相色谱仪，测定，即得。

　本品每1g含木香以木香烃内酯（C$_{15}$H$_{20}$O$_2$）计，不得少于0.65mg。

【功能与主治】　解凝破痞。用于闭经，妇女血症，血痞，因妇女赫依引起的腰胯酸痛。

【用法与用量】　口服。一次1.5~3g，一日1~2次，温开水送服。

【注意事项】　孕妇忌服。

【规格】　每袋：（1）3g；（2）15g；（3）250g。

【贮藏】　密封，防潮。

查干·乌珠莫–7散
Chagan Wuzhumo–7 San

【处方】 白葡萄30g   天竺黄25g   石 榴22g   甘 草18g

         香 附13g   肉 桂11g   红 花11g

         共七味, 重130g。

【制法】 以上七味, 除白葡萄外, 其余天竺黄等六味, 粉碎成粗粉, 加白葡萄, 粉碎, 烘干, 粉碎成细粉, 过筛, 混匀, 分装, 即得。

【性状】 本品为浅黄色至棕黄色的粉末; 气香, 味甘、微涩。

【鉴别】 (1)取本品, 置显微镜下观察: 花粉粒呈椭圆形或球形, 具3个萌发孔, 外壁具齿状突起(红花)。分泌细胞类圆形, 含淡黄棕色至红棕色分泌物, 其周围细胞呈放射状排列(香附)。石细胞类方形或类圆形, 直径32~88μm, 壁一面菲薄(肉桂)。石细胞无色, 椭圆形或类圆形, 壁厚, 孔沟细密(石榴)。

(2)取本品10g, 加丙酮20ml, 超声15分钟, 滤过, 滤液蒸干, 残渣加丙酮1ml使溶解, 作为供试品溶液, 另取桂皮醛对照品, 加丙酮制成每1ml含1μl的溶液, 作为对照品溶液。照薄层色谱法(通则0502)试验, 吸取上述供试品溶液10μl、对照品溶液5μl, 分别点于同一硅胶G薄层板上, 以石油醚(60~90℃)–乙酸乙酯(17:3)为展开剂, 展开, 取出, 晾干, 喷以二硝基苯肼乙醇试液。供试品色谱中, 在与对照品色谱相应的位置上, 显相同颜色的斑点。

(3)取本品10g, 加乙醚50ml, 浸渍30分钟, 时时振摇, 滤过, 滤液挥干, 残渣加乙醇0.5ml使溶解, 作为供试品溶液。另取香附对照药材1g, 同法制成对照药材溶液。再取α–香附酮对照品, 加乙醇制成每1ml含1mg的溶液, 作为对照品溶液, 照薄层色谱法(通则0502)试验, 吸取上述三种溶液各10μl, 分别点于同一硅胶G薄层板上, 以石油醚(60~90℃)–乙酸乙酯(3:2)为展开剂, 展开, 取出, 晾干, 喷以1%香草醛硫酸溶液, 在105℃加热至斑点显色清晰。供试品色谱中, 在与对照药材色谱和对照品色谱相应的位置上, 显相同颜色的斑点。

【检查】 应符合散剂项下有关的各项规定(通则0115)。

【含量测定】 照高效液相色谱法(通则0512)测定。

色谱条件与系统适用性试验 以十八烷基硅烷键合硅胶为填充剂; 以甲醇–0.2mol/L醋酸铵溶液–冰醋酸(67:33:1)为流动相; 检测波长为250nm。理论板数按甘草酸峰计算应不低于2500。

对照品溶液的制备 取甘草酸铵对照品适量, 精密称定, 加流动相制成每1ml含200μg的溶液,即得。

供试品溶液的制备　取本品细粉约1g,精密称定,置具塞锥形瓶中,精密加入流动相25ml,密塞,称定重量,超声处理(功率250W,频率40kHz)30分钟,取出,放冷,再称定重量,用流动相补足减失的重量,摇匀,滤过,精密量取续滤液10ml,蒸干,残渣用水20ml溶解,用水饱和的正丁醇提取4次,每次20ml,合并正丁醇液,回收溶剂至干,残渣用流动相分次溶解并转移至10ml量瓶中,加流动相稀释至刻度,摇匀,即得。

测定法　分别精密吸取对照品溶液与供试品溶液各10μl,注入液相色谱仪,测定,即得。

本品每1g含甘草以甘草酸($C_{42}H_{62}O_{16}$)计,不得少于1.3mg。

【**功能与主治**】　止咳,平喘。用于慢性气喘,肺痼疾,百日咳,咳嗽。

【**用法与用量**】　口服。一次1.5~3g,一日1~2次,温开水送服。

【**规格**】　每袋:(1)3g;(2)15g;(3)250g。

【**贮藏**】　密闭,防潮。

查干·赞丹-8散
Chagan Zandan-8 San

【处方】　　檀　香20g　　　　　石　膏10g　　　　　红　花10g　　　　　甘　草10g

　　　　　　丁　香10g　　　　　桔　梗10g　　　　　拳　参10g　　　　　白葡萄10g

　　　　　　共八味，重90g。

【制法】　　以上八味，除檀香、丁香、白葡萄外，其余石膏等五味粉碎成粗粉，加白葡萄，粉碎，烘干，再加檀香、丁香，粉碎成细粉，过筛，混匀，分装，即得。

【性状】　　本品为浅黄色至棕黄色的粉末；气香，味甘、微涩而凉。

【鉴别】　　（1）取本品，置显微镜下观察：草酸钙簇晶，直径15～65μm（拳参）。含晶细胞方形或长方形，壁厚，木化，层纹明显，胞腔含草酸钙方晶（檀香）。纤维束周围薄壁细胞含草酸钙方晶，形成晶纤维（甘草）。花粉粒类圆形、椭圆形或橄榄形，直径约60μm，具3个萌发孔，外壁有齿状突起（红花）。花粉粒众多，极面观三角形，赤道表面观双凸镜形，具3副合沟（丁香）。

　　（2）取本品4g，加80%丙酮10ml，密塞，振摇15分钟，离心，取上清液，作为供试品溶液。另取红花对照药材0.5g，同法制成对照药材溶液。照薄层色谱法（通则0502）试验，吸取上述供试品溶液15μl、对照药材溶液5μl，分别点于同一硅胶H薄层板上，以乙酸乙酯-甲醇-甲酸-水（7∶0.4∶2∶3）为展开剂，展开，取出，晾干。供试品色谱中，在与对照药材色谱相应的位置上，显相同颜色的斑点。

　　（3）取本品2.5g，加乙醚10ml，密塞，振摇数分钟，滤过，滤液 作为供试品溶液。另取丁香酚对照品，加乙醚制成每1ml含16μl的溶液，作为对照品溶液。照薄层色谱法（通则0502）试验，吸取上述供试品溶液10μl、对照品溶液2μl，分别点于同一硅胶G薄层板上，以石油醚（60～90℃）-乙酸乙酯（9∶1）为展开剂，展开，取出，晾干，喷以5%香草醛硫酸溶液，在105℃加热至斑点显色清晰。供试品色谱中，在与对照品色谱相应的位置上，显相同颜色的斑点。

【检查】　　应符合散剂项下有关的各项规定（通则0115）。

【含量测定】　　照高效液相色谱法（通则0512）测定。

色谱条件与系统适用性试验　　以十八烷基硅烷键合硅胶为填充剂；以甲醇-0.2mol/L醋酸铵溶液-冰醋酸（67∶33∶1）为流动相；检测波长为250nm。理论板数按甘草酸峰计算应不低于2500。

对照品溶液的制备　　取甘草酸铵对照品适量，精密称定，加甲醇制成每1ml含150μg的溶液，即得（相当于每1ml含甘草酸0.1469mg）。

供试品溶液的制备　　取本品细粉约1.5g，精密称定，置具塞锥形瓶中，精密加入甲醇50ml，密塞, 称定重量, 超声处理(功率250W, 频率40kHz) 45分钟, 取出, 放冷, 再称定重量, 用甲醇补足减失的重量, 摇匀, 滤过, 精密量取续滤液25ml, 蒸干, 残渣用甲醇分次溶解并转移至10ml量瓶中, 加甲醇稀释至刻度, 摇匀, 即得。

测定法　分别精密吸取对照品溶液与供试品溶液各10μl, 注入液相色谱仪, 测定, 即得。

本品每1g含甘草以甘草酸($C_{42}H_{62}O_{16}$) 计, 不得少于1.5mg。

【功能与主治】　清热, 润肺, 止咳, 化痰。用于肺热咳嗽, 痰中带脓。

【用法与用量】　口服。一次1.5~3g, 一日1~2次, 温开水送服。

【规格】　每袋: (1) 3g; (2) 15g; (3) 250g。

【贮藏】　密闭, 防潮。

哈日·阿嘎如–35散
Hari Agaru–35 San

【处方】

沉　香30g	山沉香30g	降　香30g	紫　檀20g
肉豆蔻20g	红　花20g	豆　蔻20g	牦牛心20g
诃　子20g	旋覆花20g	细　辛20g	诃子汤泡草乌20g
木棉花20g	胡黄连20g	没　药20g	檀　香20g
生草果仁20g	栀　子20g	白头翁20g	瞿　麦20g
石　榴20g	北沙参20g	丁　香20g	木　香20g
苦地丁20g	苦　参20g	川楝子20g	接骨木20g
山　奈20g	广　枣20g	石　膏20g	土木香20g
炒马钱子20g	枫香脂10g	人工麝香1g	

共三十五味，重701g。

【制法】　以上三十五味，除人工麝香外，其余沉香等三十四味，粉碎成细粉，将人工麝香研细，与上述细粉配研，过筛，混匀，分装，即得。

【性状】　本品为浅黄色至棕黄色粉末；气香，味苦。

【鉴别】　（1）取本品，置显微镜下观察：冠毛为多列性非腺毛，边缘细胞稍向外突出（旋覆花）。种皮石细胞黄色或淡棕色，多破碎，完整者长多角形、长方形或不规则形，壁厚，有大的圆形纹孔，胞腔棕红色（栀子）。木射线细胞切向纵断面观呈类圆形或类三角形，壁稍厚，木化，孔沟明显，胞腔内含草酸钙方晶（紫檀）。

（2）取本品2g，加80%丙酮溶液5ml，密塞，振摇15分钟，静置，取上清液，作为供试品溶液。另取红花对照药材0.5g，同法制成对照药材溶液。照薄层色谱法（通则0502）试验，吸取上述两种溶液各5μl，分别点于同一硅胶H薄层板上，以乙酸乙酯–甲酸–水–甲醇（7∶2∶3∶0.4）为展开剂，展开，取出，晾干。供试品色谱中，在与对照药材色谱相应的位置上，显相同颜色的斑点。

【检查】　乌头碱限量　取本品20g（相当于制草乌0.6g），置锥形瓶中，加氨试液5ml，拌匀，密塞，放置2小时，加乙醚50ml，振摇1小时，放置过夜，滤过，滤渣用乙醚洗涤2次，每次15ml，合并乙醚液，蒸干，残渣用无水乙醇分次溶解并转移至1ml量瓶中，稀释至刻度，作为供试品溶液。另取乌头碱对照品，加无水乙醇制成每1ml含1mg的溶液，作为对照品溶液。照薄层色谱法（通则0502）试验，吸取上述供试品溶液12μl、对照品溶液5μl，分别点于同一硅胶G薄层板上，以二氯甲烷（经无水硫酸钠脱水处理)–丙酮–甲醇（6∶1∶1）为展开剂，展开，取出，晾干，喷以稀碘化铋钾试液。供试品色谱中，在与对照品色谱相应的位置上，出现的斑点应小于（颜色浅于）对照品的斑点或不出现斑点。

其他 应符合散剂项下有关的各项规定（通则0115）。

【含量测定】 照高效液相色谱法（通则0512）测定。

色谱条件与系统适用性试验 以十八烷基硅烷键合硅胶为填充剂；以乙腈–水（15∶85）为流动相；检测波长为238nm。理论板数按栀子苷峰计算应不低于1500。

对照品溶液的制备 取栀子苷对照品适量，精密称定，加甲醇制成每1ml含45μg的溶液，即得。

供试品溶液的制备 取本品细粉约1.0g，精密称定，置具塞锥形瓶中，精密加入甲醇25ml，密塞，称定重量，超声处理（功率250W，频率40kHz）30分钟，取出，放冷，再称定重量，用甲醇补足减失的重量，摇匀，滤过，取续滤液，即得。

测定法 分别精密吸取对照品溶液与供试品溶液各10μl，注入液相色谱仪，测定，即得。

本品每1g含栀子以栀子苷（$C_{17}H_{24}O_{10}$）计，不得少于0.45mg。

【功能与主治】 调节赫依热、血、黏相讧，止咳，平喘。用于山川间热，赫依、热兼盛，胸满气喘，心悸失眠，神昏谵语，空虚热，陈咳，干咳痰少，气喘，百日咳，心赫依热，赫依性刺痛，陈刺痛，睾丸肿，赫如虎病。

【用法与用量】 口服。一次1.5~3g，一日1~2次，温开水送服。

【注意事项】 孕妇慎用。

【规格】 每袋：（1）3g；（2）15g；（3）250g。

【贮藏】 密封，防潮。

哈日·嘎布日-11散
Hari Gaburi-11 San

【处方】　黑冰片100g　　　煅贝齿80g　　　　沙　棘80g　　　连　翘20g

　　　　　　木　通10g　　　石　榴10g　　　　牛胆粉10g　　　黄　连10g

　　　　　　制硼砂10g　　　麦　冬10g　　　　拳　参10g

　　　　　　共十一味，重350g。

【制法】　以上十一味，粉碎成细粉，过筛，混匀，分装，即得。

【性状】　本品为灰黑色至黑色的粉末；气微，味酸、涩。

【鉴别】　（1）取本品，置显微镜下观察：石细胞椭圆形或类圆形，壁厚，孔沟细密（石榴）。内果皮纤维上下层纵横交错，纤维短梭形（连翘）。纤维束鲜黄色，壁稍厚，纹孔明显（黄连）。草酸钙簇晶，直径15~65μm（拳参）。

　　（2）取本品5g，加甲醇25ml，超声处理30分钟，滤过，滤液作为供试品溶液。另取黄连对照药材0.25g，同法制成对照药材溶液。照薄层色谱法（通则0502）试验，吸取上述两种溶液各5μl，分别点于同一硅胶G薄层板上，以环己烷-乙酸乙酯-异丙醇-甲醇-水-三乙胺（3:3.5:1:1.5:0.5:1）为展开剂，置用浓氨试液预饱和20分钟的展开缸内，展开，取出，晾干，置紫外光灯（365nm）下检视。供试品色谱中，在与对照药材色谱相应的位置上，显相同颜色的荧光斑点。

【检查】　应符合散剂项下有关的各项规定（通则0115）。

【浸出物】　照水溶性浸出物测定法（通则2201）项下的冷浸法测定，不得少于10.0%。

【功能与主治】　清血、希日热，破痞。用于腑器新、旧希日性痞，子宫血痞，胃希日病。

【用法与用量】　口服。一次1.5~3g，一日1~2次，温开水送服。

【规格】　每袋：（1）3g；（2）15g；（3）250g。

【贮藏】　密封，防潮。

处方提供单位：锡林郭勒盟镶黄旗蒙医医院　　　　　　　　起草单位：内蒙古盛唐国际蒙医药研究院

哈布德日-8散

Habuderi-8 San

【处方】　　瑞香狼毒10g　　　　蒙酸模10g　　　　多叶棘豆10g　　　玉　竹10g

　　　　　　姜　黄10g　　　　　石菖蒲10g　　　　草　乌10g　　　　天　冬10g

　　　　　　共八味，重80g。

【制法】　以上八味，粉碎成细粉，过筛，混匀，分装，即得。

【性状】　本品为姜黄色至黄绿色粉末；气微，味微辛、涩、麻。

【鉴别】　取本品，置显微镜下观察：石细胞呈类方形、长方形或梭形，壁稍厚，有的胞腔含棕色物或淀粉粒（诃子汤泡草乌）。糊化淀粉粒黄色，呈类圆形或不规则形，表面不平坦，分泌细胞直径18~90μm，胞腔内含棕色分泌物（姜黄）。

【检查】　　乌头碱限量　取本品粉末（过三号筛）4.1g，加氨试液0.5ml，拌匀，放置2小时，加乙醚20ml，振摇1小时，放置24小时，滤过，滤液蒸干，残渣加无水乙醇1ml使溶解，作为供试品溶液。取乌头碱对照品，加无水乙醇制成每1ml含1mg的溶液，作为对照品溶液。照薄层色谱法（通则0502）试验，吸取上述供试品溶液12μl、对照品溶液5μl，分别点于同一硅胶G薄层板上，以二氯甲烷（经无水硫酸钠脱水处理）-丙酮-甲醇（6∶1∶1）为展开剂，展开，取出，晾干，喷稀碘化铋钾试液。供试品色谱中，在与对照品色谱相应的位置上，出现的斑点应小于（颜色浅于）对照品的斑点或不出现斑点。

　　其他　应符合散剂项下有关的各项规定（通则0115）。

【含量测定】　　照高效液相色谱法（通则0512）测定。

　　色谱条件与系统适用性试验　以十八烷基硅烷键合硅胶为填充剂；以乙腈-4%冰醋酸溶液（48∶52）为流动相；检测波长为430nm。理论板数按姜黄素峰计算应不低于4000。

　　对照品溶液的制备　取姜黄素对照品适量，精密称定，加甲醇制成每1ml含20μg的溶液，即得。

　　供试品溶液的制备　取本品细粉约0.4g，精密称定，置具塞锥形瓶中，精密加入甲醇25ml，密塞，称定重量，超声处理（功率250W，频率40kHz）40分钟，取出，放冷，再称定重量，用甲醇补足减失的重量，摇匀，滤过，取续滤液，即得。

　　测定法　分别精密吸取对照品溶液与供试品溶液各10μl，注入液相色谱仪，测定，即得。

　　本品每1g含姜黄以姜黄素（$C_{21}H_{20}O_6$）计，不得少于1.0mg。

【功能与主治】　清热，消肿，止痛。用于急性腮腺炎，乳腺炎，软组织损伤，疖肿，痈肿，蜂窝组织炎，急性淋巴管炎，淋巴结炎，皮下及深部脓肿，丹毒，无名肿毒，红肿热痛，风湿痹痛，关节疼痛。

【用法与用量】　外用。用醋、鸡蛋清或香油调敷患处。

【注意事项】　忌口服。避免药物接触溃烂面。

【规格】　每袋装10g。

【贮藏】　密封，防潮。

恒格日格·额布斯–13散
Henggerige Ebusi–13 San

【处方】　蒺藜子100g　　　芒果核50g　　　蒲　桃50g　　　大托叶云实50g

豆　蔻50g　　　刀　豆50g　　　紫草茸40g　　　茜　草40g

枇杷叶40g　　　刺柏叶36g　　　诃　子36g　　　齿叶草30g

波棱瓜子10g

共十三味, 重582g。

【制法】　以上十三味, 粉碎成细粉, 过筛, 混匀, 分装, 即得。

【性状】　本品为浅黄色至棕黄色的粉末; 气香, 味甘、微辛。

【鉴别】　　(1)取本品, 置显微镜下观察: 内种皮厚壁细胞黄棕色或棕红色, 表面观类多角形, 壁厚, 胞腔含硅质块(豆蔻)。薄壁细胞中含草酸钙针晶束并含有红棕色颗粒(茜草)。石细胞成群, 呈类圆形、长卵形、长方形或长条形, 孔沟细密而明显(诃子)。

　　(2)取本品5g, 加甲醇10ml, 超声处理30分钟, 滤过, 滤液浓缩至1ml, 作为供试品溶液。另取大叶茜草素对照品, 加甲醇制成每1ml含2.5mg的溶液, 作为对照品溶液。照薄层色谱法(通则0502)试验, 吸取上述两种溶液各5μl, 分别点于同一硅胶G薄层板上, 以石油醚(60~90℃)–丙酮(4:1)为展开剂, 展开, 取出, 晾干, 置紫外光灯(365nm)下检视。供试品色谱中, 在与对照品色谱相应的位置上, 显相同颜色的荧光斑点。

【检查】　应符合散剂项下有关的各项规定(通则0115)。

【浸出物】　照醇溶性浸出物测定法(通则2201)项下的冷浸法测定, 用乙醇作溶剂, 不得少于10.0%。

【功能与主治】　清肾热, 消肿。用于肾震伤, 血尿, 赫依热, 寒性睾丸肿。

【用法与用量】　口服。一次1.5~3g, 一日1~2次, 温开水送服。

【规格】　每袋: (1)3g; (2)15g; (3)250g。

【贮藏】　密封, 防潮。

处方提供单位: 锡林郭勒盟西乌珠穆沁旗蒙医医院　　　　　　　起草单位: 内蒙古医科大学药学院

浩列-6散
Haolie-6 San

【处方】　丁　香25g　　　　石　膏15g　　　　　甘　草15g　　　　　木　香10g

　　　　　诃　子10g　　　　白花龙胆10g

　　　　　共六味，重85g。

【制法】　以上六味，粉碎成细粉，过筛，混匀，分装，即得。

【性状】　本品为浅黄色至棕黄色的粉末；气芳香，味甘、微辛。

【鉴别】　取本品，置显微镜下观察：花粉粒极面观呈三角形，赤道面观呈双凸镜形，具3副合沟，直径约16μm（丁香）。纤维束周围薄壁细胞含草酸钙方晶，形成晶纤维（甘草）。石细胞呈类圆形、长卵形、长方形或长条形，孔沟细密而明显（诃子）。花粉粒黄色，类圆球形，卵圆形或椭圆形，具3个萌发孔，表面细微突起，赤道面观可见一条或两条萌发沟（白花龙胆）。

【检查】　应符合散剂项下有关的各项规定（通则0115）。

【含量测定】　照高效液相色谱法（通则0512）测定。

色谱条件与系统适用性试验　以十八烷基硅烷键合硅胶为填充剂；以甲醇-水（61∶39）为流动相；检测波长为225nm。理论板数按木香烃内酯峰计算应不低于3000。

对照品溶液的制备　取木香烃内酯对照品、去氢木香内酯对照品适量，精密称定，加甲醇制成每1ml各含100μg的混合溶液，即得。

供试品溶液的制备　取本品细粉约1.5g，精密称定，置具塞锥形瓶中，精密加入甲醇25ml，密塞，称定重量，超声处理（功率250W，频率40kHz）30分钟，取出，放冷，再称定重量，用甲醇补足减失的重量，摇匀，滤过，取续滤液，即得。

测定法　分别精密吸取对照品溶液与供试品溶液各10μl，注入液相色谱仪，测定，即得。

本品每1g含木香以木香烃内酯（$C_{15}H_{20}O_2$）和去氢木香内酯（$C_{15}H_{18}O_2$）总量计，不得少于1.5mg。

【功能与主治】　利咽，清热，止咳。用于感冒咳嗽，气喘，咽热喉塞，喑哑症。

【用法与用量】　口服。一次1.5～3g，一日1～2次，温开水送服。

【规格】　每袋：（1）3g；（2）15g；（3）250g。

【贮藏】　密封，防潮。

清心沉香-8散
Qingxinchenxiang-8 San

【处方】　山沉香25g　　　广　枣30g　　　肉豆蔻20g　　　木　香20g

　　　　　诃　子20g　　　木棉花20g　　　石　膏15g　　　枫香脂10g

　　　　　共八味, 重160g。

【制法】　以上八味, 粉碎成细粉, 过筛, 混匀, 分装, 即得。

【性状】　本品为浅黄色至棕黄色的粉末；气芳香, 味咸、涩、微苦。

【鉴别】　取本品, 置显微镜下观察: 油滴多。脂肪油滴经水合氯醛试液加热后渐形成针簇状结晶 (肉豆蔻)。内果皮石细胞类圆形、椭圆形, 壁厚, 孔沟明显, 胞腔内充满淡黄棕色或棕红色颗粒状物 (广枣)。

【检查】　应符合散剂项下有关的各项规定 (通则0115)。

【含量测定】　照高效液相色谱法 (通则0512) 测定。

色谱条件与系统适用性试验　以十八烷基硅烷键合硅胶为填充剂；以甲醇–水 (60 : 40) 为流动相；检测波长为225nm。理论板数按木香烃内酯峰计算应不低于3000。

对照品溶液的制备　取木香烃内酯对照品、去氢木香内酯对照品适量, 精密称定, 加甲醇制成每1ml含60μg的溶液, 即得。

供试品溶液的制备　取本品细粉约2g, 精密称定, 置具塞锥形瓶中, 精密加入甲醇50ml, 密塞, 称定重量, 摇匀, 放置12小时, 超声处理 (功率250W, 频率40kHz) 30分钟, 取出, 放冷, 再称定重量, 用甲醇补足减失的重量, 摇匀, 滤过, 取续滤液, 即得。

测定法　分别精密吸取对照品溶液与供试品溶液各10μl, 注入液相色谱仪, 测定, 即得。

本品每1g含木香以木香烃内酯 ($C_{15}H_{20}O_2$) 和去氢木香内酯 ($C_{15}H_{18}O_2$) 总量计, 不得少于1.8mg。

【功能与主治】　清心赫依热。用于心赫依热, 心悸, 心激荡, 伤热, 讧热, 胸胁作痛, 神昏谵语。

【用法与用量】　口服。一次1.5~3g, 一日1~2次, 温开水送服。

【规格】　每袋: (1) 3g；(2) 15g；(3) 250g。

【贮藏】　密闭, 防潮。

清肺沉香-8散
Qingfeichenxiang-8 San

【处方】　山沉香50g　　　　广　枣20g　　　　檀　香20g　　　　紫　檀10g

红　花20g　　　　肉豆蔻10g　　　　石　膏20g　　　　北沙参20g

共八味，重170g。

【制法】　以上八味，粉碎成细粉，过筛，混匀，分装，即得。

【性状】　本品为浅红色至棕红色的粉末；气香，味微酸、苦。

【鉴别】　（1）取本品，置显微镜下观察：内果皮石细胞类圆形、椭圆形，壁厚，孔沟明显，胞腔内充满淡黄棕色或棕红色颗粒状物（广枣）。含晶细胞方形或长方形，壁厚，木化，层纹明显，胞腔含草酸钙方晶（檀香）。木射线细胞切向纵断面观呈类圆形或类三角形，壁稍厚，木化，孔沟明显，胞腔内含草酸钙方晶（紫檀）。

（2）取本品10g，照挥发油测定法（通则2204）试验，分取油层，加乙醚2ml，混匀，作为供试品溶液。另取檀香醇对照品，加乙醚制成每1ml含10μl的溶液，作为对照品溶液。照薄层色谱法（通则0502）试验，吸取上述两种溶液各10μl，分别点于同一硅胶G薄层板上，以石油醚（60~90℃）-乙酸乙酯（17：3）为展开剂，展开，取出，晾干，喷以对二甲氨基苯甲醛溶液（取对二甲氨基苯甲醛0.25g，溶于冰醋酸50g中，加85%磷酸溶液5g与水20ml，混匀，在80~90℃加热至斑点显色清晰。供试品色谱中，在与对照品色谱相应的位置上，显相同颜色的斑点。

【检查】　应符合散剂项下有关的各项规定（通则0115）。

【含量测定】　照高效液相色谱法（通则0512）测定。

色谱条件与系统适用性试验　以十八烷基硅烷键合硅胶为填充剂；以甲醇-0.7%磷酸溶液（30：70）为流动相；检测波长为403nm。理论板数按羟基红花黄色素A峰计算应不低于3000。

对照品溶液的制备　取羟基红花黄色素A对照品适量，精密称定，加25%甲醇制成每1ml含30μg的溶液，即得。

供试品溶液的制备　取本品细粉约2g，精密称定，置具塞锥形瓶中，精密加入25%甲醇25ml，密塞，称定重量，超声处理（功率250W，频率40kHz）40分钟，取出，放冷，再次称定重量，用25%甲醇补足减失的重量，摇匀，滤过，取续滤液，即得。

测定法　分别精密吸取对照品溶液与供试品溶液各10μl，注入液相色谱仪，测定，即得。

本品每1g含红花以羟基红花黄色素A（$C_{27}H_{32}O_{16}$）计，不得少于1.0mg。

【功能与主治】　镇赫依,平喘。用于赫依偏盛性气喘,心赫依,哮喘,咳嗽,咳白沫痰,赫依性心脏激荡症,胸刺痛症。

【用法与用量】　口服。一次1.5~3g,一日1~2次,温开水送服。

【规格】　每袋:(1)3g;(2)15g;(3)250g。

【贮藏】　密闭,防潮。

绰森·哈伦-8散
Chuosen Halun-8 San

【处方】　紫　草170g　　寒制红石膏170g　　栀　子70g　　齿叶草30g

土木香26g　　人工牛黄22g　　石　膏21g　　甘　草10g

共八味，重519g。

【制法】　以上八味，除人工牛黄外，其余紫草等七味，粉碎成细粉，将人工牛黄与上述细粉配研，过筛，混匀，分装，即得。

【性状】　本品为浅褐色至紫褐色的粉末；气微香，味微苦。

【鉴别】　（1）取本品，置显微镜下观察：薄壁细胞无色，长圆形或长多角形，含扇形菊糖块（土木香）。种皮石细胞黄色或淡棕色，多破碎，完整者长多角形、长方形或不规则形，壁厚，有大的圆形纹孔，胞腔棕红色（栀子）。纤维束周围薄壁细胞含草酸钙方晶，形成晶纤维（甘草）。

（2）取本品2g，置10ml量瓶中，加甲醇适量，超声处理5分钟，加甲醇稀释至刻度，摇匀，静置，取上清液，作为供试品溶液。另取胆酸对照品、猪去氧胆酸对照品，加甲醇制成每1ml各含1mg的混合溶液，作为对照品溶液。照薄层色谱法（通则0502）试验，吸取上述供试品溶液4μl、对照品溶液2μl，分别点于同一硅胶G薄层板上，以正己烷-乙酸乙酯-醋酸-甲醇（20：25：2：3）上层溶液为展开剂，展开，取出，晾干，喷以10%磷钼酸乙醇溶液，在105℃加热至斑点显色清晰。供试品色谱中，在与对照品色谱相应的位置上，显相同颜色的斑点。

【检查】　应符合散剂项下有关的各项规定（通则0115）。

【含量测定】　照高效液相色谱法（通则0512）测定。

色谱条件与系统适用性试验　以十八烷基硅烷键合硅胶为填充剂；以乙腈-水（15：85）为流动相；检测波长为238nm。理论板数按栀子苷峰计算应不低于1500。

对照品溶液的制备　取栀子苷对照品适量，精密称定，加甲醇制成每1ml含73μg的溶液，即得。

供试品溶液的制备　取本品细粉约0.5g，精密称定，置具塞锥形瓶中，精密加入甲醇25ml，密塞，称定重量，超声处理（功率250W，频率40kHz）40分钟，取出，放冷，再称定重量，用甲醇补足减失的重量，摇匀，滤过，取续滤液，即得。

测定法　分别精密吸取对照品溶液与供试品溶液各10μl，注入液相色谱仪，测定，即得。

本品每1g含栀子以栀子苷（$C_{17}H_{24}O_{10}$）计，不得少于2.0mg。

处方提供单位：内蒙古自治区国际蒙医医院　　　　　　起草单位：内蒙古盛唐国际蒙医药研究院

【功能与主治】　清血热。用于血热引起的头痛、牙痛,中暑头痛,眼红,不宜放血治疗之血热病。

【用法与用量】　口服。一次1.5~3g,一日1~2次,温开水送服。

【规格】　每袋:(1)3g;(2)15g;(3)250g。

【贮藏】　密封,防潮。

处方提供单位:内蒙古自治区国际蒙医医院　　　　　　起草单位:内蒙古盛唐国际蒙医药研究院

斯日西

Sirixi

【处方】　诃　子112g　　　　奶制红石膏80g　　　黑冰片76g　　　　大　黄48g

山　奈32g　　　　碱　面32g　　　　五灵脂28g　　　　石　榴24g

土木香16g　　　　制木鳖10g

共十味,重458g。

【制法】　以上十味,粉碎成细粉,过筛,混匀,分装,即得。

【性状】　本品为灰黑色至黑色的粉末;气微,味微苦、微涩。

【鉴别】　(1)取本品,置显微镜下观察:石细胞椭圆形或类圆形,壁厚,孔沟细密(石榴)。不规则碎块黑色,大小不一,表面无光泽(黑冰片)。不规则块片状结晶有玻璃样光泽,边缘具明显的平直纹理(奶制红石膏)。子叶薄壁细胞多角形,内含脂肪油滴及糊粒粉(制木鳖)。

(2)取本品3g,加甲醇5ml,超声处理10分钟,滤过,滤液作为供试品溶液。另取对甲氧基肉桂酸乙酯对照品,加甲醇制成每1ml含5mg的溶液,作为对照品溶液。照薄层色谱法(通则0502)试验,吸取上述供试品溶液5μl、对照品溶液2μl,分别点于同一硅胶GF$_{254}$薄层板上,正己烷-乙酸乙酯(4:1)为展开剂,展开,取出,晾干,置紫外光灯(254nm)下检视。供试品色谱中,在与对照品色谱相应的位置上,显相同颜色的斑点。

【检查】　应符合散剂项下有关的各项规定(通则0115)。

【含量测定】　照高效液相色谱法(通则0512)测定。

色谱条件与系统适用性试验　以十八烷基硅烷键含硅胶为填充剂;以乙腈-甲醇-0.1%磷酸溶液(42:23:35)为流动相;检测波长为254nm。理论板数按大黄素峰计算应不低于3000。

对照品溶液的制备　取大黄素对照品适量,精密称定,加甲醇制成每1ml含140μg的溶液,即得。

供试品溶液的制备　取本品细粉约4.5g,精密称定,置具塞锥形瓶中,精密加甲醇25ml,密塞,称定重量,超声处理(功率250W,频率40kHz)45分钟,取出,放冷,再称定重量,用甲醇补足减失的重量,摇匀,滤过,取续滤液,即得。

测定法　分别精密吸取对照品溶液与供试品溶液各10μl,注入液相色谱仪,测定,即得。

本品每1g含大黄以游离大黄素(C$_{15}$H$_{10}$O$_5$)计,不得少于0.040mg。

【功能与主治】　止酸,润肠,消食,解痉。用于胃肠积热,宿食不消,胃腹胀满,肝胆热症,胃痧症，便秘，痛经。

　　【用法与用量】　口服。一次1.5~3g，一日1~2次，温开水送服。

　　【规格】　每袋：(1)3g；(2)15g；(3)250g。

　　【贮藏】　密闭，防潮。

朝伦·细莫-21散
Chaolun Ximo-21 San

【处方】　奶制红石膏50g　　石　榴50g　　五灵脂50g　　沙　棘50g

　　　　　木　香40g　　　　紫　檀40g　　酸梨干40g　　栀　子35g

　　　　　麦　冬35g　　　　诃　子35g　　人工牛黄25g　波棱瓜子25g

　　　　　豆　蔻25g　　　　荜　茇25g　　紫花地丁25g　蓝盆花20g

　　　　　芫荽子20g　　　　瞿　麦20g　　连　翘15g　　花香青兰15g

　　　　　土木香15g

　　　　　共二十一味，重655g。

【制法】　以上二十一味，除人工牛黄外，其余奶制红石膏等二十味，粉碎成细粉，将人工牛黄与上述细粉配研，过筛，混匀，分装，即得。

【性状】　本品为灰黄色至棕黄色的粉末；气微香，味甘、微酸。

【鉴别】　（1）取本品，置显微镜下观察：石细胞无色，椭圆形或类圆形，壁厚，孔沟细密（石榴）。内种皮厚壁细胞黄棕色或棕红色，表面观类多角形，壁厚，胞腔含硅质块（豆蔻）。盾状毛由多个单细胞毛毗连而成，末端分离（沙棘）。菊糖团块形状不规则，有时可见微细放射状纹理，加热后溶解（木香）。

　　（2）取本品2g，置10ml量瓶中，加甲醇适量，超声处理5分钟，加甲醇稀释至刻度，摇匀，静置，取上清液，作为供试品溶液。另取胆酸对照品、猪去氧胆酸对照品，加甲醇制成每1ml各含1mg的混合溶液，作为对照品溶液。照薄层色谱法（通则0502）试验，吸取上述供试品溶液4μl、对照品溶液2μl，分别点于同一硅胶G薄层板上，以正己烷-乙酸乙酯-醋酸-甲醇（20：25：2：3）上层溶液为展开剂，展开，取出，晾干，喷以10%磷钼酸乙醇溶液，在105℃加热至斑点显色清晰。供试品色谱中，在与对照品色谱相应的位置上，显相同颜色的斑点。

【检查】　应符合散剂项下有关的各项规定（通则0115）。

【含量测定】　照高效液相色谱法（通则0512）测定。

色谱条件与系统适用性试验　以十八烷基硅烷键合硅胶为填充剂；以乙腈-水（15：85）为流动相；检测波长为238nm。理论板数按栀子苷峰计算应不低于1500。

对照品溶液的制备　取栀子苷对照品适量，精密称定，加甲醇制成每1ml含70μg的溶液，即得。

处方提供单位：内蒙古自治区国际蒙医医院　　　　　　起草单位：内蒙古盛唐国际蒙医药研究院

供试品溶液的制备　取本品细粉约0.5g,精密称定,置具塞锥形瓶中,精密加入甲醇25ml,密塞,称定重量,超声处理(功率250W,频率40kHz)30分钟,取出,放冷,再称定重量,用甲醇补足减失的重量,摇匀,滤过,取续滤液,即得。

测定法　分别精密吸取对照品溶液与供试品溶液各10μl,注入液相色谱仪,测定,即得。

本品每1g含栀子以栀子苷($C_{17}H_{24}O_{10}$)计,不得少于0.80mg。

【**功能与主治**】　愈聚合宝日,止吐,消食。用于吐酸水,胸部灼热,肝胃区及胸背疼痛,血、希日性胃病,宝日扩散,宝日隐伏,宝日相讧及转移,陈旧性胃病。

【**用法与用量**】　口服。一次1.5~3g,一日1~2次,温开水送服。

【**规格**】　每袋:(1)3g;(2)15g;(3)250g。

【**贮藏**】　密封,防潮。

朝伦·细莫-6散
Chaolun Ximo-6 San

【处方】　奶制红石膏50g　　　红　花40g　　　　木　香25g　　　　土木香25g

荜　茇15g　　　砂　仁15g

共六味，重170g。

【制法】　以上六味，粉碎成细粉，过筛，混匀，分装，即得。

【性状】　本品为浅黄色至黄棕色的粉末；味辛、涩。

【鉴别】　（1）取本品，置显微镜下观察：不规则块片状结晶有玻璃样光泽，边缘具明显的平直纹理（奶制红石膏）。薄壁细胞无色，长圆形或长多角形，含扇形菊糖块（土木香）。

（2）取本品2.5g，加80%丙酮溶液10ml，密塞，振摇15分钟，静置，取上清液，作为供试品溶液。另取红花对照药材0.5g，同法制成对照药材溶液。照薄层色谱法（通则0502）试验，吸取上述两种溶液各10μl，分别点于同一硅胶H薄层板上，以乙酸乙酯-甲酸-水-甲醇（7:2:3:0.4）为展开剂，展开，取出，晾干。供试品色谱中，在与对照药材色谱相应的位置上，显相同颜色的斑点。

【检查】　应符合散剂项下有关的各项规定（通则0115）。

【含量测定】　照高效液相色谱法（通则0512）测定。

色谱条件与系统适用性试验　以十八烷基硅烷键合硅胶为填充剂；以甲醇-水（67:33）为流动相；检测波长为343nm。理论板数按胡椒碱峰计算应不低于2500。

对照品溶液的制备　取胡椒碱对照品适量，精密称定，置棕色量瓶中，加无水乙醇制成每1ml含20μg的溶液，即得。

供试品溶液的制备　取本品细粉约1g，精密称定，置50ml棕色量瓶中，加无水乙醇40ml，超声处理（功率250W，频率40kHz）30分钟，取出，放冷，用无水乙醇稀释至刻度，摇匀，滤过，精密量取续滤液10ml，置25ml棕色量瓶中，加无水乙醇稀释至刻度，摇匀，即得。

测定法　分别精密吸取对照品溶液与供试品溶液各10μl，注入液相色谱仪，测定，即得。

本品每1g含荜茇以胡椒碱（$C_{17}H_{19}NO_3$）计，不得少于1.5mg。

【功能与主治】　祛巴达干，止吐。用于胃巴达干热，胸内灼热，泛酸，吐酸水。

【用法与用量】　口服。一次1.5~3g，一日1~2次，温开水送服。

【规格】　每袋：（1）3g；（2）15g；（3）250g。

【贮藏】　密闭，防潮。

处方提供单位：内蒙古自治区国际蒙医医院　　　　　　　　　　起草单位：内蒙古盛唐国际蒙医药研究院

道日图·赫依-8散
Daoritu Heyi-8 San

【处方】 大　黄45g　　　光明盐40g　　　山　奈30g　　　碱　面20g

　　　　　　酸藤果20g　　　土木香20g　　　石　榴15g　　　诃　子10g

　　　　　　共八味，重200g。

【制法】 以上八味，粉碎成细粉，过筛，混匀，分装，即得。

【性状】 本品为浅黄色至棕黄色的粉末；气香，味苦、微辛、涩。

【鉴别】 （1）取本品，置显微镜下观察：草酸钙簇晶大，直径60~140μm（大黄）。淀粉粒圆形、椭圆形或类三角形，直径 10~30μm，脐点及层纹不明显（山奈）。石细胞无色，椭圆形或类圆形，壁厚，孔沟细密（石榴）。石细胞成群，呈类圆形、长卵形、长方形或长条形，孔沟细密而明显（诃子）。

（2）取本品5g，加乙醚30ml，加热回流30分钟，滤过，滤液蒸干，残渣加甲醇1ml使溶解，作为供试品溶液。另取熊果酸对照品，加甲醇制成每1ml含1mg的溶液，作为对照品溶液。照薄层色谱法（通则0502）试验，吸取上述供试品溶液10μl、对照品溶液2μl，分别点于同一硅胶G薄层板上，以环己烷-三氯甲烷-乙酸乙酯-甲酸（50:10:10:0.1）为展开剂，展开，取出，晾干，喷以10%硫酸乙醇溶液，在105℃加热至斑点显色清晰。供试品色谱中，在与对照品色谱相应的位置上，显相同颜色的斑点。

【检查】 应符合散剂项下有关的各项规定（通则0115）。

【含量测定】 照高效液相色谱法（通则0512）测定。

色谱条件与系统适用性试验 以十八烷基硅烷键合硅胶为填充剂；以甲醇-0.1%磷酸溶液（85:15）为流动相；检测波长为254nm；柱温为30℃。理论板数按大黄素峰计算应不低于5000。

对照品溶液的制备 取大黄素对照品适量，精密称定，加甲醇制成每1ml含4μg的溶液，即得。

供试品溶液的制备 取本品细粉约1g，精密称定，置具塞锥形瓶中，精密加入甲醇25ml，称定重量，加热回流1小时，取出，放冷，再称定重量，用甲醇补足减失的重量，摇匀，滤过，精密量取续滤液5ml，置100ml锥形瓶中，蒸去甲醇，残渣加2.5mol/L硫酸溶液20ml，超声处理10分钟使溶解，置水浴中加热1小时，立即冷却，用乙醚提取3次，每次25ml，合并乙醚液，用水15ml洗涤，弃去水液，乙醚液蒸干，残渣用甲醇分次溶解并转移至25ml量瓶中，加甲醇稀释至刻度，摇匀，即得。

测定法 分别精密吸取对照品溶液与供试品溶液各10μl，注入液相色谱仪，测定，即得。

本品每1g含大黄以大黄素（$C_{15}H_{10}O_5$）计，不得少于0.30mg。

【功能与主治】 行下行赫依，通便，解痉。用于食不消，胃肠痧症，腹胀，便秘，排气不畅。

【用法与用量】 口服。一次1.5~3g,一日1~2次,温开水送服。

【注意事项】 孕妇忌服。

【规格】 每袋:(1)3g;(2)15g;(3)250g。

【贮藏】 密闭,防潮。

新·如达-6散
Xin Ruda-6 San

【处方】　　木　香40g　　　　栀　子30g　　　　　石　榴20g　　　　闹羊花14g

　　　　　　　砂　仁14g　　　　荜　茇14g

　　　　　　　共六味, 重132g。

【制法】　　以上六味, 粉碎成细粉, 过筛, 混匀, 分装, 即得。

【性状】　　本品为浅黄色至棕黄色的粉末; 气香, 味辛、苦。

【鉴别】　　(1)取本品, 置显微镜下观察: 菊糖团块形状不规则, 有时可见微细放射状纹理, 加热后溶解(木香)。种皮石细胞黄色或淡棕色, 多破碎, 完整者长多角形、长方形或不规则形, 壁厚, 有大的圆形纹孔, 胞腔棕红色(栀子)。

　　(2)取本品1g, 加乙醚15ml, 振摇10分钟, 弃去乙醚液, 残渣挥去乙醚, 加乙酸乙酯15ml, 置水浴上加热回流1小时, 滤过, 滤液蒸干, 残渣加乙醇2ml使溶解, 作为供试品溶液。另取栀子苷对照品, 加乙醇制成每1ml含4mg的溶液, 作为对照品溶液。照薄层色谱法(通则0502)试验, 吸取上述两种溶液各5μl, 分别点于同一硅胶G薄层板上, 以乙酸乙酯-丙酮-甲酸-水(10:7:2:0.5)为展开剂, 展开, 取出, 晾干, 喷以10%硫酸乙醇溶液, 在105℃加热至斑点显色清晰。供试品色谱中, 在与对照品色谱相应的位置上, 显相同颜色的斑点。

　　(3)取胡椒碱对照品, 置棕色量瓶中, 加乙醇制成每1ml含1mg的溶液, 作为对照品溶液。照薄层色谱法(通则0502)试验, 吸取【鉴别】(2)项下的供试品溶液及上述对照品溶液各5μl, 分别点于同一硅胶G薄层板上, 以环己烷-丙酮(10:3)为展开剂, 展开, 取出, 晾干, 置紫外光灯(365nm)下检视。供试品色谱中, 在与对照品色谱相应的位置上, 显相同的蓝色荧光斑点; 再喷以10%硫酸乙醇溶液, 在105℃加热至斑点显色清晰, 在与对照品色谱相应的位置上, 显相同颜色的斑点。

【检查】　　应符合散剂项下有关的各项规定(通则0115)。

【含量测定】　　照高效液相色谱法(通则0512)测定。

　　色谱条件与系统适用性试验　　以十八烷基硅烷键合硅胶为填充剂; 以甲醇-水(65:35)为流动相; 检测波长为225nm。理论板数按木香烃内酯峰计算应不低于3000。

　　对照品溶液的制备　　取木香烃内酯对照品、去氢木香内酯对照品适量, 精密称定, 加甲醇制成每1ml各含60μg的混合溶液, 即得。

　　供试品溶液的制备　　取本品细粉约1g, 精密称定, 置具塞锥形瓶中, 精密加入甲醇50ml, 密塞,称定重量, 摇匀, 放置过夜, 超声处理(功率250W, 频率50kHz)30分钟, 取出, 放冷, 再称定重量, 用甲醇补足减失的重量, 摇匀, 滤过, 取续滤液, 即得。

测定法　分别精密吸取对照品溶液与供试品溶液各10μl, 注入液相色谱仪, 测定, 即得。

本品每1g含木香以木香烃内酯($C_{15}H_{20}O_2$)和去氢木香内酯($C_{15}H_{18}O_2$)的总量计, 不得少于5.0mg。

【功能与主治】　镇赫依、血相讧, 制痧, 止吐。用于宝日之寒、热兼杂期, 痧症, 嗳气, 呕吐, 胃疼。

【用法与用量】　口服。一次1.5~3g, 一日1~2次, 温开水送服。

【规格】　每袋:(1)3g;(2)15g;(3)250g。

【贮藏】　密闭, 防潮。

新·哈塔嘎其–7散
Xin Hatagaqi–7 San

【处方】　寒制红石膏70g　　　合成冰片50g　　　　珍　珠20g　　　　　雄　黄20g

　　　　　朱砂粉10g　　　　　银　朱10g　　　　　人工麝香2g

　　　　　共七味，重182g。

【制法】　以上七味，除人工麝香、朱砂粉、珍珠、银朱、雄黄外，其余寒制红石膏等两味，粉碎成细粉，将珍珠、雄黄分别研细，与人工麝香、朱砂粉、银朱和上述细粉配研，过筛，混匀，分装，即得。

【性状】　本品为粉红色至红色的粉末；气香，味苦。

【鉴别】　（1）取本品，置显微镜下观察：不规则碎块无色或淡绿色，半透明，具光泽，有时可见细密波状纹理（炒珍珠）。

　　（2）取本品0.1g，加乙酸乙酯10ml，超声处理10分钟，滤过，滤液作为供试品溶液。另取合成冰片对照品，加乙酸乙酯制成每1ml含2mg的溶液，作为对照品溶液。照薄层色谱法（通则0502）试验，吸取上述两种溶液各10μl，分别点于同一硅胶G薄层板上，以甲苯–丙酮（9.6∶0.4）为展开剂，展开，取出，晾干，喷以10%磷钼酸乙醇溶液，在105℃加热至斑点显色清晰。供试品色谱中，在与对照品色谱相应的位置上，显相同颜色的斑点。

【检查】　三氧化二砷　取本品约1.6g，精密称定，加盐酸20ml，不断搅拌30分钟，滤过，残渣用稀盐酸洗涤2次，每次10ml，搅拌10分钟。洗液与滤液合并，置100ml量瓶中，加水至刻度，摇匀，精密量取10ml，置100ml量瓶中，加水至刻度，摇匀，精密量取2ml，加盐酸5ml与水21ml，照砷盐检查法（通则0822）检查，所显砷斑颜色不得深于标准砷斑。

　　其他　应符合散剂项下有关的各项规定（通则0115）。

【含量测定】　朱砂和银朱　取本品细粉约2.5g，精密称定，置250ml凯氏烧瓶中，凯氏烧瓶口处放置一漏斗，加硝酸50ml，微沸15分钟，放冷，滤过，药渣用硝酸洗涤2次，每次25ml，再用水洗至滤液无色，药渣及滤纸转移至原凯氏烧瓶中，加硝酸钾2g，硫酸15ml，加热至溶液近无色，放冷，转移至250ml锥形瓶中，用水50ml分次洗涤烧瓶，洗液并入溶液中，加1%高锰酸钾溶液至显粉红色，两分钟内不褪色，再滴加2%硫酸亚铁溶液至红色消失后，加硫酸铁铵指示液2ml，用硫氰酸铵滴定液（0.1mol/L）滴定。每1ml硫氰酸铵滴定液（0.1mol/L）相当于11.63mg的硫化汞（HgS）。

　　本品每1g含朱砂和银朱以硫化汞（HgS）计，应为80～120mg。

处方提供单位：内蒙古自治区国际蒙医医院　　　　　　　　　　　　　　起草单位：内蒙古自治区国际蒙医医院

【功能与主治】　消肿，止腐，生肌，愈伤。用于因热咽喉肿痛，喑哑，口腔糜烂，疮疡，刀伤，宫颈糜烂。

【用法与用量】　外用。每日1~2次，取适量，咽喉肿痛可用细管吹于红肿部位；治疗肿胀，用醋调和，敷于肿块上；疮疡可直接敷于疮疡部位。

【注意事项】　忌口服。不宜大量使用或久用。

【规格】　每瓶装10g。

【贮藏】　密闭，防潮。

处方提供单位：内蒙古自治区国际蒙医医院　　　　　　　　　　起草单位：内蒙古自治区国际蒙医医院

赫如虎－18散

Heruhu－18 San

【处方】　　益智仁100g　　　生草果仁100g　　　拳　参100g　　　高良姜100g

　　　　　　大　黄100g　　　　赤飑子100g　　　　苏　木100g　　　苦地丁100g

　　　　　　川木香50g　　　　诃　子50g　　　　　金银花50g　　　绿　豆50g

　　　　　　槟　榔20g　　　　土木香15g　　　　　甘　草15g　　　肉豆蔻15g

　　　　　　琥　珀15g　　　　黄　连10g

　　　　　　共十八味, 重1090g。

【制法】　　以上十八味, 粉碎成细粉, 过筛, 混匀, 分装, 即得。

【性状】　　本品为浅黄色至棕黄色的粉末; 气微香, 味苦、涩。

【鉴别】　　(1)取本品, 置显微镜下观察: 纤维束橙黄色, 有的周围薄壁细胞含草酸钙方晶, 形成晶纤维(苏木)。石细胞成群, 呈类圆形、长卵形、长方形或长条形, 孔沟细密而明显(诃子)。花粉粒类圆形或三角形, 表面具细密短刺及细颗粒状雕纹, 具3孔沟(金银花)。内胚乳细胞碎片壁较厚, 有较多大的类圆形纹孔(槟榔)。

　　　　　　(2)取本品3.0g, 加甲醇10ml, 超声处理30分钟, 滤过, 取滤液, 作为供试品溶液。另取苏木对照药材0.5g, 加甲醇5ml, 同法制成对照药材溶液。照薄层色谱法(通则0502)试验, 吸取上述两种溶液各5μl, 分别点于同一硅胶GF$_{254}$薄层板上, 以三氯甲烷-丙酮-甲酸(8:4:1)为展开剂, 展开, 取出, 晾干, 在干燥器内放置12小时, 置紫外光灯(254nm)下检视。供试品色谱中, 在与对照药材色谱相应的位置上, 显相同颜色的荧光斑点。

【检查】　　应符合散剂项下有关的各项规定(通则0115)。

【含量测定】　　照高效液相色谱法(通则0512)测定。

　　色谱条件与系统适用性试验　　以十八烷基硅烷键合硅胶为填充剂; 以甲醇为流动相A, 水为流动相B, 按下表规定进行梯度洗脱; 检测波长为225nm。理论板数按木香烃内酯峰计算应不低于4000。

时间(min)	流动相A(%)	流动相B(%)
0~27	65	35
27~31	65~80	35~20
31~37	80	20
37~39	80~65	20~35
39~45	65	35

处方提供单位: 锡林郭勒盟西乌珠穆沁旗蒙医医院　　　　　　　　起草单位: 内蒙古医科大学药学院

对照品溶液的制备 取木香烃内酯对照品适量,精密称定,加甲醇制成每1ml含100μg的溶液,即得。

供试品溶液的制备 取本品细粉约3g,精密称定,置具塞锥形瓶中,精密加入甲醇25ml,密塞,称定重量,超声处理(功率250W,频率40kHz)30分钟,取出,放冷,再称定重量,用甲醇补足减失的重量,摇匀,滤过,取续滤液,即得。

测定法 分别精密吸取对照品溶液与供试品溶液各10μl,注入液相色谱仪,测定,即得。

本品每1g含川木香以木香烃内酯($C_{15}H_{20}O_2$)计,不得少于0.50mg。

【功能与主治】 解毒,调经养血。用于药物中毒,新、旧创伤,腰腹酸痛,脏腑黏热,温热,隐热,希日热,赫依热,盛热,遗精,闭经。

【用法与用量】 口服。一次1.5~3g,一日1~2次,温开水送服。

【规格】 每袋:(1)3g;(2)15g;(3)250g。

【贮藏】 密封,防潮。

处方提供单位:锡林郭勒盟西乌珠穆沁旗蒙医医院　　　　　　起草单位:内蒙古医科大学药学院

嘎日西 ᠭᠠᠷᠢᠰᠢ
Garixi

【处方】　奶制红石膏340g　　黑冰片221g　　大　黄204g　　石　榴177g

　　　　　诃　子156g　　　碱　面136g　　山　奈136g　　连　翘110g

　　　　　制木鳖110g　　　豆　蔻88g　　　土木香68g　　光明盐66g

　　　　　牛胆粉44g　　　　荜　茇44g　　　肉　桂20g

　　　　　共十五味，重1920g。

【制法】　以上十五味，除牛胆粉外，其余奶制红石膏等十四味，粉碎成细粉，将牛胆粉与上述细粉配研，过筛，混匀，分装，即得。

【性状】　本品为灰黑色至黑色的粉末；气香，味微苦、辛、酸涩。

【鉴别】　（1）取本品，置显微镜下观察：草酸钙簇晶大，直径60~140μm（大黄）。淀粉粒圆形、椭圆形或类三角形，长10~30μm，脐点及层纹不明显（山奈）。外胚乳细胞，呈亮黄色，细胞内充满淀粉粒（荜茇）。内种皮细胞红棕色，表面观多角形，壁厚，胞腔内含硅质块（豆蔻）。

　　（2）取本品10g，加无水乙醇20ml，超声处理30分钟，滤过，滤液蒸干，残渣加无水乙醇2ml使溶解，作为供试品溶液。另取荜茇对照药材0.2g，同法制成对照药材溶液。照薄层色谱法（通则0502）试验，吸取上述两种溶液各10μl，分别点于同一硅胶G薄层板上，以甲苯-乙酸乙酯-丙酮（7:2:1）为展开剂，展开，取出，晾干，置紫外光灯（365nm）下检视。供试品色谱中，在与对照药材色谱相应的位置上，显相同的蓝色荧光斑点。

　　（3）取本品4g，加石油醚（30~60℃）20ml，密塞，超声处理15分钟，滤过，滤液回收溶剂至干，残渣加甲醇20ml使溶解，超声处理20分钟，滤过，滤液蒸干，残渣加甲醇2ml使溶解，作为供试品溶液。另取连翘对照药材0.2g，同法制成对照药材溶液。照薄层色谱法（通则0502）试验，吸取上述两种溶液各15μl，分别点于同一硅胶G薄层板上，以三氯甲烷-甲醇（8:1）为展开剂，展开，取出，晾干，喷以10%硫酸乙醇溶液，在105℃加热至斑点显色清晰。供试品色谱中，在与对照药材色谱相应的位置上，显相同颜色的斑点。

【检查】　应符合散剂项下有关的各项规定（通则0115）。

【含量测定】　照高效液相色谱法（通则0512）测定。

　　色谱条件与系统适用性试验　以十八烷基硅烷键含硅胶为填充剂；以乙腈-甲醇-0.1%磷酸溶液（42:23:35）为流动相；检测波长为254nm；柱温为25℃。理论板数按大黄酚峰计算应不低于

3000。

对照品溶液的制备　取大黄酚对照品适量,精密称定,加甲醇制成每1ml含100μg的溶液,即得。

供试品溶液的制备　取本品细粉约3g,精密称定,置具塞锥形瓶中,精密加甲醇25ml,密塞,称定重量,超声处理(功率250W,频率40kHz)45分钟,取出,放冷,再称定重量,用甲醇补足减失的重量,摇匀,滤过,取续滤液,即得。

测定法　分别精密吸取对照品溶液与供试品溶液各10μl,注入液相色谱仪,测定,即得。

本品每1g含大黄以游离大黄酚($C_{15}H_{10}O_4$)计,不得少于0.20mg。

【功能与主治】　消食,止酸,祛巴达干希日。用于寒性希日症,嗳气,胃胀痛,泛酸,新、旧食积不消,疹症胃火衰败,大便秘结,下清赫依功能异常。

【用法与用量】　口服。一次1.5~3g,一日1~2次,温开水送服。

【规格】　每袋:(1)3g;(2)15g;(3)250g。

【贮藏】　密封,防潮。

处方提供单位:内蒙古自治区国际蒙医医院　　　　　　　　　　起草单位:内蒙古自治区国际蒙医医院

嘎希古纳-8散
Gaxiguna-8 San

【处方】 肋柱花25g   波棱瓜子20g   木　香20g   苦荬菜20g

黄　连20g   角茴香20g   黄　柏20g   紫花高乌头20g

共八味,重165g。

【制法】 以上八味,粉碎成细粉,过筛,混匀,分装,即得。

【性状】 本品为灰黄色至黄绿色的粉末;气微香,味苦。

【鉴别】 (1)取本品,置显微镜下观察:花粉粒浅黄色,呈类三角形、圆球形或椭圆形,直径25~46μm,具3个孔沟,表面具条纹或网状雕纹(肋柱花)。纤维束鲜黄色,周围细胞含草酸钙方晶,形成晶纤维,含晶细胞壁木化增厚(黄柏)。纤维束鲜黄色,壁稍厚,纹孔明显(黄连)。

(2)取本品2g,加甲醇25ml,超声处理30分钟,滤过,滤液作为供试品溶液。另取黄连对照药材0.25g,同法制成对照药材溶液。照薄层色谱法(通则0502)试验,吸取上述两种溶液各5μl,分别点于同一硅胶G薄层板上,以环己烷-乙酸乙酯-异丙醇-甲醇-水-三乙胺(3:3.5:1:1.5:0.5:1)为展开剂,置用浓氨试液预饱和20分钟的展开缸内,展开,取出,晾干,置紫外光灯(365nm)下检视。供试品色谱中,在与对照药材色谱相应的位置上,显相同颜色的荧光斑点。

【检查】 应符合散剂项下有关的各项规定(通则0115)。

【含量测定】 照高效液相色谱法(通则0512)测定。

色谱条件与系统适用性试验 以十八烷基硅烷键合硅胶为填充剂;以甲醇-水(65:35)为流动相;检测波长为225nm。理论板数按木香烃内酯峰计算应不低于4000。

对照品溶液的制备 取木香烃内酯对照品、去氢木香内酯对照品适量,精密称定,加甲醇制成每1ml各含木香烃内酯100μg、去氢木香内酯80μg的混合溶液,即得。

供试品溶液的制备 取本品细粉约1.2g,精密称定,置具塞锥形瓶中,精密加入甲醇25ml,密塞,称定重量,超声处理(功率250W,频率40kHz)30分钟,取出,放冷,再称定重量,用甲醇补足减失的重量,摇匀,滤过,取续滤液,即得。

测定法 分别精密吸取对照品溶液与供试品溶液各10μl,注入液相色谱仪,测定,即得。

本品每1g含木香以木香烃内酯($C_{15}H_{20}O_2$)和去氢木香内酯($C_{15}H_{18}O_2$)总量计,不得少于1.7mg。

【功能与主治】 清希日,泻肝火,利胆。用于希日热引起的头痛,肝胆热症,目肤和小便赤黄,黄疸。

【用法与用量】　　口服。一次1.5~3g,一日1~2次,温开水送服。

【规格】　　每袋:(1)3g;(2)15g;(3)250g。

【贮藏】　　密封,防潮。

嘎鲁–10散　　ᠭᠠᠯᠤ᠋ ᠊᠋᠑᠌᠍᠐
Galu–10 San

【处方】　紫　草50g　　　　寒制红石膏50g　　　　齿叶草30g　　　　红　花30g

　　　　　木　香20g　　　　天竺黄20g　　　　　　胡黄连20g　　　　甘　草20g

　　　　　土木香20g　　　　北沙参20g

　　　　　共十味, 重280g。

【制法】　以上十味, 粉碎成细粉, 过筛, 混匀, 分装, 即得。

【性状】　本品为淡灰紫色至紫褐色的粉末; 味苦, 微涩。

【鉴别】　(1) 取本品, 置显微镜下观察: 花粉粒类圆形、椭圆形或橄榄形, 直径约60μm, 具3个萌发孔, 外壁有齿状突起(红花)。纤维束周围薄壁细胞含草酸钙方晶, 形成晶纤维(甘草)。

　　(2) 取本品0.5g, 加乙醇5ml, 浸泡过夜, 滤过, 残渣用乙醇2ml洗涤, 洗液并入滤液中, 浓缩至2ml, 作为供试品溶液。另取甘草对照药材0.1g, 同法制成对照药材溶液。照薄层色谱法(通则0502)试验, 吸取上述供试品溶液10μl、对照药材溶液5μl, 分别点于同一硅胶G薄层板上, 以甲苯–乙酸乙酯–甲酸(5:1:0.1)为展开剂, 展开, 取出, 晾干, 置紫外光灯(365nm)下检视。供试品色谱中, 在与对照药材色谱相应的位置上, 显相同颜色的荧光斑点。

【检查】　应符合散剂项下有关的各项规定(通则0115)。

【含量测定】　照高效液相色谱法(通则 0512)测定。

色谱条件与系统适用性试验　以十八烷基硅烷键合硅胶为填充剂; 以甲醇–水(65:35)为流动相; 检测波长为225nm。理论板数按木香烃内酯峰计算应不低于3000。

对照品溶液的制备　取木香烃内酯对照品适量, 精密称定, 加甲醇制成每1ml含40μg的溶液, 即得。

供试品溶液的制备　取本品细粉约3g, 精密称定, 置具塞锥形瓶中, 精密加入甲醇50ml, 密塞, 称定重量, 摇匀, 放置过夜, 超声处理(功率300W, 频率50kHz)30分钟, 取出, 放冷, 再称定重量, 用甲醇补足减失的重量, 摇匀, 滤过, 取续滤液, 即得。

测定法　分别精密吸取对照品溶液与供试品溶液各10μl, 注入液相色谱仪, 测定, 即得。

本品每1g含木香以木香烃内酯($C_{15}H_{20}O_2$)计, 不得少于0.50mg。

【功能与主治】　清血热, 明目。用于肝肺血热, 宝日炽盛, 血希日引起的眼疾。

【用法与用量】　口服。一次1.5~3g, 一日1~2次, 温开水送服。

【规格】　每袋：（1）3g；（2）15g；（3）250g。

【贮藏】　密闭，防潮。

德伦·古日古木–7散
Delun Gurigumu–7 San

【处方】　荜　茇20g　　　　红　花20g　　　　人工牛黄10g　　　　石　膏10g

丁　香10g　　　　制木鳖10g　　　诃　子10g

共七味，重90g。

【制法】　以上七味，除人工牛黄外，其余荜茇等六味，粉碎成细粉，将人工牛黄与上述细粉配研，过筛，混匀，分装，即得。

【性状】　本品为黄棕色的粉末；气微香，味苦、微涩。

【鉴别】　（1）取本品，置显微镜下观察：种皮细胞红棕色，长多角形，壁连珠状增厚（荜茇）。花粉粒类圆形、椭圆形或橄榄形，直径约60μm，具3个萌发孔，外壁有齿状突起（红花）。石细胞成群，呈类圆形、长卵形、长方形或长条形，孔沟细密而明显（诃子）。

（2）取本品1g，加甲醇10ml，超声处理10分钟，静置，取上清液，作为供试品溶液。另取胆酸对照品、猪去氧胆酸对照品，加甲醇制成每1ml各含1mg的混合溶液，作为对照品溶液。照薄层色谱法（通则0502）试验，吸取上述两种溶液各5μl，分别点于同一硅胶G薄层板上，以正己烷–乙酸乙酯–醋酸–甲醇（20∶25∶2∶3）上层溶液为展开剂，展开，取出，晾干，喷以10%磷钼酸乙醇溶液，在105℃加热至斑点显色清晰。供试品色谱中，在与对照品色谱相应的位置上，显相同颜色的斑点。

【检查】　应符合散剂项下有关的各项规定（通则0115）。

【含量测定】　照高效液相色谱法（通则0512）测定。

色谱条件与系统适用性试验　以十八烷基硅烷键合硅胶为填充剂；以甲醇–乙腈–0.7%磷酸溶液（用三乙胺调pH值为6.0±0.1）（20∶2∶78）为流动相；检测波长为403nm。理论板数按羟基红花黄色素A峰计算应不低于3000。

对照品溶液的制备　取羟基红花黄色素A对照品适量，精密称定，加25%甲醇制成每1ml含100μg的溶液，即得。

供试品溶液的制备　取本品细粉约1.0g，精密称定，置具塞锥形瓶中，精密加入25%甲醇25ml，密塞，称定重量，超声处理（功率250W，频率40kHz）40分钟，取出，放冷，再称定重量，用25%甲醇补足减失的重量，摇匀，滤过，取续滤液，即得。

测定法　分别精密吸取对照品溶液与供试品溶液各10μl，注入液相色谱仪，测定，即得。

本品每1g含红花以羟基红花黄色素A（$C_{27}H_{32}O_{16}$）计，不得少于1.7mg。

【功能与主治】　　清脾热。用于脾损伤,腹胀,胁肋刺痛。

【用法与用量】　　口服。一次1.5~3g,一日1~2次,温开水送服。

【规格】　每袋:(1)3g;(2)15g;(3)250g。

【贮藏】　密封,防潮。

汤　剂

乌兰·赞丹–3汤
Wulan Zandan–3 Tang

【处方】　　紫　檀50g　　　　　　　肉豆蔻50g　　　　　　　广　枣30g

共三味, 重130g。

【制法】　以上三味, 粉碎成中粉, 过筛, 混匀, 分装, 即得。

【性状】　本品为棕红色的粉末; 气香, 味甘、辛, 有清凉感。

【鉴别】　　(1) 取本品, 置显微镜下观察: 内果皮石细胞类圆形、椭圆形, 壁厚, 孔沟明显, 胞腔内充满淡黄棕色或棕红色颗粒状物 (广枣)。

(2) 取本品3g, 加甲醇20ml, 超声处理30分钟, 滤过, 滤液作为供试品溶液。另取紫檀对照药材1g, 同法制成对照药材溶液。照薄层色谱法 (通则0502) 试验, 吸取上述两种溶液各10μl, 分别点于同一硅胶G薄层板上, 以甲苯–丙酮 (7:3) 为展开剂, 展开, 取出, 晾干, 喷以5%香草醛硫酸溶液, 在105℃加热至斑点显色清晰。供试品色谱中, 在与对照药材色谱相应的位置上, 显相同颜色的斑点。

【检查】　应符合汤剂项下有关的各项规定 (附录Ⅰ)。

【功能与主治】　清心血热, 强心。用于心血热, 心激荡症, 谵语, 胸痛, 心悸, 心刺痛。

【用法与用量】　口服。一次3~5g, 一日1~2次, 水煎服。

【规格】　每袋: (1) 3g; (2) 5g; (3) 15g; (4) 250g。

【贮藏】　密封, 防潮。

处方提供单位: 锡林郭勒盟蒙医医院　　　　　　　　　　　　　　起草单位: 内蒙古医科大学药学院

巴嘎·乌兰汤
Baga Wulan Tang

【处方】　　茜　草20g　　　　枇杷叶20g　　　　　紫草茸20g　　　　　　　紫　草10g

共四味, 重70g。

【制法】　　以上四味, 粉碎成中粉, 过筛, 混匀, 分装, 即得。

【性状】　　本品为红棕色至褐棕色的粉末; 气微香, 味涩、苦。

【鉴别】　　(1)取本品, 置显微镜下观察: 薄壁细胞中含草酸钙针晶束并含有红棕色颗粒(茜草)。纤维束周围的薄壁细胞中含草酸钙方晶, 形成晶鞘纤维(枇杷叶)。薄壁细胞淡棕色或无色, 大多充满紫红色色素(紫草)。不规则块黄棕色或红棕色, 半透明或显颗粒性(紫草茸)。

(2)取本品1.5g, 加甲醇20ml, 超声处理20分钟, 滤过, 滤液蒸干, 残渣加甲醇5ml使溶解, 作为供试品溶液。另取枇杷叶对照药材0.5g, 同法制成对照药材溶液。再取熊果酸对照品, 加甲醇制成每1ml含1mg的溶液, 作为对照品溶液。照薄层色谱法(通则0502)试验, 吸取上述供试品溶液和对照药材溶液各5μl、对照品溶液1μl, 分别点于同一硅胶G薄层板上, 以甲苯–丙酮(5:1)为展开剂, 展开, 取出, 晾干, 喷以10%硫酸乙醇溶液, 在105℃加热至斑点显色清晰。供试品色谱中, 在与对照药材色谱和对照品色谱相应的位置上, 显相同颜色的斑点。

【检查】　　应符合汤剂项下有关的各项规定(附录Ⅰ)。

【含量测定】　　照高效液相色谱法(通则0512)测定。

色谱条件与系统适用性试验　　以十八烷基硅烷键合硅胶为填充剂; 以甲醇–水–四氢呋喃(310:90:3)为流动相; 检测波长为390nm。理论板数按大叶茜草素峰计算应不低于4000。

对照品溶液的制备　　取大叶茜草素对照品适量, 精密称定, 加甲醇制成每1ml含80μg的溶液, 即得。

供试品溶液的制备　　取本品细粉约1.5g, 精密称定, 置具塞锥形瓶中, 精密加入甲醇25ml, 密塞, 称定重量, 超声处理(功率250W, 频率40kHz)10分钟, 取出, 放冷, 再称定重量, 用甲醇补足减失的重量, 摇匀, 滤过, 取续滤液, 即得。

测定法　　分别精密吸取对照品溶液与供试品溶液各10μl, 注入液相色谱仪, 测定, 即得。

本品每1g含茜草以大叶茜草素($C_{17}H_{15}O_4$)计, 不得少于0.90mg。

【功能与主治】　　清血热。用于肺、肾伤热, 肺热咳嗽, 痰中带血, 膀胱刺痛, 尿频, 尿痛。

【用法与用量】　　口服。一次3~5g, 一日1~2次, 水煎服。

处方提供单位: 锡林郭勒盟镶黄旗蒙医医院　　　　　　　　　　　　起草单位: 内蒙古自治区国际蒙医医院

【规格】 每袋:(1)3g;(2)5g;(3)15g;(4)250g。

【贮藏】 密闭,防潮。

亚曼·章古-4汤
Yaman Zhanggu-4 Tang

【处方】   炒蒺藜10g   冬葵果10g   方   海10g   海金沙10g

共四味,重40g。

【制法】   以上四味,粉碎成中粉,过筛,混匀,分装,即得。

【性状】   本品为浅黄色至棕黄色的粉末;气微,味微苦。

【鉴别】   取本品,置显微镜下观察:石细胞长椭圆形或类圆形,黄色,成群或散在,壁孔明显;纤维长棱形,淡黄色,散在或成束(炒蒺藜)。多细胞星状毛,多破碎(冬葵果)。孢子为四面体,三角状圆锥形,顶面观三面锥形,可见三叉状裂隙,底面观类圆形,直径60～85μm,外壁有颗粒状雕纹(海金沙)。

【检查】   应符合汤剂项下有关的各项规定(附录Ⅰ)。

【浸出物】   照醇溶性浸出物测定法(通则2201)项下的冷浸法测定,用无水乙醇作溶剂,不得少于11.0%。

【功能与主治】   利尿。用于水肿肾热,膀胱热,尿闭。

【用法与用量】   口服。一次3～5g,一日1～2次,水煎服。

【规格】   每袋:(1)3g;(2)5g;(3)15g;(4)250g。

【贮藏】   密封,防潮。

朱如日阿-3汤

Zhururi' a-3 Tang

【处方】 栀 子10g　　　　苏 木10g　　　　红 花10g

共三味, 重30g。

【制法】 以上三味, 粉碎成中粉, 过筛, 混匀, 分装, 即得。

【性状】 本品为红棕色的粉末; 气微香, 味苦、微酸。

【鉴别】 (1)取本品, 置显微镜下观察: 花粉粒类圆形、椭圆形或橄榄形, 直径约至60μm, 具3个萌发孔, 外壁有齿状突起(红花)。种皮石细胞黄色或淡棕色, 多破碎, 完整者长多角形、长方形或不规则形, 壁厚, 有大的圆形纹孔, 胞腔棕红色(栀子)。

(2)取本品粉末3g, 加甲醇10ml, 超声处理30分钟, 滤过, 滤液作为供试品溶液。另取苏木对照药材1g, 同法制成对照药材溶液。照薄层色谱法(通则0502)试验, 吸取上述供试品溶液4μl、对照药材溶液2μl, 分别点于同一硅胶GF$_{254}$薄层板上, 以三氯甲烷-丙酮-甲酸(8:4:1)为展开剂, 展开, 取出, 晾干, 在干燥器内放置12小时后, 置紫外光灯(254nm)下检视。供试品色谱中, 在与对照药材色谱相应的位置上, 显相同颜色的斑点。

【检查】 应符合汤剂项下有关的各项规定(附录I)。

【含量测定】 照高效液相色谱法(通则0512)测定。

色谱条件与系统适用性试验 以十八烷基硅烷键合硅胶为填充剂; 以乙腈-水(10:90)为流动相; 检测波长为238nm。理论板数按栀子苷峰计算应不低于1500。

对照品溶液的制备 取栀子苷对照品适量, 精密称定, 加甲醇制成每1ml含30μg的溶液, 即得。

供试品溶液的制备 取本品细粉约0.1g, 精密称定, 置具塞锥形瓶中, 精密加入甲醇25ml, 密塞, 称定重量, 超声处理(功率250W, 频率40kHz)20分钟, 取出, 放冷, 再称定重量, 用甲醇补足减失的重量, 摇匀, 滤过, 取续滤液, 即得。

测定法 分别精密吸取对照品溶液与供试品溶液各10μl, 注入液相色谱仪, 测定, 即得。

本品每1g含栀子以栀子苷($C_{17}H_{24}O_{10}$)计, 不得少于4.5mg。

【功能与主治】 清血热, 活血, 通经。用于小腹胀痛, 月经不通。

【用法与用量】 口服。一次3~5g, 一日1~2次, 水煎服。

【规格】 每袋: (1)3g; (2)5g; (3)15g; (4)250g。

【贮藏】 密闭, 防潮。

处方提供单位: 锡林郭勒盟镶黄旗蒙医医院　　　　　　　　起草单位: 内蒙古盛唐国际蒙医药研究院

伊和·乌兰汤

Yihe Wulan Tang

【处方】   接骨木80g   紫草茸40g   橡　子100g   栀　子60g

土木香20g   苦　参20g   金莲花20g   枇杷叶20g

诃　子20g   川楝子20g   茜　草20g   紫　草10g

山　奈10g

共十三味，重440g。

【制法】   以上十三味，粉碎成中粉，过筛，混匀，分装，即得。

【性状】   本品为黄棕色至红棕色的粉末；气微香，味苦、涩。

【鉴别】   (1)取本品，置显微镜下观察：非腺毛大型，单细胞，多弯曲，顶端钝圆，基部狭窄，中部直径17～43μm，微木化(枇杷叶)。石细胞成群，呈类圆形、长卵形、长方形或长条形，孔沟细密而明显(诃子)。种皮石细胞黄色或淡棕色，多破碎，完整者长多角形、长方形或不规则形，壁厚，有大的圆形纹孔，胞腔棕红色(栀子)。花粉粒淡黄色，类圆形或圆三角形，直径15～25μm，外壁表面有细颗粒状突起，具3孔沟(金莲花)。

(2)取本品4g，加乙酸乙酯20ml，超声处理30分钟，滤过，滤液加水洗涤三次，每次20ml，弃去水液，将乙酸乙酯层浓缩至2ml，作为供试品溶液。另取紫草茸对照药材0.2g，同法制成对照药材溶液。照薄层色谱法(通则0502)试验，吸取上述两种溶液各5μl，分别点于同一硅胶G薄层板上，以石油醚(60～90℃)–乙酸乙酯–甲酸(10∶6∶0.3)为展开剂，展开，取出，晾干，置紫外光灯(365nm)下检视。供试品色谱中，在与对照药材色谱相应的位置上，显相同颜色的荧光斑点。

(3)取本品5g，加甲醇20ml，超声处理10分钟，滤过，滤液作为供试品溶液。另取山奈对照药材0.25g，加甲醇5ml，同法制成对照药材溶液。再取对甲氧基肉桂酸乙酯对照品，加甲醇制成每1ml含5mg的溶液，作为对照品溶液。照薄层色谱法(通则0502)试验，吸取上述供试品溶液10μl、对照品溶液及对照药材溶液各2μl，分别点于同一硅胶GF$_{254}$薄层板上，以正己烷–乙酸乙酯 (18∶1)为展开剂，展开，取出，晾干，置紫外光灯(254nm)下检视。供试品色谱中，在与对照药材色谱和对照品色谱相应的位置上，显相同颜色的斑点。

【检查】   应符合汤剂项下有关的各项规定(附录Ⅰ)。

【含量测定】   照高效液相色谱法(通则0512)测定。

色谱条件与系统适用性试验   以十八烷基硅烷键合硅胶为填充剂；以乙腈–水(15∶85)为流动

相;检测波长为238nm。理论板数按栀子苷峰计算应不低于5000。

对照品溶液的制备　取栀子苷对照品适量,精密称定,加甲醇制成每1ml含60μg的溶液,即得。

供试品溶液的制备　取本品细粉约1.0g,精密称定,置具塞锥形瓶中,精密加入甲醇50ml,密塞,称定重量,超声处理(功率250W,频率40kHz)30分钟,取出,放冷,再称定重量,用甲醇补足减失的重量,摇匀,滤过,取续滤液,即得。

测定法　分别精密吸取对照品溶液与供试品溶液各10μl,注入液相色谱仪,测定,即得。

本品每1g含栀子以栀子苷($C_{17}H_{24}O_{10}$)计,不得少于2.0mg。

【**功能与主治**】　清血热。用于成熟与未成熟热,伤风感冒,白脉病,血热,肺热。

【**用法与用量**】　口服。一次3~5g,一日1~2次,水煎服。

【**规格**】　每袋:(1)3g;(2)5g;(3)15g;(4)250g。

【**贮藏**】　密闭,防潮。

苏木-6汤

Sumu-6 Tang

【处方】　苏　木40g　　　　高良姜15g　　　　　槟　榔15g　　　　　益智仁10g

生草果仁10g　　　　木　香10g

共六味，重100g。

【制法】　以上六味，粉碎成中粉，过筛，混匀，分装，即得。

【性状】　本品为黄褐色至红褐色的粉末；气微香，味辛、涩。

【鉴别】　（1）取本品，置显微镜下观察：纤维束橙黄色，周围薄壁细胞含草酸钙方晶，形成晶纤维（苏木）。内胚乳细胞碎片壁较厚，有较多大的类圆形纹孔（槟榔）。内种皮细胞黄棕色至红棕色，表面观呈类圆形，侧面观呈圆柱形，胞腔位于一端，内含硅质块（生草果仁）。淀粉粒棒槌形，长24~44μm或更长，脐点点状、短缝状或三叉状（高良姜）。

（2）取本品2.5g，加甲醇10ml，超声处理30分钟，滤过，滤液作为供试品溶液。另取苏木对照药材0.5g，同法制成对照药材溶液。照薄层色谱法（通则0502）试验，吸取上述供试品溶液2μl、对照药材溶液4μl，分别点于同一硅胶GF$_{254}$薄层板上，以三氯甲烷-丙酮-甲酸（8：4：1）为展开剂，展开，取出，晾干，在干燥器内放置12小时后，置紫外光灯（254nm）下检视。供试品色谱中，在与对照药材色谱相应的位置上，显相同颜色的斑点。

【检查】　应符合汤剂项下有关的各项规定（附录Ⅰ）。

【含量测定】　照高效液相色谱法（通则0512）测定。

色谱条件与系统适用性试验　以十八烷基硅烷键合硅胶为填充剂；以甲醇-水（65：35）为流动相；检测波长为225nm。理论板数按木香烃内酯峰计算应不低于4000。

对照品溶液的制备　取木香烃内酯对照品、去氢木香内酯对照品适量，精密称定，加甲醇制成每1ml各含80μg的混合溶液，即得。

供试品溶液的制备　取本品细粉约1.5g，精密称定，置具塞锥形瓶中，精密加入甲醇25ml，密塞，称定重量，超声处理（功率250W，频率40kHz）30分钟，取出，放冷，再称定重量，用甲醇补足减失的重量，摇匀，滤过，取续滤液，即得。

测定法　分别精密吸取对照品溶液与供试品溶液各10μl，注入液相色谱仪，测定，即得。

本品每1g含木香以木香烃内酯（C$_{15}$H$_{20}$O$_2$）和去氢木香内酯（C$_{15}$H$_{18}$O$_2$）总量计，不得少于1.2mg。

【功能与主治】　温胃，祛肾寒。用于肾寒引起的腰腿痛，膀胱痛，眼花，白带过多，尿道灼痛。

【用法与用量】　口服。一次3~5g,一日1~2次,水煎服。

【规格】　每袋:(1)3g;(2)5g;(3)15g;(4)250g。

【贮藏】　密封,防潮。

苏格木勒-4汤　　ᠰᠦᠭᠡᠮᠦᠯ

Sugemule-4 Tang

【处方】　豆　蔻10g　　　　香旱芹10g　　　　荜　茇10g　　　　酸枣仁10g

　　　　　共四味, 重40g。

【制法】　以上四味, 粉碎成中粉, 过筛, 混匀, 分装, 即得。

【性状】　本品为灰棕色至棕褐色的粉末; 气香, 味辛、微辣。

【鉴别】　(1)取本品, 置显微镜下观察: 内种皮厚壁细胞黄棕色或棕红色, 表面观类多角形, 壁厚, 胞腔含硅质块(豆蔻)。种皮细胞红棕色, 长多角形, 壁连珠状增厚(荜茇)。内种皮细胞棕黄色, 表面观长方形或类方形, 垂周壁连珠状增厚(酸枣仁)。

　　　(2)取本品10g, 置圆底烧瓶中, 加水200ml, 连接挥发油测定器, 自测定器上端加水至刻度, 再加正己烷3ml, 加热回流2小时, 放冷, 分取正己烷液, 作为供试品溶液。另取桉油精对照品, 加乙醇制成每1ml含0.2mg的溶液, 作为对照品溶液。照薄层色谱法(通则0502))试验, 吸取上述两种溶液各5μl, 分别点于同一硅胶G薄层板上, 以环己烷-二氯甲烷-乙酸乙酯(15:5:0.5)为展开剂, 展开, 取出, 晾干, 喷以5%香草醛硫酸溶液, 在105℃加热至斑点显色清晰, 立即检视。供试品色谱中, 在与对照品色谱相应的位置上, 显相同颜色的斑点。

【检查】　应符合汤剂项下有关的各项规定(附录Ⅰ)。

【含量测定】　照高效液相色谱法(通则0512)测定。

色谱条件与系统适用性试验　用十八烷基硅烷键合硅胶为填充剂; 甲醇-水(77:23)为流动相; 检测波长为343nm。理论板数按胡椒碱峰计算应不低于3000。

对照品溶液的制备　取胡椒碱对照品适量, 精密称定, 置棕色量瓶中, 加无水乙醇制成每1ml含35μg的溶液, 即得。

供试品溶液的制备　取本品细粉约1g, 精密称定, 置25ml棕色量瓶中, 加无水乙醇15ml, 超声处理(功率250W, 频率40kHz)30分钟, 取出, 放冷, 加无水乙醇稀释至刻度, 摇匀, 滤过, 取续滤液, 即得。

测定法　分别精密吸取对照品溶液与供试品溶液各10μl, 注入液相色谱仪, 测定, 即得。

　　　本品每1g含荜茇以胡椒碱($C_{17}H_{19}NO_3$)计, 不得少于4.0mg。

【功能与主治】　镇赫依。用于失眠。

【用法与用量】　口服。一次3~5g, 一日2~3次, 水煎服。

【规格】 每袋：(1)3g；(2)5g；(3)15g；(4)250g。

【贮藏】 密闭，防潮。

希精-4汤
Xijing-4 Tang

【处方】 姜　黄30g　　　　炒菱角30g　　　　栀　子24g　　　　黄　柏18g

共四味，重102g。

【制法】 以上四味，粉碎成中粉，过筛，混匀，分装，即得。

【性状】 本品为姜黄色至棕黄色的粉末；味甘、辛、略苦。

【鉴别】 （1）取本品3g，加50%甲醇10ml，超声处理40分钟，滤过，滤液作为供试品溶液。另取栀子对照药材0.5g，同法制成对照药材溶液。再取栀子苷对照品，加乙醇制成每1ml含2mg的溶液，作为对照品溶液。照薄层色谱法（通则0502）试验，吸取上述三种溶液各2μl，分别点于同一硅胶G薄层板上，以乙酸乙酯-丙酮-甲酸-水（5∶5∶1∶1）为展开剂，展开，取出，晾干，喷以10%硫酸乙醇溶液，在110℃加热至斑点显色清晰。供试品色谱中，在与对照药材色谱和对照品色谱相应的位置上，显相同颜色的斑点。

（2）取本品1g，加甲醇5ml，加热回流15分钟，滤过，滤液置5ml量瓶中，加甲醇稀释至刻度，作为供试品溶液。另取黄柏对照药材0.1g，同法制成对照药材溶液。再取盐酸小檗碱对照品，加甲醇制成每1ml含0.5mg的溶液，作为对照品溶液。照薄层色谱法（通则0502）试验，吸取上述三种溶液各2μl，分别点于同一硅胶G薄层板上，以三氯甲烷-甲醇-水（30∶15∶4）的下层溶液为展开剂，置氨蒸气饱和的展开缸内，展开，取出，晾干，喷以稀碘化铋钾试液。供试品色谱中，在与对照药材色谱和对照品色谱相应的位置上，显相同颜色的斑点。

【检查】 应符合汤剂项下有关的各项规定（附录Ⅰ）

【含量测定】 照高效液相色谱法（通则0512）测定。

色谱条件与系统适用性试验 用十八烷基硅烷键合硅胶为填充剂；乙腈-4%冰醋酸（48∶52）为流动相；检测波长为430nm。理论板数按姜黄素峰计算不得低于4000。

对照品溶液的制备 取姜黄素对照品适量，精密称定，加甲醇制成每1ml含10μg的溶液，即得。

供试品溶液的制备 取本品细粉约1g，精密称定，置具塞锥形瓶中，精密加入甲醇10ml，称定重量，加热回流30分钟，取出，放冷，再称定重量，用甲醇补足减失的重量，摇匀，滤过，精密量取续滤液2ml，置25ml量瓶中，用甲醇稀释至刻度，摇匀，即得。

测定法 分别精密吸取对照品溶液与供试品溶液各10μl，注入液相色谱仪，测定，即得。

本品每1g含姜黄以姜黄素（$C_{21}H_{20}O_6$）计，不得少于1.8mg。

处方提供单位：内蒙古自治区国际蒙医医院　　　　　　　　起草单位：内蒙古盛唐国际蒙医药研究院

【功能与主治】　　杀黏, 清热, 利尿。用于肾热, 膀胱热, 血尿, 尿闭, 尿频。

【用法与用量】　　口服。一次3~5g, 一日2~3次, 水煎服。

【规格】　每袋: (1)3g; (2)5g; (3)15g; (4)250g。

【贮藏】　密闭, 防潮。

处方提供单位: 内蒙古自治区国际蒙医医院　　　　　　　　起草单位: 内蒙古盛唐国际蒙医药研究院

沙日汤
Shari Tang

【处方】　　栀子25g　　　　　　　诃子10g　　　　　　　川楝子20g

　　　　　　共三味, 重55g。

【制法】　　以上三味, 粉碎成中粉, 过筛, 混匀, 分装, 即得。

【性状】　　本品为姜黄色至棕黄色的粉末; 气微, 味苦、涩、微酸。

【鉴别】　　(1)取本品, 置显微镜下观察: 果皮纤维束旁的细胞中含草酸钙方晶或少数簇晶, 形成晶纤维, 含晶细胞壁厚薄不一, 木化(川楝子)。

　　　　(2)取本品1g, 加乙醚10ml, 振摇提取10分钟, 弃去乙醚液, 药渣挥去乙醚, 加乙酸乙酯10ml, 加热回流1小时, 放冷, 滤过, 滤液蒸干, 残渣加乙醇2ml使溶解, 作为供试品溶液。另取诃子对照药材0.5g, 同法制成对照药材溶液。再取栀子苷对照品, 加乙醇制成每1ml含1mg的溶液, 作为对照品溶液。照薄层色谱法(通则0502)试验, 吸取上述三种溶液各5μl, 分别点于同一硅胶G薄层板上, 以乙酸乙酯–丙酮–甲酸–水(10:7:2:0.5)为展开剂, 展开, 取出, 晾干, 喷以10%硫酸乙醇溶液, 在105℃加热至斑点显色清晰。供试品色谱中, 在与对照药材色谱和对照品色谱相应的位置上, 显相同颜色的斑点。

【检查】　　应符合汤剂项下有关的各项规定(附录Ⅰ)。

【含量测定】　　照高效液相色谱法(通则0512)测定。

色谱条件与系统适用性试验　　以十八烷基硅烷键合硅胶为填充剂; 以乙腈–水(10:90)为流动相; 检测波长为238nm。理论板数按栀子苷峰计算应不低于4000。

对照品溶液的制备　　取栀子苷对照品适量, 精密称定, 加甲醇制成每1ml含30μg的溶液, 即得。

供试品溶液的制备　　取本品细粉约0.3g, 精密称定, 置具塞锥形瓶中, 精密加入甲醇25ml, 密塞, 称定重量, 超声处理20分钟(功率250W, 频率40kHz), 取出, 放冷, 再称定重量, 用甲醇补足减失的重量, 摇匀, 滤过, 精密量取续滤液10ml, 置25ml量瓶中, 加甲醇稀释至刻度, 摇匀, 即得。

测定法　　分别精密吸取对照品溶液与供试品溶液各10μl, 注入液相色谱仪, 测定, 即得。

本品每1g含栀子以栀子苷($C_{17}H_{24}O_{10}$)计, 不得少于5.5mg。

【功能与主治】　　清血热, 分离污血与精华血。用于新、旧血热症, 血热引起的眼红、头痛、牙痛, 未成熟热, 污血与精华血混淆, 瘟疫, 讧热, 希日热。

【用法与用量】　口服。一次3~5g，一日1~2次，水煎服。

【规格】　每袋：(1) 3g；(2) 5g；(3) 15g；(4) 250g。

【贮藏】　密闭，防潮。

沙日·僧登-4汤
Shari Sengdeng-4 Tang

【处方】　文冠木25g　　　　　　诃　子10g　　　　黄　柏10g　　　　　秦艽花10g

共四味,重55g。

【制法】　以上四味,粉碎成中粉,过筛,混匀,分装,即得。

【性状】　本品为淡黄褐色的粉末;气微,味涩、微苦。

【鉴别】　取本品,置显微镜下观察:石细胞成群,呈类圆形、长卵形、长方形或长条形,孔沟细密而明显(诃子)。纤维束鲜黄色,周围细胞含草酸钙方晶,形成晶纤维,含晶细胞壁木化增厚(黄柏)。

【检查】　应符合汤剂项下有关的各项规定(附录Ⅰ)。

【浸出物】　照醇溶性浸出物测定法(通则2201)项下的冷浸法测定,用乙醇作溶剂,不得少于12.0%。

【功能与主治】　清热,燥协日乌素,消肿。用于陶赖,赫如虎,关节协日乌素,水肿。

【用法与用量】　口服。一次3~5g,一日1~2次,水煎服。

【规格】　每袋:(1)3g;(2)5g;(3)15g;(4)250g。

【贮藏】　密封,防潮。

处方提供单位:内蒙古自治区国际蒙医医院　　　　　　　　起草单位:内蒙古盛唐国际蒙医药研究院

胡日亚各其汤
Huriyageqi Tang

【处方】　红　花50g　　　猪　血50g　　　诃　子30g　　　栀　子30g

川棟子30g　　　土木香25g　　　木　香25g　　　扁　蕾20g

胡黄连20g　　　角茴香20g　　　麦　冬20g　　　石　榴20g

酸梨干20g　　　贯　众20g　　　小秦艽花20g　　野菊花20g

细　辛20g　　　芫荽子20g　　　波棱瓜子20g　　款冬花20g

蓝盆花20g　　　瞿　麦20g　　　花香青兰20g　　寒制红石膏20g

豆　蔻20g

共二十五味，重600g。

【制法】　以上二十五味，粉碎成中粉，过筛，混匀，分装，即得。

【性状】　本品为浅黄色至棕黄色的粉末；气微香，味苦。

【鉴别】　（1）取本品，置显微镜下观察：果皮纤维束旁的细胞中含草酸钙方晶或少数簇晶，形成晶纤维，含晶细胞壁厚薄不一，木化（川棟子）。种皮石细胞黄色或淡棕色，多破碎，完整者长多角形、长方形或不规则形，壁厚，有大的圆形纹孔，胞腔棕红色（栀子）。石细胞成群，呈类圆形、长卵形、长方形或长条形，孔沟细密而明显（诃子）。内种皮厚壁细胞黄棕色或棕红色，表面观类多角形，壁厚，胞腔含硅质块（豆蔻）。

（2）取本品6g，研细，加甲醇15ml，超声处理30分钟，滤过，滤液作为供试品溶液。另取栀子苷对照品，加乙醇制成每1ml含4mg溶液，作为对照品溶液。照薄层色谱法（通则0502）试验，吸取上述供试品溶液6μl、对照品溶液2μl，分别点于同一硅胶G薄层板上，以乙酸乙酯–甲醇–氨水（6∶2∶1.2）为展开剂，展开，取出，晾干，喷以10%硫酸乙醇溶液，在105℃加热至斑点显色清晰。供试品色谱中，在与对照品色谱相应位置上，显相同颜色的斑点。

【检查】　应符合汤剂项下有关的各项规定（附录Ⅰ）。

【含量测定】　照高效液相色谱法（通则0512）测定。

色谱条件与系统适用性试验　以十八烷基硅烷键合硅胶为填充剂；以甲醇–乙腈–0.7%磷酸溶液（用三乙胺调pH值为6.0±0.1）（26∶2∶72）为流动相；检测波长为403nm。理论板数按羟基红花黄色素A峰计算应不低于3000。

对照品溶液的制备　取羟基红花黄色素A对照品适量，精密称定，加甲醇制成每1ml含30μg的溶液,即得。

供试品溶液的制备　取本品细粉约1.5g,精密称定,置具塞锥形瓶中,精密加入25%甲醇25ml,密塞,称定重量,超声处理(功率250W,频率40kHz)40分钟,取出,放冷,再称定重量,用25%甲醇补足减失的重量,摇匀,滤过,取续滤液,即得。

测定法　分别精密吸取对照品溶液与供试品溶液各10μl,注入液相色谱仪,测定,即得。

本品每1g含红花以羟基红花黄色素A($C_{27}H_{32}O_{16}$)计,不得少于0.50mg。

【**功能与主治**】　调元,解毒,收敛扩散之宝日热,开胃,祛巴达干希日。用于宝日病,毒热,陈旧热,不思饮食,寒热不平。

【**用法与用量**】　口服。一次3~5g,一日1~2次,水煎服。

【**规格**】　每袋:(1)3g;(2)5g;(3)15g;(4)250g。

【**贮藏**】　密闭,防潮。

处方提供单位:锡林郭勒盟蒙医医院　　　　　　　　　　　　起草单位:内蒙古自治区国际蒙医医院

查干·扫日劳-4汤
Chagan Saorilao-4 Tang

【处方】　北沙参50g　　　　　紫草茸28g　　　　拳　参15g　　　　甘　草10g

共四味,重103g。

【制法】　以上四味,粉碎成中粉,过筛,混匀,分装,即得。

【性状】　本品为淡红色的粉末;气微,味甘。

【鉴别】　（1）取本品,置显微镜下观察:纤维束周围薄壁细胞含草酸钙方晶,形成晶纤维（甘草）。草酸钙簇晶,直径15~65μm（拳参）。

（2）取本品5.0g,加乙酸乙酯15ml,超声30分钟,滤过,滤液用水洗涤2次,每次20ml,弃去水液,乙酸乙酯液浓缩至3ml,作为供试品溶液。另取紫草茸对照药材0.5g,同法制成对照药材溶液。照薄层色谱法（通则0502）试验,吸取上述两种溶液各5μl,分别点于同一硅胶G薄层板上,以三氯甲烷–甲苯–丙酮–甲酸（5:5:0.8:0.2）为展开剂,展开,取出,晾干,置紫外光灯（365nm）下检视。供试品色谱中,在与对照药材色谱相应的位置上,显相同颜色的荧光斑点。

【检查】　应符合汤剂项下有关的各项规定（附录Ⅰ）。

【浸出物】　照醇溶性浸出物测定法（通则2201）项下的冷浸法测定,用无水乙醇作溶剂,不得少于21.0%。

【功能与主治】　清热,止咳。用于肺热,气喘,咳嗽,痰呈黄色或带血,血热引起的肺部作痛,肺感冒。

【用法与用量】　口服。一次3~5g,一日1~3次,水煎服。

【规格】　每袋:（1）3g;（2）5g;（3）15g;（4）250g。

【贮藏】　密封,防潮。

查干汤

Chagan Tang

【处方】　　苦　参40g　　　　　接骨木20g　　　　　土木香40g　　　　山　奈10g

　　　　　　共四味，重110g。

【制法】　　以上四味，粉碎成中粉，过筛，混匀，分装，即得。

【性状】　　本品为黄白色的粉末；气香，味极苦、微辛。

【鉴别】　　（1）取本品，置显微镜下观察：薄壁细胞无色，长圆形或长多角形，含扇形菊糖块（土木香）。纤维束无色，周围薄壁细胞含草酸钙方晶，形成晶纤维（苦参）。

　　（2）取本品1g，加三氯甲烷25ml和浓氨试液0.3ml，超声处理30分钟，滤过，滤液蒸干，残渣加三氯甲烷0.5ml使溶解，作为供试品溶液。另取苦参碱对照品、槐定碱对照品，加乙醇制成每1ml各含1mg的混合溶液，作为对照品溶液。照薄层色谱法（通则0502）试验，吸取上述两种溶液各6μl，分别点于同一用2%氢氧化钠溶液制备的硅胶G薄层板上，以甲苯–丙酮–甲醇（8:3:0.5）为展开剂，展开，取出，晾干，再以甲苯–乙酸乙酯–甲醇–水（2:4:2:1）10℃以下放置后的上层溶液为展开剂，展开，取出，晾干，喷以碘化铋钾试液。供试品色谱中，在与对照品色谱相应的位置上，显相同的橙红色斑点。

　　（3）另取对甲氧基肉桂酸乙酯对照品，加甲醇制成每1ml含5mg的溶液，作为对照品溶液。照薄层色谱法（通则0502）试验，吸取【鉴别】（2）项下的供试品溶液和上述对照品溶液各5μl，分别点于同一硅胶GF$_{254}$薄层板上，以正己烷–乙酸乙酯（18:1）为展开剂，展开，取出，晾干，置紫外光灯（254nm）下检视。供试品色谱中，在与对照品色谱相应的位置上，显相同颜色的斑点。

【检查】　　应符合汤剂项下有关的各项规定（附录Ⅰ）。

【含量测定】　　照高效液相色谱法（通则0512）测定。

色谱条件与系统适用性试验　　以十八烷基硅烷键合硅胶为填充剂；以乙腈–0.04%磷酸溶液（50:50）为流动相；检测波长为210mn。理论板数按异土木香内酯峰计算应不低于4000。

对照品溶液的制备　　取异土木香内酯对照品适量，精密称定，加甲醇制成每1ml含50μg的溶液，即得。

供试品溶液的制备　　取本品细粉约0.3g，精密称定，置具塞锥形瓶中，精密加入甲醇25ml，密塞，称定重量，摇匀，放置过夜，超声处理（功率250W，频率40kHz）30分钟，取出，放冷，再称定重量，用甲醇补足减失的重量，摇匀，滤过，取续滤液，即得。

测定法　分别精密吸取对照品溶液与供试品溶液各10μl,注入液相色谱仪,测定,即得。

本品每1g含土木香以异土木香内酯($C_{15}H_{20}O_2$)计,不得少于2.5mg。

【**功能与主治**】　促使热病及疫热成熟,平赫依、血相讧。用于未成熟热,疫热,空虚热,宝日巴达干,赫依、血不调,血刺痛,感冒。

【**用法与用量**】　口服。一次3~5g,一日2~3次,水煎服。

【**规格**】　每袋:(1)3g;(2)5g;(3)15g;(4)250g。

【**贮藏**】　密闭,防潮。

特莫根·呼呼-4汤
Temogen Huhu-4 Tang

【处方】　　地梢瓜24g　　　　　　川木通21g　　　　　　拳　参21g　　　　　　麦　冬15g

　　　　　　共四味, 重81g。

【制法】　　以上四味, 粉碎成中粉, 过筛, 混匀, 分装, 即得。

【性状】　　本品为浅灰黄色的粉末; 气微香, 味甘、微涩。

【鉴别】　　取本品, 置显微镜下观察: 草酸钙针晶束的黏液细胞, 直径约10μm (麦冬)。草酸钙簇晶, 直径15~65μm (拳参)。

【检查】　　应符合汤剂项下有关的各项规定 (附录Ⅰ)。

【浸出物】　　照水溶性浸出物测定法 (通则2201) 项下的冷浸法测定, 不得少于18.0%。

【功能与主治】　　清热, 止泻。用于大小肠等腑热, 肠刺痛, 聚合疫, 热泻。

【用法与用量】　　口服。一次3~5g, 一日1~2次, 水煎服。

【规格】　　每袋: (1) 3g; (2) 5g; (3) 15g; (4) 250g。

【贮藏】　　密封, 防潮。

浩如图·宝日-4汤
Haorutu Baori-4 Tang

【处方】　寒制红石膏60g　　　　　通经草30g　　　　杜　仲24g　　　　朱砂粉6g

共四味, 重120g。

【制法】　以上四味, 除朱砂粉外, 其余寒制红石膏等三味, 粉碎成中粉, 将朱砂粉与上述中粉
配研, 过筛, 混匀, 分装, 即得。

【性状】　本品为淡红棕色粉末; 气微, 味苦。

【鉴别】　取本品, 置显微镜下观察: 橡胶丝呈条状或扭曲成团, 表面显颗粒性(杜仲)。

【检查】　应符合汤剂项下有关的各项规定(附录Ⅰ)。

【浸出物】　照醇溶性浸出物测定法(通则2201)项下的冷浸法测定, 用无水乙醇作溶剂, 不得
少于3.0%。

【功能与主治】　消肿, 强筋骨。用于骨折, 骨质疏松。

【用法与用量】　口服。一次3~5g, 一日1~2次, 水煎服。

【规格】　每袋: (1)3g; (2)5g; (3)15g; (4)250g。

【贮藏】　密封, 防潮。

处方提供单位: 锡林郭勒盟蒙医医院　　　　　　　　　　　　　　起草单位: 内蒙古医科大学药学院

塔斯–7汤

Tasi–7 Tang

【处方】   苏　木20g   黄　柏20g   高良姜10g   木　香10g

生草果仁10g   槟　榔10g   益智仁10g

共七味, 重90g。

【制法】   以上七味, 粉碎成中粉, 过筛, 混匀, 分装, 即得。

【性状】   本品为棕黄色至棕红色的粉末; 气香, 味辛、涩、微苦。

【鉴别】   (1)取本品, 置显微镜下观察: 菊糖团块形状不规则, 有时可见微细放射状纹理, 加热后溶解(木香)。种皮表皮细胞类圆形、类方形或长方形, 壁较厚(益智仁)。

(2)取本品2g, 研细, 加甲醇20ml, 超声处理30分钟, 滤过, 滤液作为供试品溶液。另取苏木对照药材0.5g, 加甲醇10ml, 同法制成对照药材溶液。再取盐酸小檗碱对照品, 加甲醇制成每1ml含2mg的溶液, 作为对照品溶液。照薄层色谱法(通则0502)试验, 吸取上述三种溶液各5μl, 分别点于同一硅胶GF$_{254}$薄层板上, 以三氯甲烷–丙酮–甲酸(6:2:1)为展开剂, 展开, 取出, 晾干, 置紫外光灯(254nm)下检视。供试品色谱中, 在与对照药材色谱和对照品色谱相应的位置上, 显相同颜色的斑点。

【检查】   应符合汤剂项下有关的各项规定(附录Ⅰ)。

【含量测定】   照高效液相色谱法(通则0512)测定。

色谱条件与系统适用性试验   以十八烷基硅烷键合硅胶为填充剂; 以甲醇–水(70:30)为流动相; 检测波长为266nm。理论板数按高良姜素峰计算应不低于6000。

对照品溶液的制备   取高良姜素对照品适量, 精密称定, 加甲醇制成每1ml含40μg的溶液, 即得。

供试品溶液的制备   取本品细粉约1g, 精密称定, 精密加入乙酸乙酯25ml, 密塞, 称定重量, 超声处理(功率250W, 频率40kHz)30分钟, 放冷, 再称定重量, 用乙酸乙酯补足减失的重量, 摇匀, 滤过, 精密量取续滤液10ml, 浓缩至近干, 残渣用甲醇分次溶解并转移至25ml量瓶中, 加甲醇稀释至刻度, 摇匀, 即得。

测定法   分别精密吸取对照品溶液和供试品溶液各10μl, 注入液相色谱仪, 测定, 即得。

本品每1g含高良姜以高良姜素(C$_{15}$H$_{10}$O$_5$)计, 不得少于0.50mg。

【功能与主治】   镇肾赫依, 明目。用于肾赫依引起的眼花症。

处方提供单位: 锡林郭勒盟镶黄旗蒙医医院   起草单位: 内蒙古医科大学药学院

【用法与用量】　　口服。一次3~5g，一日1~2次，水煎服。

【规格】　　每袋：(1)3g；(2)5g；(3)15g；(4)250g。

【贮藏】　　密闭，防潮。

嘎希古纳-4汤
Gaxiguna-4 Tang

【处方】　　苦地丁50g　　　　　栀　子25g　　　　　黄　连25g　　　　　瞿　麦25g

共四味，重125g。

【制法】　　以上四味，粉碎成中粉，过筛，混匀，分装，即得。

【性状】　　本品为姜黄色至棕黄色的粉末；气微，味苦。

【鉴别】　　取本品，置显微镜下观察：种皮石细胞黄色或淡棕色，多破碎，完整者长多角形、长方形或不规则形，壁厚，有大的圆形纹孔，胞腔棕红色（栀子）。

【检查】　　应符合汤剂项下有关的各项规定（附录Ⅰ）。

【含量测定】　　照高效液相色谱法（通则0512）测定。

色谱条件与系统适用性试验　　以十八烷基硅烷键合硅胶为填充剂；以乙腈-水（15∶85）为流动相；检测波长为238nm。理论板数按栀子苷峰计算应不低于3000。

对照品溶液的制备　　取栀子苷对照品适量，精密称定，加甲醇制成每1ml含60μg的溶液，即得。

供试品溶液的制备　　取本品细粉约0.2g，精密称定，置具塞锥形瓶中，精密加入甲醇25ml，密塞，称定重量，超声处理（功率250W，频率40kHz）40分钟，取出，放冷，再称定重量，用甲醇补足减失的重量，摇匀，滤过，取续滤液，即得。

测定法　　分别精密吸取对照品溶液与供试品溶液各10μl，注入液相色谱仪，测定，即得。

本品每1g含栀子以栀子苷（$C_{17}H_{24}O_{10}$）计，不得少于3.0mg。

【功能与主治】　　清血热相讧，分解精华与糟粕。用于血热相讧症。

【用法与用量】　　口服。一次3~5g，一日1~2次，水煎服。

【规格】　　每袋：（1）3g；（2）5g；（3）15g；（4）250g。

【贮藏】　　密封，防潮。

处方提供单位：内蒙古自治区国际蒙医医院　　　　　　　　　　　　　起草单位：内蒙古盛唐国际蒙医药研究院

德伦-4汤
Delun-4 Tang

【处方】 生草果仁15g　　　　木　香25g　　　　丁　香10g　　　　小茴香10g

共四味,重60g。

【制法】 以上四味,粉碎成中粉,过筛,混匀,分装,即得。

【性状】 本品为浅黄色至棕黄色的粉末;气芳香,味辛、苦。

【鉴别】 (1)取本品,置显微镜下观察:花粉粒众多,极面观三角形,赤道表面观双凸镜形,具3副合沟(丁香)。菊糖团块形状不规则,有时可见微细放射状纹理,加热后溶解(木香)。内果皮镶嵌层细胞,表面观细胞狭长,壁薄,常与多角形中果皮细胞重叠(生草果仁)。

(2)取本品3g,加乙醚20ml,振摇15分钟,滤过,滤液挥至2ml,作为供试品溶液。另取木香对照药材0.2g,加乙醚10ml,同法制成对照药材溶液。照薄层色谱法(通则0502)试验,吸取上述两种溶液各10μl,分别点于同一硅胶G薄层板上,以环己烷-乙酸乙酯(10:3)为展开剂,展开,取出,晾干,喷以10%硫酸乙醇溶液,在105℃加热至斑点显示清晰。供试品色谱中,在与对照药材色谱相应的位置上,显相同颜色的斑点。

【检查】 应符合汤剂项下有关的各项规定(附录Ⅰ)。

【含量测定】 照高效液相色谱法(通则0512)测定。

色谱条件与系统适用性试验 以十八烷基硅烷键合硅胶为填充剂;以甲醇-水(55:45)为流动相;检测波长为203nm;柱温为25℃。理论板数按丁香酚峰计算应不低于2000。

对照品溶液的制备 取丁香酚对照品适量,精密称定,加无水乙醇制成每1ml含40μg的溶液,即得。

供试品溶液的制备 取本品细粉约0.2g,精密称定,置具塞锥形瓶中,精密加入无水乙醇50ml,摇匀,浸泡24小时,摇匀,滤过,取续滤液,即得。

测定法 分别精密吸取对照品溶液与供试品溶液各10μl,注入液相色谱仪,测定,即得。

本品每1g含丁香以丁香酚($C_{10}H_{12}O_2$)计,不得少于10.0mg。

【功能与主治】 镇赫依,止痛。用于上行赫依、司命赫依引起的头刺痛,腹胀肠鸣,脾脏赫依。

【用法与用量】 口服。一次3~5g,一日2~3次,水煎服。

【规格】　每袋：(1) 3g；(2) 5g；(3) 15g；(4) 250g。

【贮藏】　密闭，防潮。

额日敦-7汤

Eridun-7 Tang

【处方】　苦　参40g　　　接骨木30g　　　栀　子30g　　　土木香20g

川楝子20g　　　山　柰20g　　　诃　子10g

共七味，重170g。

【制法】　以上七味，粉碎成中粉，过筛，混匀，分装，即得。

【性状】　本品为浅黄色至棕黄色的粉末；气微香，味苦，涩。

【鉴别】　（1）取本品，置显微镜下观察：纤维束无色，周围薄壁细胞含草酸钙方晶，形成晶纤维（苦参）。石细胞成群，呈类圆形、长卵形、长方形或长条形，孔沟细密而明显（诃子）。种皮石细胞黄色或淡棕色，多破碎，完整者长多角形、长方形或不规则形，壁厚，有大的圆形纹孔，胞腔棕红色（栀子）。

（2）取本品2.5g，加浓氨试液0.3ml，边加边混匀，加三氯甲烷15ml，摇匀，放置过夜，滤过，滤液蒸干，残渣加三氯甲烷2ml使溶解，作为供试品溶液。另取苦参对照药材0.4g，同法制成对照药材溶液。再取苦参碱对照品，加乙醇制成每1ml含1mg的溶液，作为对照品溶液。照薄层色谱法（通则0502）试验，吸取上述三种溶液各4~8μl，分别点于同一用2%氢氧化钠溶液制备的硅胶G薄层板上，以甲苯-丙酮-甲醇（8:3:0.5）为展开剂，展开，取出，晾干，再以甲苯-乙酸乙酯-甲醇-水（2:4:2:1）10℃以下放置的上层溶液为展开剂，展开，取出，晾干，依次喷以碘化铋钾试液和亚硝酸钠乙醇试液。供试品色谱中，在与对照药材色谱和对照品色谱相应的位置上，显相同颜色的斑点。

（3）取本品1g，加甲醇8ml，振摇，放置30分钟，滤过，滤液作为供试品溶液。另取土木香内酯对照品、异土木香内酯对照品，加甲醇制成每1ml各含1mg的混合溶液，作为对照品溶液。照薄层色谱法（通则0502）试验，吸取上述供试品溶液10μl、对照品溶液5μl，分别点于同一用0.25%硝酸银溶液制备的硅胶G薄层板上，以石油醚（60~90℃）-甲苯-乙酸乙酯（10:1:1）为展开剂，置10℃以下避光处展开二次，取出，晾干，喷以5%茴香醛硫酸溶液，加热至斑点显色清晰。供试品色谱中，在与对照品色谱相应的位置上，显相同的蓝紫色斑点。

【检查】　应符合汤剂项下有关的各项规定（附录Ⅰ）。

【含量测定】　照高效液相色谱法（通则0512）测定。

色谱条件与系统适用性试验　以十八烷基硅烷键合硅胶为填充剂；以乙腈-0.2%磷酸水溶液（10:90）为流动相；检测波长为238nm。理论板数按栀子苷峰计算应不低于1500。

对照品溶液的制备 取栀子苷对照品适量,精密称定,加甲醇制成每1ml含40μg的溶液,即得。

供试品溶液的制备 取本品细粉约0.5g,精密称定,置具塞锥形瓶中,精密加入甲醇50ml,密塞,称定重量,超声处理(功率250W,频率40kHz)20分钟,取出,放冷,再称定重量,用甲醇补足减失的重量,摇匀,滤过,精密量取续滤液3ml,置10ml量瓶中,加甲醇稀释至刻度,摇匀,即得。

测定法 分别精密吸取对照品溶液与供试品溶液各10μl,注入液相色谱仪,测定,即得。

本品每1g含栀子以栀子苷($C_{17}H_{24}O_{10}$)计,不得少于2.3mg。

【功能与主治】 促使热病成熟,使热收敛、清除。用于未成熟热,疫热,轻型热症,赫依、血相讧之热。

【用法与用量】 口服。一次3~5g,一日1~2次,水煎服。

【规格】 每袋:(1)3g;(2)5g;(3)15g;(4)250g。

【贮藏】 密闭,防潮。

洗　剂

桑布荣洗剂
Sangburong Xiji

【处方】　苦　参80g　　　毛冬青50g　　　芒　硝100g　　　黄　柏80g

红　花50g　　　延胡索50g　　　大青盐50g　　　明　矾30g

苯甲酸钠50g

共九味，重540g。

【制法】　以上九味，将苦参、毛冬青、黄柏、红花、炒延胡索粉碎，加八倍量水，煎煮二次，每次一小时，合并煎液，加入芒硝、大青盐、明矾、苯甲酸钠，溶解，混匀，即得。

【性状】　本品为黄棕色至棕色的液体；气芳香。

【鉴别】　取本品5ml，加乙醇10ml振摇溶解，加三氯甲烷10ml振摇提取，取三氯甲烷层，蒸干，残渣加乙醇2ml使溶解，作为供试品溶液。另取黄柏对照药材0.1g，加乙醇10ml，浸渍5分钟，滤过，滤液蒸干，残渣加乙醇2ml使溶解，作为对照药材溶液。再取盐酸小檗碱对照品，加乙醇制成每1ml含0.1mg的溶液，作为对照品溶液。照薄层色谱法（通则0502）试验，吸取上述三种溶液各5μl，分别点于同一硅胶G薄层板上，以正丁醇-冰醋酸-水（7∶1∶2）为展开剂，展开，取出，晾干，置紫外光灯（365nm）下检视。供试品色谱中，在与对照品色谱和对照药材色谱相应的位置上，显相同颜色的荧光斑点。

【检查】　pH值　应为3.0~5.0（通则0631）。

其他　应符合洗剂项下有关的各项规定（附录I）。

【含量测定】　照高效液相色谱法（通则0512）测定。

色谱条件与系统适用性试验　以十八烷基硅烷键合硅胶为填充剂；以甲醇-乙腈-0.7%磷酸溶液（用三乙胺调pH值为6.0±0.1）（13∶17∶70）为流动相；检测波长为220nm。理论板数按苦参碱峰计算应不低于5000。

对照品溶液的制备　取苦参碱对照品适量，精密称定，加甲醇制成每1ml含60μg的溶液，即得。

供试品溶液的制备　取本品，混匀，精密量取10ml，置分液漏斗中，用三氯甲烷提取三次，每次约15ml，合并提取液，水浴蒸干，残渣用甲醇适量使溶解，并转移至10ml量瓶中，加甲醇至刻度，摇匀，过滤，取续滤液，即得。

测定法　分别精密吸取对照品溶液与供试品溶液各20μl，注入液相色谱仪，测定，即得。

处方提供单位：内蒙古自治区国际蒙医医院　　　　　　　　起草单位：内蒙古自治区国际蒙医医院

本品每1ml含苦参以苦参碱（$C_{15}H_{24}N_2O$）计，不得少于39.0μg。

【功能与主治】　清热燥湿，杀虫止痒，养血祛风，活血解毒。用于肛门瘙痒，湿疹，湿疣及其他肛门皮肤疾患（包括痔疮手术后肛门创面恢复期、创伤局部的水肿疼痛以及创伤面的愈合）。

【用法与用量】　外用，坐浴。每日1~2次，每次5~10分钟。

【规格】　每瓶500ml。

【贮藏】　密封。

胶囊剂

绰森·通拉嘎胶囊
Chuosen Tonglaga Jiaonang

【处方】 广　枣80g　　　　石　榴90g　　　　丁　香50g　　　　山沉香50g

牦牛心50g　　　　肉豆蔻50g　　　　木　香50g　　　　红　花40g

草阿魏25g　　　　肉　桂10g　　　　豆　蔻10g　　　　荜　茇10g

共十二味, 重515g。

【制法】 以上十二味, 粉碎成细粉, 过筛, 混匀, 装入胶囊, 分装, 即得。

【性状】 本品为硬胶囊, 内容物为浅棕色至棕色的粉末; 气香, 味辛、苦。

【鉴别】 (1)取本品内容物, 置显微镜下观察: 花粉粒类圆形、椭圆形或橄榄形, 直径约60μm, 具3个萌发孔, 外壁有齿状突起(红花)。内果皮石细胞类圆形、椭圆形, 壁厚, 孔沟明显, 胞腔内充满淡黄棕色或棕红色颗粒状物(广枣)。花粉粒众多, 极面观三角形, 赤道表面观双凸镜形, 具3副合沟(丁香)。

(2)取本品内容物6g, 加70%乙醇30ml, 加热回流30分钟, 滤过, 滤液浓缩至2ml, 加水5ml使溶解, 用乙醚振摇提取2次, 每次15ml, 合并乙醚液, 蒸干, 残渣加乙酸乙酯0.5ml使溶解, 作为供试品溶液。另取没食子酸对照品, 加无水乙醇制成每1ml含1mg的溶液, 作为对照品溶液。照薄层色谱法(通则0502)试验, 吸取上述供试品溶液10μl、对照品溶液5μl, 分别点于同一硅胶G薄层板上, 以三氯甲烷–丙酮–甲酸(7:2:1)为展开剂, 展开, 取出, 晾干, 喷以2%三氯化铁乙醇溶液。供试品色谱中, 在与对照品色谱相应的位置上, 显相同颜色的斑点。

【检查】 应符合胶囊剂项下有关的各项规定(附录I)。

【含量测定】 照气相色谱法(通则0521)测定。

色谱条件与系统适用性试验 以聚乙二醇20000(PEG-20M)为固定相, 涂布浓度为10%; 柱温为190℃。理论板数按丁香酚峰计算应不低于1500。

对照品溶液的制备 取丁香酚对照品适量, 精密称定, 加正己烷制成每1ml含0.40mg的溶液, 即得。

供试品溶液的制备 取装量差异项下的本品内容物, 混匀, 取约3g, 精密称定, 置具塞锥形瓶中, 精密加入正己烷20ml, 密塞, 称定重量, 超声处理(功率250W, 频率40kHz)15分钟, 取出, 放冷, 再称定重量, 用正己烷补足减失的重量, 摇匀, 滤过, 取续滤液, 即得。

测定法 分别精密吸取对照品溶液与供试品溶液各1μl, 注入气相色谱仪, 测定, 即得。

处方提供单位: 内蒙古自治区国际蒙医医院　元登经验方　　　　起草单位: 内蒙古自治区国际蒙医医院

本品每粒含丁香以丁香酚（$C_{10}H_{12}O_2$）计，不得少于1.2mg。

【功能与主治】　　温胃，固精华，镇赫依，强心，祛巴达干。用于高血脂，心悸气短，失眠，精神错乱，消化不良，食欲不振。

【用法与用量】　　口服。一次5~7粒，一日1~2次，温开水送服。

【规格】　　每粒0.45g。

【贮藏】　　密封。

处方提供单位：内蒙古自治区国际蒙医医院　元登经验方　　　　　　　　起草单位：内蒙古自治区国际蒙医医院

附　录

目　次

附录 I　　蒙药制剂通则

A　丸剂

本《规范》丸剂包括水丸和大蜜丸。

水丸　系指饮片细粉以水为黏合剂制成的丸剂。

大蜜丸　系指饮片细粉以炼蜜为黏合剂制成的丸剂,每丸重量为9克。

丸剂在生产与贮藏期间应符合下列有关规定:

一、除另有规定外,供制丸剂用的药粉应为细粉或最细粉。

二、除另有规定外,水丸应在80℃以下进行干燥;含挥发性成分或淀粉较多的丸剂应在60℃以下进行干燥;不宜加热干燥的应采用其他适宜的方法进行干燥。

三、制备大蜜丸的炼蜜按炼蜜程度分为嫩蜜、中蜜和老蜜,制备时可根据气候条件选用。大蜜丸应细腻滋润、软硬适中。

四、丸剂外观应圆整,大小、色泽应均匀,无粘连现象。

五、丸剂的微生物限度应符合要求。

六、除另有规定外,丸剂应密封贮藏,防止受潮、发霉、虫蛀、变质。

除另有规定外,丸剂应进行以下相应检查:

【水分】　照水分测定法(通则0832)测定。除另有规定外,水丸中水分不得过9.0%,大蜜丸中水分不得过15.0%。

【重量差异】　除另有规定外,丸剂照下述方法进行检查,应符合规定。

水丸以10丸为1份,大蜜丸以1丸为1份,取供试品10份,分别称定重量,再与每份标示重量相比较(每丸标示重量×称取丸数),超出重量差异限度的不得多于2份,并不得有1份超出限度1倍。

水丸的重量差异限度规定为±8%,大蜜丸的重量差异限度规定为±6%。

【溶散时限】　大蜜丸不做"溶散时限"检查。水丸做"溶散时限"检查,方法如下:除另有规定外,取供试品6丸,选择适当孔径筛网的吊篮(丸剂直径在2.5mm以下的用孔径约0.42mm的筛网,在2.5~3.5mm的用孔径1.0mm的筛网,在3.5mm以上的用孔径约2.0mm的筛网),照崩解时限检查法

（通则 0921）片剂项下的方法加挡板进行检查。除另有规定外，水丸应在1小时内全部溶散。操作过程中如供试品黏附挡板妨碍检查时，应另取供试品6丸，不加挡板进行检查。

上述检查应在规定时间内全部通过筛网。如有细小颗粒状物未通过筛网，但已软化无硬心者可按符合规定论。

【微生物限度】　照非无菌产品微生物限度检查：微生物计数法（通则1105）和控制菌检查法（通则1106）及本《规范》非无菌药品的微生物限度标准检查，应符合规定。

B　散剂

散剂系指药材或药材提取物经粉碎、均匀混合制成粉末状制剂，分为内服散剂和外用散剂。

散剂在生产与贮藏期间均应符合下列有关规定：

一、供制散剂的药材或药材提取物均应粉碎。除另有规定外，内服散剂应为细粉，儿科及外用散剂应为最细粉。

二、散剂应干燥、疏松、混合均匀、色泽一致。制备含有毒性药、贵重药或药物剂量小的散剂时，应采用配研法混匀并过筛。

三、含有毒性药的内服散剂应单剂量包装。

四、除另有规定外，散剂应密闭贮存，含挥发性药物或易吸潮药物的散剂应密封贮存。

散剂应进行以下相应检查：

【粒度】　除另有规定外，用于烧伤或严重创伤的中药局部外用散剂及儿科用散剂，照下述方法检查应符合规定。

检查法　除另有规定外，取供试品10g，精密称定，照粒度和粒度分布测定法（通则0982单筛分法）测定。通过六号筛的粉末重量，不得少于95%。

【均匀度】　取供试品适量，置光滑纸上，平铺约5cm²，将其表面压平，在明亮处观察，应色泽均匀，无花纹与色斑。

【水分】　照水分测定法（通则0832）测定。除另有规定外，不得过9.0%。

【装量差异】　单剂量包装的散剂，照下述方法检查应符合规定。

检查法　取供试品10袋（瓶），分别称定每袋（瓶）内容物的重量，每袋（瓶）装量与标示装量相比较，按表中的规定，超出装量差异限度的不得多于2袋（瓶），并不得有1袋（瓶）超出限度1倍。

标示装量	装量差异限度
0.1g及0.1g以下	±15%
0.1g以上至0.5g	±10%
0.5g以上至1.5g	±8%
1.5g以上至6.0g	±7%
6.0g以上	±5%

【装量】　多剂量包装的散剂，照最低装量检查法（通则0942）检查，应符合规定。

【无菌】　用于烧伤或严重创伤的外用散剂，照无菌检查法（附录ⅩⅢ B）检查，应符合规定。

【微生物限度】　除另有规定外，照非无菌产品微生物限度检查：微生物计数法（通则1105）和控制菌检查法（通则1106）及本《规范》非无菌药品的微生物限度标准检查，应符合规定。

C 汤（洗）剂

汤（洗）剂系指药材或药材提取物经粉碎、均匀混合制成的粉末煎煮后供内服或外用熏洗的制剂，内服为汤剂，外用为洗剂。

汤（洗）剂在生产与贮藏期间均应符合下列有关规定：

一、供制汤（洗）剂的药材均应粉碎。除另有规定外，应为中粉。

二、汤（洗）剂应干燥、疏松、混合均匀、色泽一致。制备含有毒性药、贵重药或药物剂量小的汤（洗）剂时，应采用配研法混匀并过筛。

三、一般汤（洗）剂应密闭贮存，含挥发性药物或易吸潮药物的汤（洗）剂应密封贮存。

汤（洗）剂应进行以下相应检查：

【外观均匀度】　取供试品适量，置光滑纸上，平铺约5cm²，将其表面压平，在亮处观察，应呈现均匀的色泽，无花纹、色斑。

【水分】　照水分测定法（通则0832）测定。除另有规定外，不得过12.0%。

【装量差异】　单剂量包装的汤（洗）剂，照下述方法检查应符合规定。

检查法　取供试品10袋（瓶），分别称定每袋（瓶）内容物的重量，每袋（瓶）装量与标示装量相比较，按表中的规定，超出装量差异限度的不得多于2袋（瓶），并不得有1袋（瓶）超出限度1倍。

标示装量	装量差异限度
0.1g及0.1g以下	±15%
0.1g以上至0.5g	±10%
0.5g以上至1.5g	±8%
1.5g以上至6.0g	±7%
6.0g以上	±5%

【装量】 多剂量包装的汤（洗）剂，照最低装量检查法（通则0942）检查，应符合规定。

D 胶囊剂

本《规范》胶囊剂系指将药材或药材提取物经粉碎加工后，填充于空心胶囊中的制剂，主要供口服用。

胶囊剂在生产与贮藏期间应符合下列有关规定：

一、药材应按各该品种项下规定的方法制成填充物，其不得引起囊壳变质。

二、小剂量药物应用适宜的稀释剂稀释，并混合均匀。

三、胶囊剂应整洁，不得有黏结、变形、渗漏或囊壳破裂现象，并应无异臭。

四、除另有规定外，胶囊剂应密封贮存。

胶囊剂应进行以下相应检查：

【水分】 取供试品内容物，照水分测定法（通则0832）测定。除另有规定外，不得过9.0%。

【装量差异】 除另有规定外，取供试品10粒，分别精密称定重量，倾出内容物（不得损失囊壳），硬胶囊囊壳用小刷或其他适宜的用具拭净；软胶囊或内容物为半固体或液体的硬胶囊囊壳用乙醚等溶剂洗净，置通风处使溶剂挥尽，再分别精密称定囊壳重量，求出每粒内容物的装量。每粒装量与标示装量相比较（无标示装量胶囊剂，与平均装量相比较），装量差异限度应在标示装量（或平均装量）的±10%以内，超出装量差异限度的不得多于2粒，并不得有1粒超出限度1倍。

【崩解时限】 除另有规定外，照崩解时限检查法（通则0921）检查。除另有规定外，应符合规定。

【微生物限度】 照非无菌产品微生物限度检查：微生物计数法（通则1105）和控制菌检查法（通则1106）及本《规范》非无菌药品的微生物限度标准检查，应符合规定。

附录Ⅱ 蒙药材炮制术语注释

蒙药材炮制是遵循蒙医药理论,根据药材自身性质以及调剂、制剂和临床应用的需要所采取的一项独特的加工处理技术。药材经净制后,方可进行炮制处理。在蒙医理论指导下炮制的药材称为"蒙药饮片"。蒙药饮片是供蒙医临床调剂、制剂和蒙成药生产的配方原料。

炮制用水,应为饮用水。

蒙药材净制和炮制的方法如下:

一、净制

净制是将原药材加工成净药材的处理过程,包括挑选、风选、水选、筛选及剥离、刮削、刷、擦、剪切、去芯、碾串、切、破碎、劈、火燎等加工方法,使药材净度达到规定要求。

1. 挑选:是用手或其他辅助工具去除杂质、非药用部位,或区分不同药用部位,或按药材大小、粗细进行分档的操作。

2. 风选:利用药材和杂质的比重不同,经过簸扬,借药材起伏的风力,使之与杂质分离,达到净制目的。

3. 水选:利用水的浮力和溶解性除去泥沙、盐分和不洁物。根据药材性质,水选可分为抢水洗、洗涤、漂洗三种方法。

(1)抢水洗:用水快速清洗药材的方法,为的是缩短药材在水中的时间。

(2)洗涤:采用流动水洗至药材表面无泥沙和污物。

(3)漂洗:将药材用大量清水多次漂洗的方法。

4. 筛选:选用不同规格的筛或罗筛除去药物中的杂质,或将形体不同、大小不等的药物分开。

5. 剥离、刮、削:是利用刮刀或其他工具除去药材的栓皮、表皮、果壳、种皮的操作。

6. 刷、擦:利用刷子、砂纸等工具,除去药材表面的茸毛或杂质的操作。

7. 剪切:利用剪刀除去药材上残留的非药用部位。

8. 去芯:将果实种子类药材的种子或胚芽,茎木类、根类药材的髓或木质部除去。

9. 碾串:利用碾子除去药材表面的刺、毛、皮等非药用部位,或将药材制成粗颗粒。

10. 切、破碎、劈：切药材时，除鲜切、干切外，少量需进行软化处理，其方法有喷淋、抢水洗、浸泡、润、蒸、煮。切后应及时干燥，保证质量。质地硬的药材用破碎机破碎为大小不同的块，或者用刀、斧劈成长度不一的丁或块。

二、炮制

炮制是将原药材经水制、火制和水火共制等传统炮制方法加工成炮制品的处理过程，包括炒、煅、烘、炼油、熔、煨、燎、浸泡、水飞、蒸、煮、研、制霜、升华、发锈、烤、酒制、制膏等。

1. 炒：将净药材大小分档置炒制容器内，用不同火力加热并不断翻动或转动至一定程度。炒制分清炒加辅料炒。

（1）清炒

①炒黄：用文火或中火加热，炒至药材表面呈黄色或变色，或微带焦色斑，内部基本不变色。形态应鼓起、有裂纹，甚至爆裂，有的能听到爆鸣声。气味香或透出药材固有的气味。

②炒焦：用中火或武火加热，炒至药材表面呈焦黄色或焦褐色，内部颜色加深。嗅有焦香气味。

③炒炭：用武火或中火加热，炒至药材表面呈焦黑色或焦褐色，内部呈棕褐色或棕黄色。

（2）辅料炒

①沙炒：也称沙烫。取河沙置锅内，一般用武火炒热后，加入净药材，不断翻动，烫至酥脆或鼓起，外表呈黄色或比原色加深时，取出，筛去河沙，放凉。有的进一步加工处理至规定规格。

②豆炒：取净药材，与绿豆或黑豆拌炒，待豆炒熟时，取出，放凉。

③黄油炒：取净药材加入黄油适量，文火炒至规定颜色，取出，放凉。

2. 煅：将净药材直接放入无烟炉火中，或置适当的耐火容器内煅烧的一种方法。煅制分明煅、煅淬和焖煅。

（1）明煅：将净药材置无烟的炉火上或置适宜的容器内，煅至酥脆或红透时取出，放凉，研碎。

（2）煅淬：将净药材明煅至透，立即投入规定的液体辅料中，骤然冷却。液体辅料有鲜奶、酸奶、白酒、醋、水、药汤等。

（3）焖煅：药材在高温缺氧的条件下煅烧成炭的方法，又称猛煅法。将净药材置于耐火容器中，加盖结合处用硼砂或盐泥（硼砂1份、黄泥4份）密封，放干后用武火煅至药材全部炭化为度。

3. 烘：将净药材用文火直接或间接加热，使之充分干燥。现在基本利用电烘箱、干燥室烘干。

4. 炼油：取脂肪净选，置锅内文火炼油，除去水分及杂质，装瓶；自然炼油：取净脂肪，置瓷桶内，密封，埋于地下，长久而形成油。

5. 熔: 将净药材与规定辅料共同置铁锅内, 适火加热使熔化之, 并不断搅拌至规定程度时, 取出, 放凉, 打碎或研碎。

6. 煨: 将药材用牛瘦肉或面皮或湿纸或泥包裹后, 埋入火灰中, 缓缓加热至规定程度时, 取出, 剥去包裹层。

7. 燎: 用无烟火燎去药材表面的茸毛及鳞毛, 将药材燎至发焦后, 刮净茸毛。

8. 浸泡: 取净药材置入所需液体辅料中, 浸泡适宜时间至规定程度, 取出, 干燥。

9. 水飞: 将按规定处理后的药材, 加适量水或一定浓度盐水, 共研细, 再加多量水或盐水, 搅拌, 倾出混悬液, 下沉部分再按上法反复操作数次, 合并混悬液, 静置后, 分取沉淀, 干燥。

10. 蒸: 将净药材加辅料或不加辅料装入蒸制容器内蒸煮或隔水加热至一定程度。

11. 煮: 取净药材加清水或规定的液体辅料, 煮至液体完全被吸尽(煮透)或至规定要求。有奶煮、酒煮、火硝水煮等。

12. 研: 将净药材置研钵内, 加所需辅料共同研至规定程度时, 取出。

13. 制霜: 也称去油制霜。将净药材碾碎, 经加热或用适宜方法除去部分油脂, 制成符合规定的松散粉末或颗粒。

14. 升华: 将净药材放入土罐中, 上扣瓷碗, 加热煅制, 取碗底部生成的烟。

15. 发锈: 取净药材粉碎, 置生铁锅容器内, 加适量童尿, 或药汤, 或一定液体辅料, 搅成糊状放置, 日搅拌数次, 待呈漆黑色时取出, 干燥。

16. 烤: 取净药材, 在表面上涂奶黄油或酒, 明火焙烤干, 或直接烤干。

17. 酒制: 取净药材, 置锅内, 加入少量白酒或酒精, 点燃, 烧至略呈黄色时, 取出, 放凉。

18. 制膏: 取净药材切成碎块, 先加少量水拌匀, 闷润, 再加水没过药材, 煎煮2~3次, 合并煎液, 滤过, 滤液文火煎煮, 不断翻动, 浓缩至挑起成丝时, 置易吸水的纸上观察, 以不渗纸为度, 放凉, 取出。

附录Ⅲ　微生物限度检查法

微生物限度检查法系检查非规定灭菌制剂及其原料、辅料受微生物污染程度的方法。检查项目包括细菌数、霉菌数、酵母菌数及控制菌检查。

按照《中国药典》2020年版四部非无菌产品微生物限度检查，即微生物计数法（通则1105）和控制菌检查法（通则1106）。

微生物限度标准

本《规范》非无菌药品的微生物限度标准是基于药品的给药途径和对患者健康潜在的危险以及中蒙药的特殊性而制定的。

1. 口服给药制剂（含药材原粉的制剂）

需氧菌总数：每1g 不得过 3×10^5cfu。

霉菌和酵母菌总数：每1g 不得过 1×10^3cfu。

大肠埃希菌：每1g 不得检出。

沙门菌：每10g 不得检出。

2. 含花类、浆果类、动物药材、树脂胶香、奶制药材、酒制药材等的口服制剂

需氧菌总数：每1g 不得过 1×10^6cfu。

霉菌和酵母菌总数：每1g 不得过 5×10^3cfu。

大肠埃希菌：每1g 不得检出。

沙门菌：每10g 不得检出。

附录Ⅳ　蒙医常见音译病名注释

蒙医学中"赫依""希日""巴达干"三者,是人体赖以进行生命活动的三种能量和基本物质,故称"三根"。在正常情况下,三者之间相互依存、相互制约,处于相对平衡状态,使人体得以健康存在,就是三根的正常生理活动。如果三者之中任何一方出现偏盛、偏衰或过错(相搏)时,就会引起反常变化,因而发生各种病变。

一、"赫依"病

健康"赫依"受外因影响而发生病变,具有寒或热的双重性。因过食轻、凉性及粗糙等过素饮食或药物,房劳,失眠,寒风吹袭,精神活动过度,二便强忍、努责等因素均可导致"赫依"病。表现为皮肤失润变黑、粗糙,怕冷怕热,疲倦无力,腹胀肠鸣,大便秘结,多语,头昏眼花,失眠,神志不清,烦躁,叹息,伸腰,恶心,游走性刺痛,舌干燥而红,喜暖、喜静。

1. "赫依"热:指热性"赫依"病。因"赫依"之虚秉性,通常表现为虚热症,如烦热、虚汗等。即表面上热,实质上为虚。

2. 寒性"赫依":为偏寒的"赫依"病。表现为"赫依"与"巴达干"合并的寒性病症状。

3. 心"赫依":宿于心脏的"赫依"发生病变。出现心律不齐、心悸、心烦等症状。

4. 主脉"赫依":宿于主脉的"赫依"发生病变。表现为脉搏加快、不齐或偶尔暂停,心悸,伴有心"赫依"症状。

5. 肾"赫依":"赫依"偏盛侵入肾,导致"赫依"性肾病。表现为耳鸣头晕,腰肾部下坠隐痛,向周围放射,伴有失眠,尿清澈而泡沫大。

6. "赫依"性痞:"赫依"偏盛导致某种痞块症,认为系"赫依"凝结所致。

7. 下清"赫依":蒙医认为下清"赫依"宿于肛门,运行在大肠、直肠等消化道末端及精府、生殖器官、膀胱、尿道、大腿两侧,主司精液、月经和二便的排泄与控制,以及产妇的分娩。下清"赫依"病变时,上述器官功能发生不同程度的改变。

8. 镇"赫依":针对以上"赫依"病的症状体征,采用温、腻、重、固、软性饮食和药物治疗,习称镇"赫依"。

二、"希日"病

健康"希日"受外因影响而发生病变，属于以热性为主的病症。因过食性热、腻等饮食或药物，强力负重，暴晒或在高温环境中劳动，暴怒，起居过热等因素均可导致"希日"病。表现为皮肤和巩膜、颜面及小便发黄，体温增高，睡眠不安，饥渴，进食后作痛，通常痰色、舌苔黄。

1. "希日"热：为实热性病症，多数为"希日"病与血症合并而形成。因为过食热性，酸、咸味及油腻等不易消化食物或过度使用"四火"（热性食物、起居、药物、外治），暴晒，受强光，暴怒，过劳损伤等因素导致"希日"热。如痈疽、丹毒、疖、瘤、黄疸、牙龈红肿、痛风、热性"协日乌素"病，均属于该病症范畴。

2. "希日"疫：为热性传染病，属于瘟病的一种。

（1）胆"希日"痞：表现为消化不良，体力衰弱，食欲减退，右肋部不舒，阵发性刺痛，伴恶心，有时吐黄水，口干苦，腹部灼热等类似胆石痞症。

（2）小肠"希日"痞：脐下或其两侧持久不适，用力走行、坐卧或咳、嚏时痞块处阵痛或绞痛。进食后泻带黏液便，大便次数不定，恶心泛酸，口干苦，腹内灼热，烦渴，尿赤黄。

[注]疫：蒙医学认为的疫，是"黏"虫入侵毛孔或皮肤（或经过消化道、呼吸道）进入体内，随血行窜遍全身，并与"希日"热相兼为病。"黏"虫病因侵入部位不同，引发各类不同的瘟病。如侵入脑部为脑刺痛，侵入肺部为肺急刺痛，侵入肠则为痢疾，发于皮肤者为丹毒，发于肌肉者为炭疽……

（3）胃肠"希日"病："希日"偏盛侵入胃肠而导致的"希日"病。出现胃肠疼痛，伴口苦、吐酸水、头痛、体温升高、腹泻、呕吐、胃腹胀等。

（4）寒性"希日"病："希日"偏衰而导致的以胃火减弱，全身发凉，皮肤发黑，触时发凉，伴有胃消化不良、嗳气、口臭、身体发重等为表现的"希日"病。

（5）"希日"痞病：恶血与"希日"合并、凝结而成的痞块。主要出现"希日"热症状，如胆囊"希日"痞、小肠"希日"痞等。

3. 清"希日"：针对以上"希日"病的症状体征，采用寒、凉、钝、稀性饮食和药物治疗，习称清"希日"。

三、"巴达干"病

健康"巴达干"受外因影响而发生病变，属于以寒性为主的病症。因食入变质或不易消化的肉、脂肪、糖等辛、甜味及寒性食物或药物，受凉，长期缺少活动，白昼睡觉，居处潮湿，气候反常受凉寒等因素均可导致"巴达干"病。主要以体热缺乏，消化减弱、食欲不佳，身心发重、困倦懈怠，关节松弛, 唾液过多, 多疾, 嗜眠等表现为主。

1. "巴达干-赫依": "巴达干"与"赫依"失去平衡而形成的合并症。主要侵入胃部, 出现消化不佳, 食欲不振, 形成食痞、食道不畅、寒性风湿等。

2. 胃"巴达干": 系单纯性胃寒病。不同程度地表现出"巴达干"病的症状和特征。

3. "巴达干"热: 表面症状为热性, 实质为寒性病变, 即寒热合并症。

4. 胃"巴达干-赫依": 寒性体质者食用不适宜饮食而导致的食积不消。实质为未积而虚。表现为食欲不振、食滞不消, 饮食后疼痛, 胃空时不舒。

5. 铁垢"巴达干": 系因长期食积不消而黏积于胃壁, 形成的铁锈样垢。出现胃寒、胃胀、胃痛、恶心、呕吐黏液或食物等症状。

6. 除"巴达干": 针对以上"巴达干"病的症状体征, 采用温、热、锐、轻性饮食和药物治疗, 习称除"巴达干"。

四、血症

血液为人体七素之一。主要因机体三根的失衡或"希日"偏盛导致血偏盛、偏衰及其功能紊乱而引起的病变。表现为目赤, 头痛, 发热, 牙龈、皮下出血, 紫癜等。其次是指因人体消化三能的缘由致使清浊不化, 血液生成受阻, 出现贫血或恶血增多的病症。

1. 恶血增盛: 出现眼睑及颜面潮红, 头痛, 全身发热, 口舌及齿龈糜烂, 衄血, 痰及二便带血, 易生疮病。

2. 血之偏衰: 表现为头晕眼花、耳鸣、心悸、呼吸困难、口唇发白、月经不调等。

3. 血功能紊乱: 以血偏盛和血热为主的病症。如双眼睑、颜面发红, 口舌糜烂, 鼻干, 齿龈出血, 胸刺痛, 咳带血痰, 发红色皮疹, 尿色赤而气味浓, 大便黑色等。

4. 清血或清血热: 清除恶血或（和）血病之热毒。

五、"协日乌素"病

"协日乌素"是机体的组成物质之一。在人体七素生化过程中, 胆汁的精华称为"协日乌素", 糟粕则被排入肠道。"协日乌素"遍布全身, 尤其是在肌肤及关节处居多。"协日乌素"因受"三弊"之侵害而致偏盛、偏衰或功能紊乱而导致病变。病变之"协日乌素"亦能以合并、聚集等类型引起多种疾病。如白癜风、牛皮癣、虫疹、疥癣、痹病、疱疹、白喉、炭疽、丹毒、浮肿、水肿等。

1. 寒性"协日乌素"病: 过食未熟水果、腐败变质和不易消化之食物, 饮食不规律, 长期居于寒湿环境, 过用凉、寒性药物均可导致寒性"协日乌素"病。表现为关节疼痛、变形等。

2. 热性"协日乌素"病: 经常饮用富有营养和锐、热性食物, 用力过度, 劳累, 挫伤, 震伤, 气候过于干旱, 过用热性药物可导致热性"协日乌素"病。

3. "吾亚曼"病: 是指"黏"虫侵害"协日乌素"、血所致的危害性极大的传染病, 也属于热性"协日乌素"病。表现为皮肤、肌肉和脏器糜烂损坏, 全身衰竭, 发热。现在普遍当作或翻译为麻风病。

4. 燥"协日乌素": 是指治疗"协日乌素"病, 使偏盛的"协日乌素"被干燥。类似于中医燥湿(抗风湿、类风湿等)。

六、虫病与"黏"病

1. 指凡由致病"黏"、虫引起的疾病。肉眼可见的虫所致者为虫病, 肉眼不可见的虫所致者为"黏"虫病(简称"黏"病)。为致病虫通过多种途径进入体内, 与肉体三根和血、"协日乌素"等相搏, 引起的病理变化。致病虫侵蚀人体之某器官和部位, 则出现该部位的病症, 如发于头部为脑刺痛, 发于胃部为"黏"痧症, 发于皮肤为丹毒等。

2. 皮肤虫病: 系致病虫与"协日乌素"混合相搏于皮肤所致。表现为皮肤瘙痒、皮疹、疱疹。虫病中亦有阴虫、肛门虫、绦虫、蛔虫等。

3. "亚玛"病: 是"亚玛"虫与血相搏, 侵入头部引起的以偏头痛、鼻干、呕吐等为症状的疾病。类似于鼻窦病。

4. 杀"黏": 用具备杀"黏"虫之功效的药物, 治疗"黏"病, 称为杀"黏"。

七、"宝日"病

是指由三根、血与"协日乌素"聚合而成的疾病。临床上主要分为热性期、寒热间期和寒性期三期。

1. 胃肠"宝日"病: 因"宝日"热邪滞留于胃或肠(小肠或大肠)所导致的病。

(1)胃"宝日"病: "宝日"热邪滞留于胃部蕴积不消而产生的一种胃腑聚合性的慢性病。临床上可分为滞留型、渗出型、扩散型和聚合型四种。

(2)小肠"宝日"病: 恶血游溢于小肠而滞留于某一薄弱处, 与"希日"聚合凝结, 进而由血、"希日"热致使小肠受损所致。出现小肠绞痛, 不思饮食, 泛酸, 目色赤黄, 尿赤等症状。

(3)大肠"宝日"病: 恶血流注于大肠而滞留于某一薄弱处, 与"赫依"相混, 进而由"赫依"、血之热致使大肠受损所致。热势加重则血热亢盛而转化为大肠渗出型"宝日"。出现大便燥结, 呈黑色, 带血和黏液, 或下气闭阻、矢气臭等症状。如果日久凝结为陈疾, 则增盛发展成大肠"宝日"痞。

2. "宝日" 痞: "宝日" 病如果迁延不愈, 凝结为陈疾, 即变为痞。

3. 肝 "宝日" 病: 由 "宝日" 热产生的恶血郁积于肝脏所引起的一种混合型慢性病。出现食欲不振, 恶心, 泛酸, 有时吐少量酸、苦水, 周身无力等症状。

4. "宝日-巴达干" 病: 泛指合并有 "宝日" 病变的 "巴达干" 病。

八、毒症

1. 配毒症: 配毒主要是指人为配制的毒品。口服或接触该类毒品而造成中毒, 出现急性中毒症状 (或慢性中毒), 如药物中毒。

2. 变毒症: 指某种食物或药物进入人体内, 与其他食物或药物发生反应而引起的中毒病症。

九、"巴木" 病

由 "协日乌素"、血、"巴达干" 三者相搏, 再侵入血液而致病。因外感湿毒、风寒吹袭而导致 "巴达干" 偏盛, 并与恶血和 "协日乌素" 相混, 降于下肢, 阻碍气血运行所致。出现以下肢青肿、疼痛为主, 伴有大小不等的紫斑、牙龈出血、颜面青紫、身倦乏力、食欲不振、精神抑郁、气喘心慌、嗜睡等症状。临床可分为白 "巴木"、黑 "巴木"、花 "巴木" 三种。 相当于 "坏血病"。

十、白脉病、"萨" 病与 "胡英" 病

1. 白脉病: 由 "赫依"、血相搏, 损及白脉而引起的以麻木、肿痛、萎缩、拘挛等为特征的疾病。从病因角度可分为寒盛性、热盛性及合并 "赫依" 型、合并 "协日乌素" 型等几类。据发病部位分为头白脉病、胸白脉病和关节白脉病等。

2. "萨" 病: 脑部白脉病重者可致半身不遂, 称之为 "萨" 病。

3. "胡英" 病: 指发于周身皮肌、骨骼关节、肌腱与血管神经等部位的白脉病。表现腰腿或发病部位酸痛、活动受限、形态改变, 甚至功能障碍。

十一、"奇哈" 病

1. "奇哈" 病: 由于伤热、骚热之邪扩散或饮食不消, 恶血与 "协日乌素" 激增扩散进入脉道, 遂被 "赫依" 所包卷聚集而致病。主要发生在体表, 以肿胀、化脓、溃破为体征。可分为内 "奇哈" (心、肺、肝、脾、肾、胃、肠、膀胱、肛门等脏腑及部位的 "奇哈") 和外 "奇哈" (肉、骨、脉三个部位

的"奇哈")。

2. "黏-奇哈"病：指合并有"黏"的"奇哈"病。表现出传染性或急性发热等"黏"病特征。

十二、"陶赖"病

为累积于骨小关节的"协日乌素"病。类似于类风湿。

十三、"萨喉"病

为"黏"虫感染引起的急性传染病。表现为头痛、畏寒、发热、不思饮食、关节疼痛，咽喉出现白色假膜。曾多译为"白喉"。

十四、肾"达日干"

以第十四脊椎为中心向后突出，伴腰疼症状的一种肾病。也属于"赫依"痼疾和血、"协日乌素"瘀积于腰脊关节所致的慢性病。表现为腰脊关节向后突、腰疼，多显下半身"赫依"病症状。

十五、"苏日亚"病

系因起居失常致恶血激增，或受伤瘀血不化，恶血与"协日乌素"相互瘀于阻于脉道所致的病。主要特征是化脓溃烂，形成类似疔痈的胀疡。近来蒙医文献中，将结核病归属于"苏日亚"范畴。

十六、"赫如虎"病

由肉眼看不见的有害微小致病物侵入人体所致的病症。主要因接触病畜及其分泌物而感染。表现为发热，淋巴结肿大，关节剧痛，肌痛，肝脾肿大，乏力，男性睾丸肿痛，女性月经失调和白带增多。

索 引

中文索引

（按汉语拼音顺序排列）

A

B